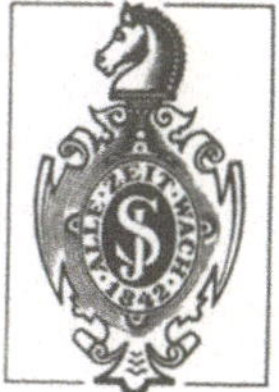

Psychosozialer „Stress" und koronare Herzkrankheit 3

Verhalten und koronare Herzkrankheit

Verhandlungsbericht vom 3. Werkstattgespräch
am 13. und 14. Juli 1978 in Höhenried

Herausgegeben von T. M. Dembroski und M. J. Halhuber

Gesprächsteilnehmer:
T. M. Dembroski, M. Friedman, M. J. Halhuber, C. D. Jenkins
R. H. Roseman, J. Siegrist, T. H. Schmidt

Springer-Verlag
Berlin Heidelberg New York 1981

Professor Dr. Theodore M. Dembroski
Eckerd College, St. Petersburg, FL 33733 (USA)

Professor Dr. med. Max J. Halhuber
Ärztlicher Direktor, Klinik Höhenried, D-8139 Bernried/Obb.

Redaktion:
Angelika Schmid-Neuhaus
Straßberger Straße 6, D-8000 München 40

Mit 25 Abbildungen

CIP-Kurztitelaufnahme der Deutschen Bibliothek. Psychosozialer Stress und koronare Herzkrankheit: Verhandlungsbericht vom Werkstattgespräch. – Berlin; Heidelberg; New York: Springer. Bd. 4 bildet: Myocardial infarction and psychosocial risks. 3. 1978. Verhalten und koronare Herzkrankheit: am 13. u. 14. Juli 1978 in Höhenried. – 1981.
ISBN-13: 978-3-540-10392-9   e-ISBN-13: 978-3-642-67842-4
DOI: 10.1007/978-3-642-67842-4

2121/3140-543210

Vorwort

Der Gegenstand dieses Buches ist ein Kontroversthema, d. h., Pro und
Contra einer bestimmten medizinischen Auffassung in Literatur und
praktizierender Ärzteschaft halten sich die Waage. Bei solchen Kontro-
versthemen ist es für den unvoreingenommenen und kritisch, d. h.
wissenschaftlich denkenden Arzt besonders wichtig, sich in relativ
kurzen Abständen über den neuesten Stand der Forschung zu informie-
ren. Das Konzept vom koronargefährdenden Verhalten, dem sogenannten Typ A, das 1957 erstmals von M. FRIEDMAN und R. H. ROSENMAN
publiziert wurde, ist nun schon über die Schwelle der Volljährigkeit
hinaus. Ist es auch reifer geworden? Dieses Buch, das nach dem 3.
Werkstattgespräch „Psychosozialer Stress und koronare Herzkrankheit" in Höhenried entstanden ist[1], will einen Beitrag zu einer
ausgewogenen Antwort auf diese Frage leisten. Um zu einer sachliche-
ren Diskussion der Thematik, als sie bisher üblich war, beizutragen,
scheint uns eine Darstellung der Sache selbst am besten geeignet. Dabei
kann und darf der Leser nicht erwarten, daß der Text nur Fakten bringe.
Fakten ohne Interpretation sind stumm. Die beiden Herausgeber sind
zwar engagierte Vertreter der Theorie von FRIEDMAN und ROSENMAN,
aber das muß kein Hindernis für eine ebenso engagierte Bemühung sein,
dem Leser eine ausgewogene Darstellung zu vermitteln. Dabei könnte
es eine günstige Voraussetzung sein, daß beide Autoren aus verschiedenen Fachbereichen kommen.

T. M. DEMBROSKI ist Psychologe und Professor am Eckerd College in
St. Petersburg, Florida, USA. Er gehört nicht der Generation der
„Väter" des Typ A an und hat sich als Wissenschaftler, Buchautor und
Herausgeber schon seit Jahren besonders mit der Problematik unseres
Themas befaßt. Seine abschließende Übersicht über das Gesamtthema
macht erstmals einer deutschsprachigen Leserschaft die einschlägige
Weltliteratur, auch die neuesten Datums, zugänglich.

---

[1] 1. Werkstattgespräch „Psychosozialer Stress und koronare Herzkrankheit".
Herausgegeben von M. J. HALHUBER, Springer-Verlag Heidelberg Berlin
New York 1977; 2. Werkstattgespräch „Psychosozialer Stress und koronare
Herzkrankheit-Therapie und Prävention". Herausgegeben von M. J. HALHU-
BER, Springer-Verlag 1978; 4. Werkstattgespräch: Myocardial Infarction and
Psychosocial Risks. Edited by J. Siegrist and M. J. Halhuber, Springer-Verlag
1981

M.J. HALHUBER versteht sich als Rehabilitationskliniker und „Ökokardiologe". Ihn beschäftigen seit Jahren – vor allem in der Praxis – die Zusammenhänge zwischen der koronaren Herzkrankheit und der unbelebten, belebten und sozialen Umwelt, also auch die Psycho- und Soziosomatik und deren Konsequenzen für eine umfassende Rehabilitation des Koronarkranken.

Entsprechend der Herkunft der beiden Herausgeber wendet sich dieses Buch nicht nur an Verhaltenswissenschaftler und Forscher, sondern auch und gerade an die Praktiker unter den Ärzten und die nicht-ärztlichen Therapeuten.

Für ROSENMAN ist es wichtig, das Typ-A-Verhalten vom „Stress-Konzept" zu unterscheiden, weil es – je nach Verständnishintergrund – verschiedenes bedeutet. Typ-A-Verhalten ist nach ROSENMAN weder eine Stress-Situation noch eine „Distress"-Reaktion, sondern eine bestimmte Verhaltensart, ein bestimmter Lebensstil, mit dem Individuen ihren Lebenssituationen begegnen, sie deuten und ihnen antworten. Wenn man aber den psychosozialen Stress nach mitteleuropäischem Sprachgebrauch definiert als Überbeanspruchung oder Überforderung eines Menschen in einer gegebenen Situation, dann sind hier die situativen Bedingungen ebenso enthalten wie die subjektiven Reaktionen. Die beiden Begriffe decken sich im allgemeinen Verständnis weitgehend.

Die Firma Pharma-Schwarz GmbH hat als Sponsor der Höhenrieder Werkstattgespräche auch dieses Buch ermöglicht. Frau SCHMID-NEUHAUS und dem Springer-Verlag sei für wesentliche Anregungen, Hilfen und immer geduldiges Verständnis gedankt.

Inhaltsverzeichnis

Referentenverzeichnis

DEMBROSKI, T. M., Ph.D.: Eckerd College, Behavioral Science, St. Petersburg, FL 33733 (USA)

FRIEDMAN, M., M.D., Director: Harold Brunn Institute, Mount Zion Hospital and Medical Center, P.O.B. 7921, San Francisco, CA 94120 (USA)

HALHUBER, M. J., Prof. Dr. med., Ärztlicher Direktor: Klinik Höhenried für Herz- und Kreislaufkrankheiten der LVA Obb., D-8139 Bernried

JENKINS, C. D., Ph.D., Direktor: Abteilung für verhaltensbezogene Epidemiologie, Professor der Psychiatrie, Boston, MA 02117 (USA)

ROSENMAN, R. H., M.D.: Harold Brunn Institute, Mount Zion Hospital and Medical Center, P.O.B. 7921, San Francisco, CA 94120 (USA)

SIEGRIST, J., Prof. Dr. med.: Medizinische Soziologie der Universität Marburg, Robert-Koch-Straße 7, D-3500 Marburg/Lahn

SCHMIDT, T. H. Dr. med.: Psychosomatische Abteilung der Universitätskliniken, Joseph-Stelzmann-Straße 9, D-5000 Köln 41

Einführung in die Thematik aus der Sicht des kardiologischen Rehabilitationsklinikers

M. J. Halhuber

Dieses Kapitel sollte einmal <u>vor</u> der Gesamtlektüre dieses Buches und ein zweites Mal kritisch <u>danach</u> gelesen werden. Ursprünglich war es als Epilog konzipiert worden, d.h. als zusammenfassende Rückschau auf die vorher im Detail diskutierten Einzelbeiträge der Experten und zwar aus dem Blickwinkel des kardiologischen Rehabilitationspraktikers und des nicht psycho- und soziosomatisch spezialisierten Pragmatikers. Vielleicht legitimiert mich aber gerade diese Position dazu, skeptische Leser, die in einer ähnlichen Ausgangslage sind, an die Problematik heranzuführen. Deshalb ist mir der Wunsch des Verlegers verständlich, dieses Kapitel an den Anfang zu rücken und die kritische Literaturübersicht des Mitherausgebers als Nachschlageteil für den nun schon interessierten Leser an den Schluß zu setzen.

Ich werde deshalb in einem <u>ersten</u> Abschnitt die Frage zu beantworten versuchen, durch welche praktischen Erfahrungen und theoretischen Fragen und Einsichten ich als Arzt für innere Medizin auf diese Thematik gestoßen bin.

In einem <u>zweiten</u> Abschnitt soll zur Frage Stellung genommen werden, ob es heute schon ausreichend Daten und Hinweise gibt, die ein vorläufiges Konzept koronargefährdender Verhaltensweisen rechtfertigen, und schließlich will ich mich in einem <u>dritten</u> Abschnitt mit der "Gretchenfrage" auseinandersetzen, ob und wie man koronargefährdendes Verhalten ändern kann. Verständlicherweise wird das für mich als (praktischer) Therapeut der Hauptteil meiner Erörterungen sein.

Wie kommt ein "normal" ausgebildeter Internist zur Sozio- und Psychosomatik und Verhaltensepidemiologie?

Zuerst möchte ich über eine Erfahrung als Gutachter berichten, weil sie den Weg aufzeigt, wie ein zum Somatiker erzogener Kliniker und Kardiologe zur Psychosomatik geführt wurde. Von der Witwe eines mit 45 Jahren an Herzinfarkt verstorbenen Patienten C. war ich um ein Gutachten gebeten worden, weil er an Hochdruck, Hypercholesterinämie sowie Übergewicht und Bewegungsmangel als Risikofaktoren litt, aber außerdem seit dem 22. Lebensjahr (aus dem letzten Kriegsjahr 1945) einen Herzsteckschuß hatte. Gab es hier Zusammenhänge, die es nahelegten, den Herztod trotz der traditionellen Risikofaktoren als Folge der Kriegsbeschädigung zu beurteilen? Jener Granatsplitter war bei der Autopsie im Herzbeutel liegend gefunden worden. In einem Gutachten stand, es handele sich um einen "völlig harmlosen Steckschuß". Je länger ich mich mit der Vorgeschichte befaßte, desto mehr kam ich zur Überzeugung, daß die zum Tod führende koronare Herzkrankheit zwar unmittelbar durch das aktenkundige Hochdruckleiden und die Fettstoffwechselstörung, mittelbar aber durch die andauernde Angst vor den Auswirkungen des seit dem 22. Lebensjahr bestehenden Herzsteckschusses bewirkt worden war. Dieser Steckschuß hatte ja zur Folge, daß Herr C. sich ständig schonte und viele aktive Maßnahmen, die erfahrungsgemäß zur Verhinderung oder Verlangsamung eines Hochdruckleidens und einer Fettstoffwechselstörung beitragen, zu vermeiden versuchte. Als solche sind ausreichende körperliche Aktivität und eine angstfreie, entspannende Freizeit- und Lebensgestaltung zu nennen. Diese meine Problematisierung der Todesursache wurde von anderen Gutachtern zurückgewiesen.

Warum war die Beurteilung von meiner Seite aus damals anders als die der Vorgutachter? Es bestand Übereinstimmung, daß Herr C. an einer koronaren Herzkrankheit litt und die Risikofaktoren Hochdruck, Übergewicht, Hypercholesterinämie und Zigarettenrauchen als Todesursache eine wesentliche Rolle gespielt haben. Der Unterschied meiner Beurteilung lag nur in der Frage nach den "eigentlichen" Ursachen <u>hinter</u> den traditionellen Risikofaktoren bzw. nach deren gemeinsamem Nenner. Je mehr ich von der Lebens-

geschichte des Herrn C. erfuhr (z.B. daß er sich schon im Jahre
1954, also vor der Ära der Herzchirurgie, sehr darum bemüht
hatte, einen Operateur zu finden, der ihn vom Stecksplitter befreien sollte, was ja wohl beweist, wie sehr ihn diese Situation
belastet hat), desto mehr kam ich zur Überzeugung, daß der Trä-
ger eines Herzsteckschusses unter völlig anderen seelischen Bedingungen steht und dementsprechend andere Verhaltensweisen entwickelt als jemand, der nicht seit seinem 22. Lebensjahr in einer
dauernden bedrückenden Angstsituation lebt. In einem solchen
Fall ist eben die psychische Struktur des Individuums nicht nur
"vorgegeben", wie die meisten Gutachter meinen, sondern auch erworben und überwiegend umwelt- und lebensgeschichtlich bedingt.

An einem zweiten Beispiel möchte ich dem skeptischen Leser verständlich machen, warum es unbefriedigend ist, beim Infarktpatienten nicht auch danach zu fragen, was außerhalb und hinter den
traditionellen Risikofaktoren in der Lebensgeschichte bestimmte
Verhaltensweisen bedingt. Mein jüngster Infarktpatient war 16
Jahre alt, als er - ausgelöst durch eine Nierenbeckenentzündung
während des Aufenthalts in einem Kreiskrankenhaus - einen Herzinfarkt bekam. Alle von der WHO verlangten Kriterien eines Herzinfarktes (klinisches Bild, EKG und Enzymwerte) waren gegeben.
Die Nierenbeckenentzündung dürfte die auslösende Ursache gewesen
sein, wie ja öfters Infekte als Auslösung eine Rolle spielen
können. Aber als Hauptrisikofaktor war wohl der Nikotinabusus
von 60 Zigaretten pro Tag anzusehen. (Wir wissen heute, daß unter den noch nicht 40jährigen Herzinfarktpatienten mehr als 95%
Raucher sind). Aber ist damit die Ätiologie dieses Infarktes
schon ausreichend geklärt? Muß man nicht weiterfragen, warum
dieser junge Mann 60 Zigaretten geraucht hat? Hier war eine zer-
rüttete Ehe der Eltern sicher mit im Spiel und der junge Mann
hat uns auch offen gesagt, daß er gar nicht die Absicht habe
weiterzuleben und die Zigaretten für ihn eine Form langsamen
Selbstmordes seien, den er bejahe. Es war uns auch nicht möglich,
eine individuelle Psychotherapie - in diesem Fall eine eingehende Familientherapie - einzuleiten und den Patienten zum Nicht-
rauchen zu motivieren, also eine Änderung seines Verhaltens und
seiner Lebenseinstellung zu erreichen.

4

Auch dieses Beispiel hat unmittelbar nichts mit dem Verhaltensmuster Typ A zu tun. Es scheint mir aber eine Denk- und Verständ-
nishilfe zu bieten, warum wir uns in der Präventivkardiologie
bei der Suche nach den Ursachen der koronaren Herzkrankheit
nicht mit den traditionellen Risikofaktoren zufriedengeben dürfen. Mittelbar hat dieses Beispiel aber schon deshalb mit unserem Gesamtthema zu tun, weil unter den exzessiven Rauchern die
Typ-A-Verhaltensweisen weit überwiegen (25). Es liegt nahe, von
einer typischen "Raucherpersönlichkeit" zu sprechen.

Der wichtigste Beweggrund zur Beschäftigung mit dem Typ-A-Konzept war und ist für mich und viele andere die Problematik des
Konzepts der traditionellen Risikofaktoren. Sie sind sicher vor-
dergründig, aber sie sind nicht ausreichend, um alle theoretischen und praktischen Fragen, die uns Präventivkardiologen täglich begegnen, zu beantworten. Gibt es einen gemeinsamen Nenner
für die anerkannten Standardrisikofaktoren, z.B. eine überhöhte
Sympathikusaktivität beim betroffenen KHK-Patienten? Wie sind
z.B. die "paradoxen Fälle" zu erklären, die ohne Standard-Risikofaktoren einen Herzinfarkt bekommen?

Im National Pooling + Project (30) hat man beobachtet, daß unter
1249 Probanden, die keinen Standardrisikofaktor hatten, immerhin
28 einen Infarkt bekamen. In der gleichen Studie hat man aber
auch festgestellt, daß von 595 Personen, welche die drei klassischen Risikofaktoren gleichzeitig aufwiesen, nur 85 einen Koro-
nartod erlitten. Es war Hans SCHAEFER, der im deutschen Sprachraum als erster konsequent die Frage aufgeworfen hat, warum es
also die "Ausreißer", die "escapers" gibt, eine Frage, die von
der klassischen Risikofaktorentheorie zunächst nicht beantwortet
werden kann und die für SCHAEFER der Anlaß für die Entwicklung
einer neuen Modell-Theorie war (27).

Um die lästige Frage zu klären, warum es die "Ausreißer" gibt,
also warum Menschen, die, obwohl sie übergewichtig sind, rauchen,
an Hochdruck leiden und auch sonst ein "schlechtes Leben" führen, keinen Herzinfarkt bekommen, bietet sich eine Hypothese an,
die jedoch im kardiologischen Bereich noch kaum bearbeitet wor-

den ist, nämlich, daß es nicht nur Risikofaktoren, sondern auch Schutzfaktoren, protektive Einflüsse – z.B. durch soziale Unterstützung (social support) – gibt, die wir noch nicht kennen und die manchen Risikoträger vor einem Infarkt schützen. Zur Erklärung der "paradoxen Fälle" (also: Koronarerkrankung ohne faßbare Standardrisikofaktoren) liegt es nahezu postulieren, daß es Einflüsse aus der Umwelt oder der Persönlichkeit des Kranken geben muß, die mit und ohne Vermittlung der klassischen Risikofaktoren (z.B. nach RAAB u. SCHAEFER über einen erhöhten Sympathikustonus) die koronare Herzkrankheit verursachen (22, 27).

Zum leichteren Verständnis habe ich hier eine theoretische Trennung zwischen den Einflüssen der Umwelt und den in der Persönlichkeit des Patienten liegenden Faktoren gemacht. In Wirklichkeit sind diese beiden Faktorenbündel kaum voneinander zu trennen, da ja die Persönlichkeit des einzelnen darüber entscheidet, wie er auf belastende Einflüsse der Umwelt reagiert.

Es gibt noch andere Gründe, warum das bisherige Konzept der Standardrisikofaktoren erweitert und ergänzt werden muß. Diese vermögen nämlich nichts über die zeitliche Dynamik der Krankheitsentwicklung auszusagen. Für gezielte Prävention und Therapie ist jedoch gerade dieses Wissen von entscheidender Bedeutung. Deshalb hat SIEGRIST (28) nicht nur langfristig disponierende von kurzfristig präzipitierenden Bedingungen der Infarktgenese unterschieden, sondern in einem Forschungsplan zur Klärung der Rolle verhaltenswissenschaftlich faßbarer Faktoren folgende vier "Dimensionen" vorgeschlagen:

1. Standardrisikofaktoren (z.B. Hypercholesterinämie, Zigarettenrauchen, Hochdruck, Diabetes).
2. Chronische soziale Risikosituationen (z.B. Belastungen am Arbeitsplatz).
3. Psychische Risikodisposition (z.B. modifiziertes Typ-A-Verhaltensmuster).
4. Akute lebensverändernde Ereignisse in der "prämorbiden Phase" (z.B. Verlust des Lebenspartners) (28).

(Zur Hypothese, daß Typ-A-Individuen aufgrund ihres Lebensstils mehr belastenden Lebensveränderungen ausgesetzt sind, hat FALGER wichtige, wenn auch retrospektive Untersuchungsdaten beigetragen (9).

Gibt es heute genügend Hinweise, die ein vorläufiges Konzept koronargefährdender Verhaltensweisen rechtfertigen?

Obwohl ich diese eher vorsichtig formulierte Frage bejahe, bleibt es selbstverständlich unbestritten, daß beim derzeitigen Stand unseres Wissens noch zahlreiche "Wenns und Abers" vorhanden sind, denen man nur durch vorsichtig differenzierende Antworten gerecht wird, wie dies auch in den Beiträgen dieses Buches versucht wird.

Ein Rückblick in die Medizingeschichte zeigt uns, daß die Problematik nicht erst heute erkannt worden ist. Schon HARVEY hat in seinem Buch "De motu cordis" 1628 festgestellt, daß jede geistig-seelische Affektion (also jede Emotion), die mit Schmerz oder Freude, Hoffnung oder Angst einhergeht, die Ursache einer inneren Bewegung sei, deren Einfluß sich auch auf das Herz ausdehne. Schon vor mehr als 100 Jahren (1860, zitiert nach DEMBROSKI 1978) hat ein deutscher Arzt, von Busch, vermutet, daß Menschen mit lauter Stimme und exzessivem Arbeitseinsatz für Koronarerkrankungen besonders prädisponiert seien. Der große Internist OSLER (21) hat 1892 die Hypothese vertreten, daß degenerative Erkrankungen der Arterien mehr durch Stress und harte Arbeitsgewohnheiten und Verhaltensweisen bedingt seien als durch Diätfaktoren; und in der Mitte dieses Jahrhunderts haben auch schon Psychiater und Pioniere der psychosomatischen Medizin (7, 19) bestimmte Charakterzüge wie Aggressivität, Ehrgeiz und zielgerichtetes Verhalten mit Koronarerkrankungen in Beziehung gesetzt. Aber erst in den 50er Jahren dieses Jahrhunderts haben zwei Kardiologen aus Kalifornien, FRIEDMAN u. ROSENMAN, ein zusammenhängendes Konzept eines Verhaltensmusters entworfen, das sie als Typ-A-Verhaltensmuster bezeichnet haben. Diese beiden "Väter" des Typ A kommen im vorliegenden Buch mit Originalbeiträgen zu

Wort. Nach ihnen ist nun eine zweite Generation von Forschern aus dem naturwissenschaftlichen und sozialwissenschaftlichen Bereich herangewachsen, die jene Hypothesen durch neue methodische Ansätze zu einer <u>Theorie</u> weiterentwickelt hat.

JENKINS, einer der Forscher aus der zweiten Generation, kommt am Schluß seines Beitrags in diesem Buch zur zusammenfassenden Beurteilung, die Forschungsarbeiten des letzten Jahrzehnts hätten den Nachweis erbracht, daß es sich beim Typ-A-Verhaltensmuster sowohl um ein echtes psychologisches Phänomen als auch um einen Hauptrisikofaktor arteriosklerotischer Erkrankungen handelt. Individuen des Typ A sind vor allem durch einen ungewöhnlichen Wettbewerbssinn und durch eine wahre Zwangsvorstellung gegenüber der verstreichenden Zeit gekennzeichnet; sie sind auf aggressive Weise in einen ständigen Wettstreit verwickelt, weils sie in möglichst kurzer Zeit möglichst viel erreichen wollen. Diesen Kampf führen sie vor allem im Berufsleben, unabhängig davon, welcher Art von Hindernissen sie begegnen. Sie neigen zu versteckter Feindseligkeit und Aggressivität, ihre Sprache und ihre Mimik sind explosiv und aggressiv.

"What is Type A?"

The Type A Behavior pattern is an action-emotion complex exhibited by people who are unable - or unwilling - to evaluate their own competence. Such people prefer to judge themselves by the evaluations of those whom they believe are their superiors. And to enhance themselves in other peoples' eyes, they attempt to increase the quantity (but rarely the quality) of their achievements. Their self-esteem becomes increasingly dependent on the status they believe they achieve.

Unfortunately, such people pay a price. Any degree of self-esteem which they gain in this manner is apparently not enough to allay the insecurity and consequent agitation engendered by their "surrender" to outside criteria, to the authority of others.

Hoping, nevertheless, to achieve a satisfactory sence of self-esteem, such people incessantly try to increase the sheer quan-

8

tity of their achievements. And it is this chronic and inces-
sant struggle to achieve more and more in less time, together
with a free-floating, but covert, and usually well-rationalized,
hostility, that make up the Type A Behavior pattern. The sense
of urgency and hostility give rise to irritation, impatience,
aggravation and anger: the four components which I believe com-
prise the pathogenetic core of the behavior pattern" (12).

Eine solche Kurzbeschreibung ist relativ blaß. Was aber das Verhaltensmuster vom Typ A charakterisiert, wird dem Leser hoffent-
lich nach der Lektüre dieses Buches, vor allem der Darstellung
der Experimente von GLASS durch DEMBROSKI, lebendig und plastisch
werden. Die von GLASS et al. durchgeführte Versuchsreihe hat die
Gültigkeit der drei Hauptmerkmale des Typ-A-Verhaltensmusters
bestätigt, nämlich, daß Typ-A-Personen - im Vergleich zu Typ-B-
Personen - aggressiver, ungeduldiger und antriebsstärker sind,
wenn bestimmten Umweltbedinungen große Bedeutung beigemessen
wird. GLASS hat das Verhaltensmuster des Typ A als eine bestimmte
Art von Reaktion beschrieben, die durch Umweltstressoren bei Personen ausgelöst wird, die ein verstärktes Bedürfnis haben, ihre
Umweltbedingungen unter Kontrolle zu halten. FRIEDMAN u. ROSEN-
MAN (10) schätzen nach ihren in den Vereinigten Staaten durchgeführten Untersuchungen, daß ungefähr 50% der Amerikaner dem
Typ A, 40% dem Typ B und 10% einem dazwischenliegendem Typ entsprechen. Während man früher den Herzinfakrt ja auch als "Mana-
gerkrankheit" bezeichnet hat und dementsprechend einer bestimmten höheren Sozialschicht zuordnete, wird heute ausdrücklich
darauf hingewiesen, daß die Zugehörigkeit zu einem Typ nicht vom
Beruf oder von der sozioökonomischen Stellung abhängig ist. Der
Typ A ist in allen Gesellschaftsschichten vertreten. Ursprünglich beruhte die Bestimmung des Typs hauptsächlich auf einem
"strukturierten Interview" (s. Beitrag JENKINS). Dabei wurden
nicht nur die Antworten berücksichtigt, sondern auch die Art,
wie der Patient die Fragen beantwortete (Analyse der Stimme,
Verhalten während des Gesprächs usw.). Die neuerlich häufig ver-
wendete Methode des Fragebogens, der vom Patienten ausgefüllt
und vom Computer ausgewertet wird, wie beispielsweise die Jenkins Activity Survey (JAS), ist aber nicht so ergiebig wie das
ursprüngliche Interview.

Vermutlich geht es vielen, die erstmals mit der Methode der Bestimmung des Typ-A-Verhaltensmusters konfrontiert werden, wie mir selbst: Man wird den Verdacht nicht los, daß die Methode nur im Ursprungsland, also in Kalifornien, anwendbar sei, vermutlich aber nicht unter anderen soziokulturellen Bedingungen. Aus den Daten des Beitrags von JENKINS in diesem Buch geht aber wohl überzeugend hervor, daß zwar die soziokulturellen Bedingungen <u>Modifikationen</u> der Methoden nahelegen, aber die Methode selbst nicht prinzipiell in Frage stellen. Diese ist in jedem Land anwendbar.

Freilich erfassen wir mit dem Verhaltensmuster Typ A nicht alle psychosozialen Faktoren, die als Risikofaktoren für den Infarkt oder Reinfarkt eine Rolle spielen können.

Folgende soziale Faktoren scheinen das Risiko einer Koronarerkrankung zu erhöhen: häufiger Wohnungs- und Berufswechsel, niedriges soziokulturelles Niveau und niedrige Bildungsstufe im Vergleich zur gegenwärtigen Stellung im Berufsleben, deutliche Diskrepanz zwischen dem Betroffenen und seinen Angehörigen (Partner, Eltern) in bezug auf Erziehung, finanzielle Lage, Religion, ethnische Gruppe und schließlich Abwandern eines Einzelnen oder einer Gruppe in eine andere Gemeinschaft. Diese verschiedenen Situationen sind jeweils dadurch gekennzeichnet, daß der Betreffende gezwungen ist, sich einem soziokulturellen Modell anzupassen, das nicht das seine ist. Vermutlich muß er ein Verhalten entwickeln, das von seinen Gewohnheiten abweicht. Welche Rolle diese Faktoren bei der Entwicklung der Koronarerkrankung genau spielen, bleibt jedoch heute noch ungewiß. Hinweise auf einen Zusammenhang zwischen Koronarerkrankungen und konflikt- und spannungsreichem sozialen Hintergrund der Erkrankten gibt eine Studie von BLOCH u. BERSIER (2):"Diese Studie umfaßt 21 Männer unter 45 Jah-Jahren (Bereich: 32-45 Jahre), die auf der medizinischen Intensivstation des Kantonsspitals Genf wegen eines akuten Myokardinfarkts hospitalisiert worden waren. Die Erforschung begann bereits in den ersten Tagen nach dem Eintreten des Infarktes, damit die Ergebnisse durch die Existenz der Krankheit nicht verfälscht würden. Ein Kardiologe, ein Psychiater, Diätassistentin-

nen, Sozialarbeiterinnen und Physiotherapeuten führten bei diesen Patienten während ihres Spitalaufenthalts eine Ermittlung
durch. Einige Wochen nach ihrer Entlassung wurden die Patienten
zu Hause von einer anderen Gruppe besucht, die sich aus einem
Psychiater, einer Sozialarbeiterin und einer Diätassistentin zu-
sammensetzte. Diese Gespräche fanden in Gegenwart des Partners
und oft auch der Kinder statt.

Die verschiedenen Fachleute verfaßten nach ihren Gesprächen über
jeden Patienten einen Bericht; dieser brachte zuweilen gegen-
sätzliche, doch meistens sich ergänzende Elemente. So ließen
sich im Verlauf dieser Gespräche zu Hause oft Konflikte in der
Partnerbeziehung oder in der Familie aufdecken, die bei der Ermittlung im Krankenhaus nicht zutage getreten waren.

Zusammenfassend kann man festhalten, daß sich bei den jungen
Koronarpatienten dieser Studie eine Häufung soziopsychischer
Stresssituationen nachweisen ließ, welche sich in Form von oft
dramatischen Spannungen im beruflichen, familiären oder sozialen
Bereich manifestierten. Nach einem Arbeitstag, an dem die Patienten sich überanstrengt hatten und unter ausgeprägten nervösen
Spannungen litten, kehrten sie gewöhnlich erschöpft nach Hause
zurück, wo sie schwere familiäre Konflikte vorfanden, die sie
in ihrem Spannungszustand gefangen hielten. Auf Grund ihrer rigi-
den und im allgemeinen zwanghaften Persönlichkeitsstruktur, ihrer
Ansprüche sich selbst gegenüber und ihrer Unfähigkeit, sich in
Frage zu stellen, scheinen diese Leute an ihre Konfliksituation
gekettet und völlig unfähig zu sein, sich in ihrem Leben zu entspannen. Sie versuchen, ihren Spannungen und ihrer Angst zu ent-
fliehen, indem sie stark rauchen, zu viel essen oder trinken und
eine pathologische Hyperaktivität entwickeln."

Die von BLOCH u. BERSIER zitierte "pathologische Hyperaktivität"
ist auch als "Arbeitssucht"(20) und "workaholism" (18) gekennzeichnet worden, weil das Verhalten der "Arbeitssüchtigen" in
erstaunlichem Maße dem der Alkoholiker gleicht. Diese Ähnlich-
keit veranlaßte MENTZEL (20), die von ihm entworfenen Fragebögen
für die anonymen Alkoholiker nach der Stadiumlehre von JELLI-

NEK (16) auf die Arbeitssucht umzuarbeiten, indem das Wort "Alko-
hol" einfach durch "Arbeit" ersetzt wurde. Ob hier Beziehungen
zum Typ-A-Verhaltensmuster bestehen, vermag ich nicht zu beurteilen, aber der Hinweis schien mir wichtig.

SIEGRIST versuchte in seine Studien (und in seinem Beitrag in
diesem Buch) "... eine theoretische Klammer zwischen psycho-phy-
siologischen, klinisch-psychologischen und medizin-soziologischen
Konzepten ..." herzustellen, indem er "... Diskrepanzen zwischen
stark ausgebildeten individuellen Kontrollambitionen und sozial-
kulturell bzw. situativ gegebenen Blockierungen solchen Kontroll-
möglichkeiten als wesentlichen Trigger der Erregungswirkung ..."
betrachtet. "Solche Diskrepanzen können durch die Vergesellschaf-
tungs- und Arbeitssituation als chronische Risiken gegeben sein,
aber auch in einem kurzen Zeitraum vor Ausbruch des Infarkts in
Form lebensverändernder Ereignisse auftreten" (29).

*Worin besteht die spezifische Evidenz, die eine ursächliche Be-
ziehung zwischen Verhalten und koronarer Herzkrankheit nahelegt?*

Der Eckpfeiler für die Evidenz bezüglich eines Zusammenhangs zwischen der Inzidenz der koronaren Herzkrankheit und dem Typ-A/B-
Verhaltensmuster, wie es durch ein strukturiertes Interview erfaßt werden kann, ist die sog. Western Collaborative Group study
(WCGS) (25).

In dieser Prospektivstudie, die 3154 Männer zwischen 39 und 59
Jahren umfaßte und 8 1/2 Jahre lang durchgeführt wurde, waren
etwa 50% der untersuchten Population Männer, die als Typ A klassifiziert waren. Diese Typ-A-Personen haben 2,37mal häufiger
neue koronare Herzkrankheiten bekommen als die Typ-B-"Gegenspie-
ler". Auf die Möglichkeiten einzugehen, wie es statistisch zu
diesem Zusammenhang kommen kann, würde den Rahmen dieser Einfüh-
rung sprengen. Hier soll nur erwähnt werden: Ähnlich wie die
Framingham-Ergebnisse durch andere Parallelstudien überprüft worden sind, so werden auch die WCGS-Ergebnisse durch andere Pro-
spektiv-Studien überprüft, die derzeit im Gange sind. So wird

z.B. die Multiple Risk Factor Intervention Trials (MRFIT) Study
die Verbindung zwischen dem JAS-Typ-A und der Inzidenz von koronarer Herzkrankheit untersuchen; die Aspirin Myocardial Infarction Study (AMIS) wird eine Gelegenheit geben zur Gegenvalidi-
sierung der Verbindung von JAS zum Reinfarkt, und die Coronary
Artery Surgery Study (CASS) wird die Wiederholbarkeit der Befunde im Hinblick auf die Schwere der Arteriosklerose prüfen.

In den meisten bisherigen Untersuchungen zum Typ-A-Verhalten ist
das Verhaltensmuster als ein stabiles Charakteristikum des Individuums betrachtet worden. Obwohl Interview-Test-Wiederholungen
eine Übereinstimmung in einer Periode von 1 bis 2 Jahren in 80%
ergeben haben, würde es von Interesse sein, zu untersuchen, wie
viel von dieser Varianz auf die "Unzuverlässigkeit" der Erfas-
sungsmethode gegenüber Veränderungen des Verhaltensmusters selbst
zurückzuführen ist. So wie Rauchergewohnheiten sich im Laufe der
Zeit ändern, so können sich auch Verhaltensmuster ändern. Hier
sind Längsschnittstudien notwendig, um die Häufigkeit solcher
Veränderungen zu untersuchen, ihr Verhältnis zu Änderungen im
Bereich der traditionellen Risikofaktoren und ihr Verhältnis zur
Häufigkeit der koronaren Herzkrankheit. Solche Informationen,
welche spontane Änderungen im Verhaltensmuster betreffen, sollten gewonnen werden, bevor große Anstrengungen gemacht werden, um
die Verhaltensmuster absichtlich zu verändern. Es ist schon hier
danach zu fragen, ob man beim einzelnen Menschen das Typ-A-Verhaltensmuster überhaupt beeinflussen kann. Ist es z.B. wichtiger,
bestimmte Elemente des Verhaltensmusters zu ändern als andere?
Können wir die Häufigkeit einer Konversion vom Typ-B- zum Typ-A-
Verhalten beeinflussen? Können wir die Umwelt so verändern, daß
sie weniger Anlaß gibt zu vielleicht gefährlichen Typ-A-Verhaltensweisen? Und wenn alle oder wenigstens einige dieser Änderungen bei Vorläufern des Verhaltensmusters in einer vernünftiger-
weise repräsentativen Population erreicht werden können, wird
dann wirklich die Häufigkeit der koronaren Herzkrankheit in dieser Population herabgesetzt sein?

Für den Rehabilitationskliniker sind Untersuchungsergebnisse zur
Frage, welche Risikofaktoren bei Reinfarkt dominieren, besonders

interessant. Nach JENKINS war in der Western Collaborative Group
Study zwar Hypercholesterinämie und Zigarettenrauchen bei den
Infarktrezidiven höher als bei den Patienten mit nur einem Infarkt, aber das Verhaltensmuster vom Typ A erwies sich als der
stärkste einzelne Indikator eines Infarktrezidivs. Weiter scheint
es bemerkenswert, daß Personen mit koronarangiographisch nachge-
wiesener stärkerer Gefäßbeteiligung auch stärkere Typ-A-Tendenzen (und zwar in Bezug auf jeden Aspekt des Typ-A-Verhaltensmusters) aufweisen. (6)

Wie kann koronargefährdendes Verhalten erfaßt werden?

Die beiden wichtigsten Methoden, um das Typ-A-Verhaltensmuster
zu erfassen, sind das strukturierte Interview (SI), das von
ROSEMAN u. FRIEDMAN (10) entwickelt wurde, und die sog. Jenkins
Activity Survey (JAS), ein computergerechter Fragebogen zum
Selbstausfüllen. Sowohl SI als auch JAS haben ihre besonderen
Vor- und Nachteile. Während die JAS mit geringeren Kosten und
bequemer verwendet werden kann, ist das SI die sichere Methode,
um künftige koronare Herzkrankheiten vorauszusagen.

Bezüglich der ausreichend geklärten methodischen Fragen der Stan-
dardisierung, Validisierung und Reliabilität muß auf das Buch
"Coronary-prone Behavior" verwiesen werden (6).

Zusammenfassend kann gesagt werden: Obwohl die Bedeutung des
Typ-A-Verhaltensmusters in der Ätiologie der koronaren Herzkrankheit wohl fundiert ist, so sind doch viele Aspekte der Verhaltensweisen und ihre Relevanz für die koronare Herzkrankheit noch
nicht abgeklärt. Dazu kommt, daß es wahrscheinlich eine Anzahl
von psychosozialen Faktoren gibt, die zur koronaren Herzkrankheit
führen, die aber in den gegenwärtigen Meßmethoden zur Erfassung
des Typ A noch nicht enthalten sind.

Durch welche Mechanismen wird Verhalten in koronare Herzkrankheit "übersetzt"?

Um die spezifischen Mechanismen erforschen und beschreiben zu
können, durch welche physiologische Anpassungsprozesse mit besonderen Verhaltensweisen verbunden sind, muß experimentell vorge-
gangen werden. So können z.B. Untersuchungen der physiologischen
Reaktionen von Tieren auf schweren unvermeidbaren Stress nach
langen Phasen erfolgreichen Umgangs mit der Umwelt auch ein Licht
werfen auf die unverhältnismäßig hohe Zahl von Todesfällen, die
bei Typ-A-Individuen auftreten, wenn umweltbedingte schwere Risikosituationen, wie Tod des Lebenspartners, Arbeitslosigkeit und
Pensionierung auftreten. Es gibt sicher mehrere verschiedenartige pathophysiologische Prozesse, welche die Entwicklung der
koronaren Herzkrankheit bei Typ-A-Individuen beschleunigen.
"Harte Daten", die solche Prozesse betreffen, sind vor allem im
Bereich der biochemischen und neuroendokrinen Reaktionen auf
physiologische und verhaltensmäßige Herausforderungen vorhanden.
Die folgenden Daten sind vor allem aus Vergleichsuntersuchungen
bei extremen Typ-A-Individuen mit Typ-B-Individuen gewonnen worden:
1. Typ-A-Personen haben einen erhöhten Corticotropin-Serumspie-
   gel (ACTH). Dies setzt sowohl eine vermehrte Sekretion eines
   hypothalamischen Corticotropin-Auslösungsfaktors und eines
   Melanozyten stimulierenden Hormons in der Epiphyse voraus.
2. Trotz dieses erhöhten Serumspiegels von ACTH reagieren die
   meisten Typ-A1-Individuen unternormal auf die Injektion von
   exogenem ACTH.
3. Die meisten Typ-A1-Individuen scheinen einen verringerten
   Serumspiegel an Wachstumshormon zu haben.
4. Die meisten Typ-A1-Individuen zeigen zwar keine abnormen Werte
   beim Glukose-Belastungstest, aber trotzdem eine hyperinsulinämische Reaktion auf Glukosegaben.
5. Die meisten Typ-A1-Individuen zeigen einen erhöhten Serumspiegel an Noradrenalin im Vergleich zu Typ-B-Individuen, aber
   nicht im Ruhezustand, sondern wenn sie in ihrem gewöhnlichen
   Arbeitsmilieu oder in einem Wettbewerbstest untersucht werden,
   den sie als Herausforderung empfinden. Dazu kommt noch, daß

bei Typ-Al-Individuen unter diesen Bedingungen eine beschleunigte Blutgerinnung nachgewiesen ist.

6. Verglichen mit Typ-B-Individuen haben die Typ-Al-Individuen einen erhöhten Triglyzerid-Serumspiegel sowohl vor als auch viele Stunden nach einer fettreichen Mahlzeit. Solche Personen zeigen auch ein erhöhtes Erythrozyten-Sludge-Phänomen während ihres postprandialen Hypertriglyzeridämie-Zyklus.

7. Die meisten Typ-Al-Individuen haben eine Hypercholesterinämie (meistens vom Typ II oder IV nach der Fredrikson-Klassifizierung) (6).

Relativ gut untersucht sind heute schon die Reaktionsmuster des Herzkreislaufsystems auf verschiedenartige Interaktionen des Organismus mit seiner Umwelt. Sowohl die Vermehrung des Herzminutenvolumens während Notfallsituationen als auch die totale periphere Widerstandserhöhung und Muskelgefäßkonstriktion während aufmerksamer Zuwendung zur Umwelt könnten sich als wichtige Faktoren für die endothelialen Schäden herausstellen, die als auslösende Faktoren für die beginnende Arteriosklerose vermutet worden sind. Aber solche, über den Sympathikus vermittelte physiologische Reaktionsmuster können auch eine Rolle spielen in der Auslösung akuter klinischer Erscheinungen der koronaren Herzkrankheit, und zwar über einen erhöhten Sauerstoffbedarf im Herzmuskel oder auch über die Auslösung potentiell lebensgefährlicher Arrhythmien. Die Aktivierung des sympathischen Nervensystems führt zu einer vermehrten Ausschüttung von Katecholaminen, welche direkt das Herzkreislaufsystem beeinflussen und auch zu einem erhöhten Cholesterinspiegel und vermehrter Blutplättchenaggregation führen wie auch zu einer Verringerung der Gerinnungszeit. Diätetische Effekte, einschließlich Fett und Salz, mögen hier mit den neurogenen Faktoren zusammenwirken, aber sie sind eben nicht allein wirksam, wie man lange Zeit gemeint hat. Jedenfalls können heute schon Hypothesen formuliert werden, wie bestimmte Verhaltensmuster und pathophysiologische Prozesse zusammenhängen. Spezifische extreme Verhaltensweisen, wie sie bei gewissen Individuen beobachtet werden, sind mit Phänomenen des Neuroendokriniums, des Stoffwechsels und des Herzkreislaufsystems verbunden. Diese mögen eine Rolle in der Atherogenese spielen und zwar über endotheliale Schäden durch hämodynamische Störungen, über zirkulierende Lipidsubstanzen und die Blutplättchenaggregation. Die Behinderungen des Koronarkreislaufs durch die Koronargefäßveränderungen verringern die Zufuhr von Sauerstoff und Substraten zum Myokard im Falle erhöhter Anforderungen an die kardiale Leistung. Solche kurzfristigen Erhöhungen werden festgestellt bei Steigerungen des Blutdrucks, des Herzzeitvolumens und der Herzfrequenz, die nicht durch einen vermehrten Koronardurchfluß ausgeglichen werden. Die unmittelbaren Konsequenzen können dann der Herzinfarkt, die Arrhythmie und ein plötzlicher Herztod sein.

Nach der Meinung einer Expertenkommission bei einem Forum in St. Petersburg/Florida, USA, sind folgende drei Fragen für die Forschung der nächsten Zukunft in diesem Bereich von besonderer Aktualität (6):
- Sind die spezifischen Verhaltensmuster, die von gewissen Individuen zu einem extremen Grad gezeigt werden, regelmäßig verbunden mit gleichzeitigen extremen neuroendokrinen und physiologischen Reaktionen?
- Können zentralnervöse Mechanismen identifiziert werden, welche die Verhaltensmuster und die neuroendokrinen und physiologischen Reaktionen, die bisher beschrieben wurden, integrieren?
- Sind solche extremen Reaktionen des Neuroendokriniums, die für gewisse Individuen charakteristisch sind, auch gleichzeitig verbunden mit einer erhöhten Prävalenz verschiedener Manifestationen der koronaren Herzkrankheit, wobei hier arteriographisch dokumentierte Koronarsklerosen, Myokardinfarkte und plötzlicher Herztod in gleicher Weise berücksichtigt werden müssen?

Wie entsteht koronargefährdendes Verhalten? Welches sind die soziokulturellen Bedingungen?

Derzeit fehlen noch ausreichende Untersuchungen zur Beurteilung des <u>genetischen Anteils</u> im Typ-A- oder Typ-B-Verhaltensmuster und Informationen über diese Verhaltensmuster bei <u>Frauen</u> und <u>Kindern.</u> Auch der Einfluß der <u>Schule</u> und der <u>Eltern</u> auf die Entwicklung von koronargefährdenden Verhaltensweisen bei Kindern ist

noch nicht untersucht. Die Strukturen unserer Schulen und ihre
Belohnungs- und Wertsysteme mögen bestimmte Komponenten des Typ-
A-Verhaltensmusters bei Kindern begünstigen. Wird nicht auch in
unseren Schulen genauso wie in den amerikanischen das Rivalisieren gefördert? Auch das Leben unter Termindruck, die "Angina
temporis", wird heute in der Schule auf mannigfache Weise verstärkt und bereitet dementsprechend als Verhaltensmuster für das
spätere Leben vor.

Bezüglich des Stellenwerts soziokultureller Einflüsse muß bedacht
werden, daß das Konzept der koronargefährdenden Verhaltensweisen
aus Beobachtungen an Koronarpatienten aus mittleren Sozialschich-
ten in Amerika entwickelt wurde. Es wird in Zukunft noch zahlreicher vergleichender Untersuchungen bedürfen, um beurteilen zu
können, inwieweit diese Verhaltensmuster vom kulturellen Milieu
abhängig sind. Bisher sind vergleichende Untersuchungen vor allem
bei Japanern durchgeführt worden. COHEN et al. (5) haben die Beziehungen zwischen dem Typ-A-Verhaltensmusters und der koronaren
Herzkrankheit bei 2 437 Japanern in Hawai mit Hilfe der JAS untersucht (5). Es fanden sich nur 15% Japaner, die als Typ-A-Individuen zu klassifizieren waren. Allerdings hatten Männer, die
als Typ A zu kennzeichnen waren und sich amerikanisiert haben,
also "kulturell mobil" waren, ein 2-3mal höheres Risiko, eine
koronare Herzkrankheit zu entwickeln, als Männer ohne diese Charakterisierung. In Zukunft wird man analoge Studien auch auf andere kulturelle Gruppen ausdehnen müssen.

Bezüglich der Beeinflußbarkeit des Typ-A-Verhaltens erlauben die
bisherigen Ergebnisse zwei Schlußfolgerungen:
- Es ist möglich, daß einige Aspekte von Verhaltensmustern, die
  wünschenswert wären, aber nicht direkt mit einem Koronarrisiko
  verbunden sind, ermutigt werden sollten, während jene Aspekte,
  die mehr risikobezogen sind, nicht gefördert werden sollten.
  Zum Beispiel muß "hard working" nicht notwendigerweise rivalie-
  sierendes "hard driving" sein, d.h. es ist vielleicht möglich,
  ohne Selbstzerstörung produktiv zu sein.
- Die bisherigen Ergebnisse der Verhaltensforschung legen nahe,
  daß kulturelle Faktoren von erheblichem Einfluß auf die Ent-

wicklung der koronargefährdenden Verhaltensmuster und damit
auf das Risiko der koronaren Herzkrankheit sind. Daher mag es
nützlich sein, Überlegungen anzustellen, auf welche Weise wir
unsere kulturellen Institutionen verändern können (z.B. die
Schulen), so daß sie weniger Anlaß geben, koronargefährdendes
Verhalten zu fördern.

Wenn wir folgende Einteilung wissenschaftlicher Aussagesicher-
heit in 4 Stufen vornehmen
1. möglich   (nur Hypothese)
2. vielversprechend   (aber mehr Daten nötig)
3. gut brauchbar   (gerechtfertigt durch wesentliche, wenn
                             auch noch unvollständige Daten) und
4. bewiesen   (jenseits vernünftigen Zweifels),
dann würde ich den gegenwärtigen Stand unseres Wissens über koronargefährdende Verhaltensmuster zwischen Ziffer 2. und 3. lo-
kalisieren.

Es mehren sich die Hinweise, daß psychosoziale Faktoren in der
multifaktoriellen Ätiologie der ischämischen Herzerkrankung eine
wesentliche Rolle spielen. Allerdings wurde bisher wenig darüber
geforscht, wie die verschiedenen psychosozialen Faktoren mit den
traditionellen Risikofaktoren zusammenwirken und inwieweit sie
im Einzelfall für die verschiedenen Manifestationen der ischämischen Herzerkrankung bedeutungsvoll sind. Hier werden wir sicher
in der nächsten Zukunft sowohl von Forschern der Verhaltensepidemiologie als auch von Psychologen und Soziologen neue Einsichten zu erwarten haben. Meines Erachtens steht aber heute schon
fest, daß auch der praktizierende Kardiologe und Internist sich
intensiver als bisher mit diesen Ergebnissen der Verhaltenswis-
senschaft auseinandersetzen muß. Die Konsequenzen reichen bis in
die Sozialpolitik, ja Bildungspolitik hinein.

Wie können koronargefährdende Verhaltensweisen beeinflußt werden?

Wenn man zur begründeten Anschauung gekommen ist, daß es ausreichende Argumente für koronargefährdende Verhaltensmuster gibt,

dann stellt sich für den Therapeuten die "Gretchenfrage", ob und
wie man diese Verhaltensweisen verändern kann. In allen Publikationen zum Typ-A-Verhaltensmuster, die ich kenne, sind bisher
die Beiträge über Möglichkeiten und Ergebnisse von therapeutischen Interventionen am schwächsten. In diesem Bereich sind wir
heute erst im Stadium der Hypothesenbildung. Noch spielen in diesem Bereich Spekulationen, Wunschdenken und Ideologien eine große
Rolle ("Ideologie" definiert als "interessengebundene Interpretation der Welt"). Diese Aussage wird durch die spärliche Literatur unterstützt, sowohl durch die vorsichtigen, selbstkriti-
schen Beiträge von GENTRY u. SUINN in Abschnitt 5 (Intervention)
des Buches "Coronary prone behavior" (6) als auch durch den Beitrag von FRIEDMAN in diesem Buch. Immerhin ist es bemerkenswert,
daß das renommierte "American Heart Journal" seine Spalten für
einen Beitrag zur "Modifikation des Typ-A-Verhaltensmusters bei
Patienten nach Herzinfarkt" im Mai 1979 (11) geöffnet hat. FRIED-
MAN selbst ist aufgrund seiner eigenen Erfahrungen skeptisch,
daß das Typ-A-Verhaltensmuster vor dem dramatischen Ereignis·
eines Herzinfarktes zu ändern wäre. Hindernisse, die er in der
gegenwärtigen Situation dabei als wirksam erachtet, sind:
- der Stolz auf das effektive Typ-A-Verhaltensmuster und seine
  augenscheinlichen Erfolge,
- das Unverständnis der Koronarpatienten, daß etwas "Abstraktes",
  wie Verhaltensweisen vom Typ A, zu einer körperlichen Krankheit führen,
- die bei Koronarkranken häufige Verleugnungstendenz ("Nur der
  andere ist gefährdet!") und schließlich
- die Abwehrhaltung der konventionellen Kardiologen, die den
  Patienten in seiner Skepsis bestärken.
(Dem Naturwissenschaftler erscheint in solchen Bereichen noch
fast alles unbewiesen; er zieht sich gern auf die Formel zurück,
daß "mehr Forschung nötig wäre".)

Die hier aufgezählten psychologischen Hindernisse beim Patienten
und die Gründe der ärztlichen Abwehr gegen ein "ökokardiologi-
sches" Konzept einer umfassenden Rehabilitation bei Koronarkranken, ebenso wie die Bedeutung der Glaubwürdigkeit des behandeln-

den Arztes bei den Einzelschritten dieser Intenvention sollen
am Schluß dieses Kapitels noch näher erörtert werden.

Es scheint mir folgerichtig und logisch, das Thema: "Verwandlung
des Typ A in einen Typ B?" in drei Teilen abzuhandeln:
1. über Inhalte einer neuen Lebensphilosophie und Wertordnung
   (Leitbilder) in Sinne "koronarfreundlicher" Verhaltensmuster
   (Typ B),
2. über Wege und Methoden zu einer neuen Lebensordnung im Sinne
   des Verhaltensmusters Typ B und
3. über Faktoren, welche die Motivation beeinflussen, diese
   neuen Wege einzuschlagen.

Die Leitbilder der Verhaltensmuster Typ A und B

In den mir bekannten Publikationen zum Typ-A-Verhaltensmuster
wird der Typ B nur negativ als Komplementärbild, d.h. nur als
"Nicht-Typ-A" bestimmt, aber kaum als erstrebenswertes eigenbe-
stimmtes, positives Image eines Lebensstils beschrieben. Dem
überwiegend naturwissenschaftlich ausgebildeten und orientierten
Arzt bereitet es außerdem Unbehagen, wenn er erkennen muß, daß
Reflexionen über dieses Thema bis in die Bereiche der Kulturkri-
tik, Weltanschauung, ja Religion führen. BRUNNER (4) hat in einem
bemerkenswerten Interview mit der "Münchner Medizinischen Wochenschrift" m.E. mit Recht die Meinung vertreten, daß die Zunahme
der koronaren Herzkrankheit in einem Lande eine kulturelle Krise
signalisiere. Immerhin ist in dem schon erwähnten Aufsatz von
FRIEDMAN (11) im "American Heart Journal" im Mai 1979 auch von
"philosophischen und spirituellen Werten" die Rede - eine sicher
im Zusammenhang mit anderen Publikationen dieser Zeitschrift un-
gewohnte Nomenklatur. Die WALTER-RAYMOND-Stiftung, ein Gesprächs-
kreis der deutschen Arbeitgeberverbände, hat bei ihrem 18. Kolloquium in München 1980 die Folgen der Entfremdung in unserer
Arbeitswelt diskutiert (32). Es wurden "Tendenzen zur Desertion
aus der industriellen Arbeitswelt" festgestellt, zur emotionalen
Selbstdistanzierung, eine Flucht aus der fremdbestimmten Arbeit
in den privaten Freizeitbereich, zum Hobby (LUBBE). So erkläre

sich die Sehnsucht nach einfachen "alternativen" Lebensformen, in denen "Arbeit" wieder erfahrbar sei (32).

Für den offenkundigen Erfahrungsverlust wird der platte Rationalismus verantwortlich gemacht, der das neuzeitliche Denken diktiere (HEMIS): Das Neugestaltete gelte mehr als das Überlieferte, die Sache mehr als das Persönliche.

Es wird sogar das Stichwort "soziale Amorphie" genannt (TENBRUCK): Der einzelne betrachte sich heute als sein Eigentum, er arbeite, handle, denke vornehmlich für sich allein. Die Nichtanerkennung sozialer Strukturierungen und Gruppenbildungen sei ein Grundzug der Zeit. Gruppennormen und Gemeinschaftstraditionen träten immer weiter in den Hintergrund. Die Kehrseite sei eine verzweifelte, sich an immer neuen kurzlebigen Moden sich erprobende "Identitätssuche". Stehen wir an einer historischen Wende, in der Glaube an Machbarkeit und soziale Sicherheit "parasitäre Existenzen" geradezu herausfordere (32)?

Der Arzt mit bildungs- und sozialpolitischem Verantwortungsbewußtsein registriert diese Analysen besonders aufmerksam. Sie passen zu den Ergebnissen der medizinischen Verhaltensforschung und scheinen mit Recht Ökologen für praktische Konsequenzen in der Bildungs- und Sozialpolitik auf den Plan zu rufen. In den Augen des Ökokardiologen ist Leistungsverweigerung zuweilen eine begrüßenswerte Über-Leistungsverweigerung, die er dem Infarktkranken empfehlen muß.

Worum es mir hier geht, kann vielleicht aus zwei Zitaten verständlich werden, zwischen denen ein Zeitraum von fast 100 Jahren liegt. Siegmund FREUD schrieb in einem Brief am 4.9.1883 an seine Braut: "Ich will lieber meinem Ehrgeiz entsagen, wenig Lärm machen, weniger Erfolge haben als mein Nervensystem in Gefahr bringen..." (31).

Das zweite Zitat stammt aus einem Zeitungsartikel von RICHTER in der Frankfurter Allgemeinen Zeitung (24) unter dem Titel "Wer nicht leiden will, muß hassen": "Der vollständige Mensch ist

nicht, wie wir uns immerfort weismachen wollen, der ewig jugendliche Besitzer der höchsten Fitness, der unverwüstliche Super-
mensch, der sich gegen alle wissenschaftlich ermittelten Risikofaktoren feit, sondern das Wesen, das auch leiden und sterben
kann." (Es scheint mir bemerkenswert, daß auch die beiden hier
zitierten Aussagen von einer negativen Bestimmung ihres Leitbilds
ausgehen.)

Wie kann man den Typ-A-Patienten im ärztlichen Gespräch zu einem
neuen "Leitbild" führen?
Es ist nicht leicht, dem Patienten verständlich zu machen, was
Einzelzüge des Typ A (die außerdem in der Literatur verschieden
bewertet und definiert werden) für ihn konkret bedeuten. Ich denke
etwa an den Begriff der "Kontrollambition" (29), an die freiflottierende, aber auch zuweilen rationalisierte Feindseligkeit (hostility) oder gar den Todestrieb nach FREUD (11). Schon eher ist
es möglich, über den Termindruck, den "Lebensstress", die "hurry-
sickness" (die Angina temporis, die zur Angina pectoris führt)
den Zugang zum "Typ-A-Bewußtsein" für den betroffenen Patienten
zu erleichtern. Brauchen wir noch immer den überfüllten Termin-
kalender als Statussymbol? Oder brauchen wir nicht eher die Auseinandersetzung mit den "Ausgeflippten", damit unsere Leistungs-
und Konkurrenzgesellschaft human bleiben kann? Braucht das Lei-
stungsprinzip nicht klarere Maßstäbe? (Lauter Fragen aus einer
Folge von Betrachtungen über Verhaltensweisen deutscher Eliten
von Christian Graf von KROCKOW, Professor für Politische Wissen-
schaften, in der Wochenschrift "Die Zeit", 1980). Die meisten
Infarktpatienten antworten uns auf die Frage, worauf sie ihr
Krankheitsschicksal, jene oft dramatische Lebenszäsur zurückfüh-
ren, "Es ist mein Stress!". Ist das nur eine bequeme Ausrede,
ein modischer Verweis auf Schicksalhaftigkeit, um von persönli-
cher Verpflichtung zur Verhaltensänderung im Lebensstil abzulen-
ken, oder steckt hinter dieser scheinbaren "Ausrede" tatsächlich
eine Realität, die den Zugang zu einem alternativen positiven
Lebensleitbild ermöglicht? In diesem Zusammenhang möchte ich
zitieren, was PETZOLD (15) beim 2. Werkstattgespräch 1977 über
"Psychosozialen Stress und koronare Herzkrankheit" in Höhenried
gesagt hat: "Tatsache ist aber auch, daß mit dem Begriff Stress

Patienten entlastet werden, die oft unter einem ungeheueren inneren und äußeren Druck stehen, der mitunter um so größer wird, je weniger man ihnen somatische Gründe für einen Herzinfarkt nennen kann. Sie haben nicht geraucht, sie haben keine Stoffwechselstörung, sie haben kein Übergewicht und keinen erhöhten Blutdruck. Für diese Patienten ist der Begriff Stress meist eine Entlastung, eine Möglichkeit für einen Rückzug auf eine Linie, von der sie sich möglicherweise neu aufbauen können. Wenn psychotherapeutisch etwas hilft, dann ist es die Benennung, Verbalisierung von dem, was wortlos in dem Patienten ist. Gäbe es den Begriff Stress nicht, man müßte ihn aus therapeutischen Gründen erfinden. So diffus er auch sein mag, für Patienten, die nicht in der Lage sind, ihre Gefühle zu verbalisieren, ist er ein ausgesprochen präziser Begriff, etwas, an das sie sich halten können." Der Begriff Stress ist somit, so meine ich, ein guter therapeutischer Ausgangspunkt. Man kann sich dadurch, daß der Patient das "psychosomatische" Wort Stress akzeptiert, in sinnvollem Gespräch den Hintergründen seiner jeweiligen infarktgefährdenden Lebenssituation nähern.

Als therapeutisches Hilfsmittel zum Bewußtmachen eines unbefriedigenden "Leitbilds" hat sich bei manchem meiner Patienten bewährt, ihn aufzufordern, seine eigene Grabrede zu skizzieren: Wie befriedigend war sein bisheriges Leben? Was hat er wirklich erreicht? Wie war er als Mensch? Diese dramatisch ausagierte Situation bringt dem Patienten nahe, was ihm früher wichtig erschien und was ihm in Zukunft wichtig werden könnte oder sollte.

Solche für den unerfahrenen Therapeuten zunächst schockierend erscheinenden Versuche, das Unbefriedigende des bisherigen Lebensbildes und Verhaltensmusters A bewußt zu machen, haben sich für mich im Einzel- und Gruppengespräch durchaus bewährt. Sie bereiten den Patienten darauf vor, sich in weiteren Schritten ein neues individuelles Leitbild und Verhaltensmuster B, eine neue Lebenseinstellung und Wertordnung aufzubauen und zu erarbeiten.

Wie können wir in unserer pluralistischen Gesellschaft allgemeine Grundzüge dieses positiven Verhaltensmusters Typ B konkret skizzieren, ohne einseitig zu werden? Ist es vielleicht der souveräne, gelassene, spielerisch-sportliche Mensch, der Mensch, dessen Wert mehr im Sein als im Haben ruht, der in allen Lebensbereichen mehr in der Gegenwart als in der Vergangenheit und Zukunft lebt? Natürlich gibt es Entartungen aller Leitbilder, wie z.B. das Leitbild der Nur-"Sportlichkeit" als Lebenshaltung des fanatischen Joggers. Aber solche Entgleisungen widerlegen nicht seine Gültigkeit, sondern bestätigen sie. In der weltweiten Joggingbewegung sehe ich deshalb hier auch psychotherapeutische Chancen, nicht nur Gefahren.

In einem persönlichen Gespräch im Herbst 1979 hat mir FRIEDMAN als Ziele seiner Gruppenpsychotherapie-Bemühungen zur Änderung des Typ-A-Verhaltens genannt: mehr Selbstvertrauen, mehr Versicherung, daß man geliebt wird, und mehr "Leben im Jetzt" (for ever now!). Fehlt in diesem Ansatz nicht ein wesentliches Element: die Verantwortlichkeit für das eigene Leben und ein Zusammenhang mit ethischen Werten? Die Sinnfrage wird ja in diesem Zusammenhang - etwa unter dem Stichwort der Kneippschen "Ordnungstherapie" - neuerdings auch in ärztlichen Einzel- und Gruppengespräch wieder zunehmend aktuell (3).

FRIEDMANs bisher noch nicht veröffentlichte Erfahrungen mit Infarktpatienten-Gesprächsgruppen (durch 6 Monate, in den ersten 8 Wochen 2 mal wöchentlich, dann 1 mal wöchentlich 1-2 Stunden lang unter Führung von Psychiatern, Psychologen und Kardiologen) scheinen ermutigend.

Wege zu einer veränderten Lebensordnung

SIEGRIST (29) empfiehlt Maßnahmen auf drei Ebenen.

Die erste Ebene: Erhöhung der Widerstandskraft. Man kann lernen vermeidbaren Stress abzubauen und unvermeidbaren Belastungen widerstandsfähiger zu begegnen.

Ein <u>unspezifischer</u> Weg besteht darin, Gegengewichte zu dem ange-
spannten, hektischen Leben aufzubauen: durch die Anwendung ent-
spannender Verfahren wie beispielsweise dem autogenen Training
nach SCHULTZ, der Muskelrelaxation nach JACOBSON u. GINDLER, der
Musik- und Bewegungstherapie, Atemtechnik und religiösen Tradi-
tionen der Meditation (29). Auf Einzelheiten kann hier nicht eingegangen werden. Ein entsprechendes Angebot sollte in Rehabili-
tationskliniken, -abteilungen und ambulanten Koronargruppen ge-
sichert sein.

Ein <u>spezifischer</u> Weg führt zu einer aktiven Veränderung derjenigen eingeschliffenen Verhaltensweisen und Wertvorstellungen, die
chronisch einen riskanten emotionalen Erregungszustand auslösen.
Das ist in erster Linie durch die Umsetzung lerntheoretischer
Erkenntnisse im Therapieprogramm möglich. Wirksame Verhaltens-
therapie stellt einen Stufenprozess dar, der in der Regel mit
der Änderung eigener Einstellungen und Wertvorstellungen beginnt.
Zunächst muß der Patient erfahren - z.B. in Gruppengesprächen -,
daß seine bisherigen Einstellungen zu exzessiven Verhaltensweisen geführt haben. Er muß Verständnis für die schädlichen Konsequenzen von krankem Verhalten, wie übersteigertem Ehrgeiz, Zeitdruck, Entspannungsfeindlichkeit, Fixierung auf Arbeit und beruflichen Erfolg entwickeln. In der folgenden Phase wird unter An-
leitung des Therapeuten versucht, systematische Selbstbeobach-
tungen, Selbstinstruktionen und Selbstkontrolle in den Einstel-
lungs- und Verhaltensbereichen durchzuführen, die bewußt geändert werden sollen. Ziel solcher Maßnahmen ist es, den Infarktpatienten in seinem Verhalten zu bestärken, ihn ruhiger und
selbstbewußter zu machen und ihm Möglichkeiten in die Hand zu
geben, die an ihn gestellten Anforderungen nicht stets als über-
mächtige Zwänge zu erleben. Hilfen dazu sind:
- Gruppengespräche
  In der Rehabilitationsklinik oder Rehabilitationsabteilung des
  Akutkrankenhauses sind sie zur wechselseitigen Analyse des
  Typ-A-Verhaltens und der Erarbeitung eines neuen Lebensstils
  genauso wichtig, wie in den ambulanten Koronargruppen, die
  keineswegs auf "Alterssportabteilungen" reduziert werden dürfen.

- Einzelgespräch

  Es hat sich bewährt, nach der Vorbereitung durch entsprechende
  Lektüre (8, 13, 17) die biographische Anamnese im Hinblick auf
  die Veränderung von Verhaltensmustern zu erheben. Dabei gelingt
  oft der Nachweis, daß termindruckgeprägtes Verhalten für den
  Erfolg im Berufsleben eigentlich nicht der entscheidende und
  verantwortliche Faktor war. Auch die Identifizierung jener
  Typ-B-Charakterzüge, die der Patient im Laufe des Lebens verloren hat und die ihm vielleicht einmal wesentlich zu eigen
  waren, kann weiterhelfen (11).

Die zweite Ebene: Abbau von Risikosituationen. Viele der von
SIEGRIST bisher befragten Infarktpatienten haben sich vor ihrer
Erkrankung mit selbst auferlegten Verpflichtungen - Vereinstätig-
keiten, Hausbau, freiwillige Mehrarbeit, Schwarzarbeit u.a. -
gefesselt. Viele allerdings stehen auch unter starken objektiven
Zwängen des Arbeitslebens. Hier wird es in Zukunft darauf ankom-
men, "Risikoarbeitsplätze" wissenschaftlich zu analysieren und
gesetzliche und betriebspolitische Maßnahmen im Rahmen des Ar-
beitsschutzes durchzusetzen. Die Schädlichkeit von Lärm- und
Nachtarbeit für das Herzkreislaufsystem ist heute schon recht
gut belegt. Häufige Unterbrechungen, ständiger Zeitdruck, wider-
sprüchliche Anforderungen, hohe Verantwortung bei gleichzeitig
begrenzten Mitteln sind ebenfalls von der Forschung identifizierte Risikosituationen. Es ist zu hoffen, daß auf dieser sicher
konfliktreichen, aber nicht im engeren Sinn individuell-medizi-
nischen Ebene in Zukunft vermehrte Anstrengungen unternommen
werden.

Die dritte Ebene: Emotionale Schutzfaktoren. 50% all derjenigen
Infarktpatienten, die chronische familiäre Schwierigkeiten anführen, haben keine oder nur mangelhafte soziale Unterstützung.
Ihnen fehlen Freunde, Vertraute, Leute auf die man sich verlas-
sen kann und deren Umgang Erleichterung bringt. In jüngster Zeit
mehren sich wissenschaftliche Befunde, wonach eine gute "soziale
Verantwortung" einen emotionalen Schutzfaktor gegen verschiedene
Krankheiten bildet. Auch in diesem Sinn ist die Bewegung der
halbprofessionellen Selbsthilfegruppen, der ambulanten Koronargruppen, zu unterstützen.

Die Bedeutung der individuellen Motivation zur Verhaltensänderung

Im folgenden sollen noch zur Strukturierung des Therapieplans
wichtig und daher für den Therapeuten bedenkenswerte Faktoren
genannt werden.

<u>Die Motivation durch den Leidensdruck des akuten Infarktereig-
nisses steht im Vordergrund</u> - sowohl für den Patienten selbst
wie auch für seinen Lebenspartner, der ja Co-Therapeut werden
soll und auch in seiner Lebensphilosophie betroffen ist. Es ist
sicher nicht zufällig, daß FRIEDMAN nur nach einem Herzinfarkt
Chancen sieht, den Typ A in einen Typ B zu verwandeln. In diesem
Zusammenhang möchte ich den Ausspruch eines 30jährigen Mitarbei-
ters von mir zitieren, der über 1 Jahr überwiegend mit Herzinfarktpatienten zu tun hatte und den ich nach seiner wichtigsten
Erfahrung in dieser Zeit gefragt habe. Er sagte spontan: "Ich
bin erschrocken, wie viele Leute einen Infarkt brauchen, um Menschen zu werden". Der "Leidensdruck" als Motivationshilfe zur
Verhaltensänderung ist aber nur um so weniger wirksam, je länger
das akute Infarktereignis zurückliegt.

<u>Günstige biographische Daten aus dem früheren Leben können zur
Motivation herangezogen werden.</u> So ist z.B. die Umstellung für
früher einmal sportliche, aber nicht immer leistungsbetonte Menschen leichter als für andere.

<u>Die Rolle der Atmosphäre, des inneren Klimas in einer Rehabilita-
tionsklinik oder Rehabilitationsabteilung eines Akutkrankenhauses
darf nicht unterschätzt werden.</u> Optimal wäre ein zeitgemäßes "Ex-
erzitien"-Milieu, wie es früher katholische Ordenshäuser hatten
und wie es manche Privatkliniken in reizvoller Landschaft auch
heute noch zu pflegen bemüht sind.

<u>In diesem Zusammenhang ist ein Exkurs über die Rolle der Glaub-
würdigkeit der Ärzte und Therapeuten für die Motivation des Patienten unvermeidlich.</u> Besteht da nicht Anlaß zur "Gewissenser-
forschung"? Geben wir selbst ein überzeugendes Beispiel in unserer eigenen Biographie und Lebensphilosophie, als Souveräne,

Spielerisch-Sportliche, Meditierende, als Freizeitgestalter, in
unseren Bemühungen um Selbstanalyse, z.B. durch Teilnahme an
Selbsterfahrungsgruppen? FRIEDMAN ist zuzustimmen, wenn er Vor-
schläge von BLANKENHORN skeptisch beurteilt, der diese gesund-
heits- und krankheitserzieherischen Aufgaben an Mitarbeiter dele-
gieren will, die vermutlich ja auch als Typ-A-betonte "Leuchten
der Leistungsgesellschaft" ausgewählt worden sind.

Nach der Skizzierung zahlreicher Schwierigkeiten, aber auch einiger in der eigenen Praxis bewährter Möglichkeiten, koronargefährdende Verhaltensweisen heute schon zu verändern, wird es den
Leser nicht verwundern, daß bei der Mehrzahl der Ärzte Skepsis
und auch Abwehr gegen nötiges Umdenken, gegen eine umfassende
Rehabilitation bei Koronarkranken vorherrscht. Dabei sind sicher
nicht nur Vorurteile aus mangelnder Kenntnis der Rehabilitations-
möglichkeiten in der Praxis mit im Spiel, auch nicht allein die
emotionale Abwehr gegen Neues und Unbekanntes, gegen ein Umler-
nen-Müssen, nämlich eine ökologisch erweiterte, interdisziplinäre,
psycho- und soziosomatische Betrachtungsweise. Es ist ein m.E.
zutiefst versteckter therapeutisch-edukatorischer Nihilismus -
besonders was Verhaltensänderungen betrifft-, der durch unsere
bisherige medizinische Ausbildung und die derzeitige Struktur
der medizinischen Versorgung mit bedingt ist. Gehört dieser nicht
auch zum Erbe eines positivistischen, eingleisig kausalwissen-
schaftlichen Weltbildes, dessen Mangel an menschlicher Autonomie
(d.h. Verantwortlichkeit) sich nicht nur in der technokratischen
Medizin, sondern im Gesamtbild der Gesellschaft, der Schulen,
der Politik usw. als destruktiv erweist (beschrieben von COHN
RUTH 1980, persönliche Mitteilung)?

Aber wir sind heute doch so weit, daß wir uns mit der Floskel,
"mehr Forschung sei notwendig", nicht mehr die Hände in Unschuld
waschen können und passiv verhalten dürfen. Die Forschungsansätze
in diesem Bereich der Verhaltensepidemiologie sind methodisch
sicher für Ärzte fremd und schwierig, aber durch verbesserte interdisziplinäre Zusammenarbeit heute auch für Interventionsstudien, die die Modifikation des Typ-A-Verhaltensmusters betreffen, möglich. Sie werden auch für die traditionelle Universitäts-

kardiologie unerläßlich. Kritische Solidarität mit den Vorkämp-
fern eines soziosomatischen Konzepts der Kardiologie scheint mir
deshalb folgerichtig (26).

Literatur

1. Baring A (1980) Religiöser Protest gegen die Moderne. FAZ
   54:23

2. Bloch A, Bersier A-L (1979) Die Psychologie des Koronarpatienten. Folia Psychopract 8:1

3. Brüggemann W (1977) Der Mensch auf der Suche nach dem Sinn
   des Lebens. Kassenarzt 17:20

4. Brunner D (1980) Interview. M M W 54:23

5. Cohen JB, Syme SL, Jenkins CD, Dagan A, Zyzanski SJ (1975)
   The cultural context of type A behavior and the risk of CHD.
   Am J Epidemiol 102:434

6. Dembroski TM, Weiß SM, Shields JL, Haynes SG, Feinleib M
   (Hrsg) (1978) Coronary-prone behavior. Springer, New York
   Heidelberg Berlin

7. Dunbar F (1943) Psychosomatic diagnosis. Hoeber, New York

8. Eiff AW von (1978) Streß - Unser Schicksal. Fischer, Stuttgart New York

9. Falger PRJ (to be published) Life changes in middle adult-
   hood, coronary-prone behavior, and vital exhaustion. Retro-
   spective findings. In: Spielberger C, Sarason J, Defares P
   (eds) Stress and anxiety, vol 9. Wiley, New York

10. Friedman M, Rosenman RH (1975) Der A-Typ und der B-Typ. Ro-
    wohlt, Reinbek bei Hamburg

11. Friedman M (1979) The modification of type A behavior in
    post-infarction patients. AH Am Heart J 5:551-560

12. Friedman M (1980) Type A behavior: A progress report.
    Sciences 2:10-28

13. Halhuber C, Halhuber M (1978) Sprechstunde Herzinfarkt.
    Graefe & Unzer, München

14. Halhuber MJ (Hrsg) (1977) Psychosozialer Stress und koronare
    Herzkrankheit: Verhandlungsbericht vom 1. Werkstattgespräch
    in Höhenried. Springer, New York Berlin Heidelberg

15. Halhuber MJ (Hrsg) (1978) Psychosozialer Stress und koronare
    Herzkrankheit: Verhandlungsbericht vom 2. Werkstattgespräch
    in Höhenried. Springer, New York Berlin Heidelberg

16. Jellinek EM (1951) Die Phasen der Alkoholsucht. Vorlesungen
    im European Seminar on Alkoholism, Kopenhagen

17. Juli D, Engelbrecht-Greve M (1978) Streßverhalten ändern ler-
    nen. Rowohlt, Reinbek bei Hamburg

18. Machlowitz MM (1976) Workaholism. Jale University

19. Menninger KA, Menninger WC (1936) Psychoanalytic observations in cardiac disorders. AH Am Heart J 1:10

20. Mentzel G (1979) Über die Arbeitssucht. 2 Psychosom Med Psychoanal 2:115-127

21. Osler W (1892) The principles and practice of medicine. Young & Rentland, Edinburgh p 117

22. Raab W (1966) Emotions and sensory stress factors in the myocardial pathology. Am Heart J 72/4:538-564

23. Rahe RH, Ward HW, Hayes V (1979) Brief group therapy in myocardial infarction rehabilitation: Three-to four-year follow-up of a controlled trial. Psychosom. Med 41:3

24. Richter HE (1979) Wer nicht leiden will, muß hassen. FAZ S. 167

25. Rosenman RH, Brand RJ, Scholtz RJ, Friedman M (1976) Multivariate prediction of coronary heart disease during 8,5 year follow-up in the Western Collaborative Group Study. Am J Cardial 37:902-910

26. Schaefer H (1979) Plädoyer für eine neue Medizin. Piper, München

27. Schaefer H, Blohmke M (1979) Herzkrank durch psychosozialen Stress. Huthig, Heidelberg

28. Siegrist J (1978) Der Einfluß psychosozialer Risikokonstellationen auf den Ausbruch des ersten Myokardinfarkts. Verh Dtsch Ges Inn Med 84:1562-1565

29. Siegrist J (1980) Nicht Rauchen, Gesund Essen, Viel Bewegung... und trotzdem Herzinfarkt. Warum? Bild Wiss 1:50-60

30. Stamler J, Epstein FH (1972) Coronary heart disease: Risk factors as guides to preventive action. Prev Med 1,27-48

31. Troch A (1979) Stress und Persönlichkeit. Reinhard, München Basel

32. Walter Raymond-Stiftung (1980) Vom Un-Sinn der Arbeitslust. 18. Kolloquium der Walter Raymond-Stiftung. Sueddtsch Z 58:16

Einleitende Anmerkungen zur Bedeutung des Typ-A-Verhaltens bei der koronaren Herzkrankheit*

R. H. Roseman

Die klinische koronare Herzkrankheit (KHK) ist zwar keine Krankheit der neueren Zeit, aber erst in den zwanziger oder dreißiger Jahren des 20. Jahrhunderts war ein deutlicher Häufigkeitsanstieg zu bemerken, der eine rasch zunehmende KHK-Quote bei Männern mittleren Alters in den westlichen Ländern nach sich zog. Man stellte fest, daß dieser rasche Anstieg auf nahezu epidemische Ausmaße nicht auf eine größere Bevölkerungsgruppe gefährdeter älterer Menschen zurückgeführt werden kann, ebenso wenig auf verbesserte Diagnosestellung oder eine ziemlich abrupte und mysteriöse Veränderung der genetischen Faktoren.

Die "Koronarepidemie" ist eine Begleiterscheinung der modernen Zivilisation, was auf eine bedeutende Rolle der Umwelt schließen läßt. In den letzten beiden Jahrzehnten hat man diese Rolle der Umwelt weitgehend in einem übermäßigen Verzehr gesättigter Fette, verbunden mit einem Mangel an ausreichender körperlicher Betätigung gesehen. Eine individuell spezifische Bedeutung ist den Risikofaktoren für KHK beigemessen worden, von denen Serumcholesterinspiegel, Blutdruck und Zigarettenrauchen als die wichtigsten gelten. Die diesen Faktoren geschenkte Aufmerksamkeit hat zu der Annahme geführt, daß eine veränderte Ernährungsweise, stärkere körperliche Betätigung sowie das Ausschalten der drei genannten Risikofaktoren genügen würde, um auch die dazu in Beziehung stehende Krankheit auszuschalten. Obwohl viele der Zu-

---

* Dieser Beitrag bezieht sich auf den Artikel "Introduction remarks" in dem Buch "Coronary-prone behavior" Dembroski et al. (1978) (Hrsg). Springer, New York, sowie auf Literatur, die im Abschlußkapitel genannt ist

sammenhänge nur auf statistische Korrelationen gegründet wurden, die nicht mit Ursache-Wirkung-Beziehungen gleichgesetzt werden können. Leider gibt es bisher noch wenig Nachweise, daß ein solches Vorgehen allein die KHK-Quote signifikant zu senken vermag.

Vergleiche großer Bevölkerungsgruppen mit sehr unterschiedlichen Eßgewohnheiten haben eine direkte, wenn nicht sogar lineare Beziehung zwischen Serumcholesterinspiegel und durchschnittlichem Fettverzehr - besonders von gesättigten Fetten - aufgezeigt. Weiterhin wurde festgestellt, daß Veränderungen in der Fettzufuhr eine Senkung des Serumcholesterinspiegels zur Folge haben. Dies hat zu dem weit verbreiteten Glauben geführt, daß die Beziehung zwischen Ernährung und KHK-Häufigkeit durch den Serumcholesterinspiegel bewirkt wird, und in der Folge, daß der individuelle Serumcholesterinspiegel hauptsächlich durch die Ernährung geregelt wird. Jedoch wird bei Versuchsgruppen, die eine experimentelle Ernährung mit verringertem Gehalt an gesättigten und vermehrter Zufuhr von essentiellen Fettsäuren erhalten, der durchschnittliche Serumcholesterinspiegel nur unbedeutend gesenkt, was teilweise auf eine statistische Regression um den Mittelwert zurückzuführen ist. In der klinischen Praxis sind die Ärzte oft zu dem Ergebnis gekommen, daß die Wirkung solcher Ernährungsbeeinflussung des Serumcholesterinspiegels gering und bei Langzeitbetrachtung sogar häufig enttäuschend ist.

Dies ist keine überraschende Tatsache, da relevante Untersuchungen zur Beziehung zwischen der Ernährung und dem Serumcholesterinspiegel nicht den Nachweis dafür erbringen konnten, daß die bei jeder beliebigen Bevölkerungsgruppe festzustellenden starken Cholesterinunterschiede durch die Ernährungsweise zu erklären sind. Man hat also in dementsprechenden Studien keinerlei Korrelation zwischen Serumlipoiden und der Quantität oder Qualität von Nahrungsmitteln, dem Verhältnis der Nährstoffe zueinander, der Aufnahme von Fetten oder Cholesterin, dem Prozentsatz der aus den Vollfetten oder ihren verschiedenen Quellen gewonnenen Kalorien, ihrem Sättigungsgrad oder ihrem Verhältnis von gesättigten zu essentiellen Fettsäuren finden können. Es war daher in keiner für KHK empfänglichen Gemeinschaft eine Korrelation zwischen Serumcholesterinspiegel und Ernährungsgewohnheiten zu verzeichnen. Das beruht jedoch nicht auf einer möglicherweise existierenden Ernährungsschwelle, oberhalb derer die Ernährung keine unerhebliche Wirkung auf den Cholesterinspiegel ausübt. Lebenslange Ernährungsgewohnheiten innerhalb einer Gemeinschaft können zwar die Serumcholesterinkonzentration nach oben verschieben, doch hat sich eindeutig gezeigt, daß nicht-ernährungsbedingte Faktoren für die großen Unterschiede des Cholesterinspiegels in jeder beliebigen Gemeinschaft verantwortlich sind. Auch eine Beteiligung genetischer Faktoren bei der unterschiedlichen physiologischen Handhabung der Aufnahme von Lipoiden aus der Ernährung und endogenen Lipoiden in das Serum kann nicht als verantwortlich für die großen Serumcholesterinunterschiede bei der überwiegenden Mehrheit der Bevölkerung angesehen werden.

Der diesen erheblichen Unterschieden zugrunde liegende Mechanismus bleibt auch weiterhin ungeklärt. Obwohl die Beziehung zwischen resorbiertem und mit der Nahrung aufgenommenem Cholesterin linear ist, sind zwischen Personen mit normalem und erhöhtem Serumcholesteringehalt keine Unterschiede der Resorptionsquote und -menge festzustellen. Andererseits jedoch ist der Anteil des aus dem Blut entzogenen Cholesterins bei Hypercholesterinämie eingeschränkt und es wird deutlich, daß der Serumcholesterinspiegel hauptsächlich durch den aus dem Plasma entfernten Anteil und weniger durch die entweder endogen oder mit der Nahrung aufgenommene Cholesterinmenge reguliert wird. Die Zufuhr ungesättigter Fette kann eine gewisse Senkung des Serumcholesterins bewirken, aber dies kann auch die Folge einer Umverteilung von Cholesterin zwischen Serum und Geweben sein, muß also nicht auf einem Einfluß der ungesättigten Fette auf die Synthese, Ausscheidung oder den Abbau von Cholesterin beruhen. Vielleicht spielt jedoch die Ernährung aufgrund anderer Mechanismen als der Regulierung von Serumlipoiden eine bedeutende Rolle bei der Pathogenese der koronaren Herzkrankheit.

Es gilt daher erstens, mehrere mögliche Beziehungen zu finden zwischen bestimmten Ernährungsgewohnheiten und dem späteren Auf-

34

treten von KHK. Eine solche Beziehung konnte jedoch im Rahmen
prospektiver epidemiologischer Studien von Bevölkerungsgruppen
in Framingham, Chicago, San Francisco und an anderen Orten nicht
nachgewiesen werden trotz der Tatsache, daß bei Personen mit erhöhtem Serumcholesterinspiegel in jeder dieser Studien eine bedeutend höhere KHK-Quote festzustellen war. Auch bei einer Gegenüberstellung der Personen mit dem höchsten und dem niedrig-
sten Verzehr gesättigter Fette konnte kein Nachweis einer Beziehung zwischen der Ernährung und dem späteren Auftreten von KHK
erbracht werden.

Zweitens sollte eine Verbindung zwischen der Ernährung und dem
Auftreten von KHK in Untersuchungen großer Bevölkerungsgruppen
gefunden werden. Vergleiche auf internationaler Ebene haben eine
allgemeine Beziehung zwischen Fettzufuhr mit der Nahrung und dem
Auftreten koronarer Herzkrankheit ergeben, doch zeigt sich bei
näherer Betrachtung, daß auch hier bei weitem keine lineare Beziehung vorliegt. Weiterhin besteht eine Reihe von Diskrepanzen.
So liegt z.B. die Häufigkeit der KHK-Mortalitätsquote bei englischen und amerikanischen landwirtschaftlichen Gemeinden, die
sich vorwiegend von Milchprodukten und tierischen Fetten ernäh-
ren, über dem Durchschnitt. Bei einer Reihe einfach lebender
Gruppen, deren Ernährung reich an gesättigten Fetten ist, hat
man jedoch beneidenswert niedrige Serumcholesterinspiegel und
keinerlei Auftreten von KHK gefunden. Der Vergleich von Brüdern,
die in Irland blieben, mit denen, die nach Boston auswanderten,
ergab, daß die Auswanderer einen höheren Serumcholesterinspiegel
und eine höhere KHK-Quote zeigten, obwohl sie weniger Kalorien
und weniger tierische Fette, Cholesterin und Kohlenhydrate zu
sich nahmen. Bei einem Vergleich zwischen den östlichen und westlichen Regionen Finnlands zeigte sich, daß die KHK-Quote in den
östlichen Gebieten höher war, was nicht auf Unterschiede in der
Ernährung bzw. der Zufuhr tierischer Fette zurückgeführt werden
konnte. Das Verhältnis zwischen Fettverzehr und KHK ist, wie wir
deutlich erkennen, nicht einfach die Beziehung von Ursache und
Wirkung.

Drittens könnte eine Beziehung zwischen dem Fettgehalt der Nahrung und dem Auftreten von KHK durch parallele Anstiege beider zu erkennen sein. Jedoch war keine Ernährungsumstellung als ursächlich für die erhöhte KHK-Quote bei Yemeniten, die nach Israel auswanderten, anzusehen und auch nur für einen geringen Prozentsatz der höheren KHK-Quote in Japan nach dem Kriege. In England und Wales hat sich bezüglich des Verzehrs tierischer Fette während der letzten 200 Jahre wenig geändert. Die Zufuhr tierischer Fette zur Jahrhundertwende war praktisch unverändert in den fünfziger Jahren. Auch in den USA fanden in den letzten 60 Jahren keine größeren Veränderungen der Fettzufuhr mit der Nahrung statt. Es hat lediglich einen leichten Anstieg des Fettverzehrs gegeben, der jedoch auf einem gestiegenen Verbrauch ungesättigter Fette beruht. In den Nachkriegsjahren, d.h. der zweiten Hälfte der vierziger Jahre, nahm der Anteil der Fette tierischen Ursprungs in der Nahrung ab, während der Verzehr pflanzlicher Fette infolge des gesteigerten Verbrauchs an Margarine, Backfett, Salatöl und Öl zum Kochen erheblich anstieg. Untersuchungen zur Veränderung der Eßgewohnheiten haben Experten zu der Schlußfolgerung geführt, daß es gefährlich ist, die Schuld für die Epidemie der KHK im 20. Jahrhundert hauptsächlich der Ernährung zu geben.

Viertens könnte eine Beziehung zwischen der Ernährung und dem Auftreten von KHK durch eine Wirkung der veränderten Ernährungsweise auf die KHK-Häufigkeit zu erkennen sein. In einer Reihe von Versuchen hat man Bevölkerungsgruppen eine an gesättigten Fetten verminderte und mit essentiellen Fettsäuren angereicherte Ernährung verabreicht. Die Ergebnisse sind nicht sehr aufschlußreich und der Nachweis, daß die KHK-Häufigkeit signifikant durch einen veränderten Fettverzehr gesenkt wird, ist bis heute kaum überzeugend erbracht. Trotz dieser Resultate besteht noch immer genügend Grund zu der Annahme, daß eine Ernährung mit angemessenem Kaloriengehalt und reduziertem Gehalt an Cholesterin, gesättigten Fettsäuren und einfachen Kohlenhydraten sogar bei normaler Lipämie einen günstigen Einfluß auf das Herz-Kreislauf-System hat. Es wäre jedoch verwegen zu glauben, daß die KHK nachgewiesenermaßen durch eine Veränderung der Ernährung verhindert wird.

Auch der körperlichen Bewegung ist als mögliche Ursache der KHK-Zunahme im 20. Jahrhundert große Bedeutung beigemessen worden. Jedoch kann nicht mit Bestimmtheit angenommen werden, daß unsere Vorfahren im 19. Jahrhundert weitgehend ohne KHK blieben, weil sie sich körperlich stärker beim Reiten oder Fahren in Kutschen, Krocketspielen oder Spazierengehen anstrengten. Epidemiologische Studien haben in einigen Fällen eine Tendenz zu höheren KHK-Quoten bei geringerer körperlicher Aktivität festgestellt. Internationale Vergleiche haben auffallende Unterschiede der KHK-Quoten aufgedeckt bei Männern mittleren Alters in Finnland, Italien und Griechenland, die alle einen niedrigen Prozentsatz an Männern mit sitzender Tätigkeit haben. Der niedrigste ist in Finnland zu finden, das die höchste KHK-Quote zu verzeichnen hat. Wie die Ernährung, so kann auch unzureichende körperliche Aktivität kaum als das Sine qua non der "Koronarepidemie" angesehen werden.

In den letzten beiden Jahrzehnten hat sich die KHK als eine Krankheit multifaktorieller Ätiologie erwiesen. Es ist daher angebracht, einen Blick auf die multivariable Beziehung der klassischen Risikofaktoren zur Häufigkeit der KHK zu werfen. Bei Anwendung eines multiplen logistischen Modells zur Beurteilung der Daten der wichtigsten prospektiven Studien ergibt sich, daß gut über die Hälfte der in jeder dieser Studien aufgetretenen KHK-Fälle numerisch nicht geklärt werden kann trotz Berücksichtigung der Faktoren Alter, Blutdruck, Serumcholesterinspiegel, Zigarettenrauchen und Fettleibigkeit.

Eine kürzliche Gegenüberstellung vergleichbarer männlicher Bevölkerungsgruppen mittleren Alters in Framingham, Honolulu und Puerto Rico hat ergeben, daß keine signifikante Beziehung von KHK-Quoten zu Serumcholesterinspiegel in Honolulu und zu Zigarettenrauchen in Puerto Rico bestand. Bei der gleichen Häufigkeit der traditionellen Risikofaktoren war die Gefahr eines Herzinfarkts oder tödlich verlaufenden Koronarereignisses in Framingham signifikant höher als in Honolulu oder Puerto Rico. Ein weiterer Vergleich dieser Art zwischen männlichen Bevölkerungsgruppen in Framingham und Jugoslawien zeigte, daß bei der gleichen Häufigkeit der traditionellen Risikofaktoren die KHK-Häufig-

keit in Framingham dreimal so hoch wie in Jugoslawien ist und
daß in Jugoslawien die KHK fast doppelt so oft bei der städti-
schen wie der ländlichen Bevölkerung auftritt. Auch eine Studie
an Japanern in Japan, Hawaii und San Francisco ergab, daß die
signifikant höhere KHK-Quote bei den "verwestlichten" Japanern
in San Francisco im Vergleich zu Japan nicht auf Unterschiede
in der Ernährungsweise oder den traditionellen Risikofaktoren
zurückzuführen ist. Es scheint demnach ohne Zweifel, daß das ge-
häufte Auftreten der KHK nicht per se auf Ernährung, unzureichender körperlicher Betätigung oder den traditionellen Risikofaktoren beruht. Weiterhin besteht kein Zweifel darüber, daß zusätzliche Faktoren eine wichtige Rolle spielen müssen. Es ist stark
zu vermuten, daß diese mit dem sozioökonomischen und psychosozialen Streß der modernen westlichen Zivilisation zusammenhängen, wie schon OSLER zur Jahrhundertwende intuitiv annahm. Es
überrascht daher nicht, daß die klinische KHK nicht bei der Mehrzahl der Personen mit den klassischen Risikofaktoren auftritt,
daß bei vielen Opfern der KHK solche Faktoren nicht in hohem
Maße vorliegen und daß die KHK-Quoten in vielen Bevölkerungsgruppen, in denen solche Faktoren weit verbreitet sind, niedrig bleiben, auch wenn die gewohnheitsmäßige Nahrung einen hohen Fettgehalt aufweist. Umgekehrt jedoch besteht auch kein Zweifel darüber, daß das Vorkommen der KHK in der westlichen Welt signifikant mit der Ernährungsweise verknüpft ist, in geringerem Maße
mit körperlicher Aktivität und in starkem Maße mit den klassischen Risikofaktoren. Die Bedeutung dieser Faktoren bei der
Pathogenese der KHK ist also nicht zu verunglimpfen, aber es muß
ausdrücklich betont werden, daß diese "Multifaktoren" selbst bei
gemeinschaftlicher Betrachtung längst keine vollständige Erklärung der Gesamtwirkung liefern können.

JENKINS stellte kürzlich fest, daß jetzt "ein breites Spektrum
von Forschungsarbeiten vorliegt, die mit ständig wachsender
Sicherheit darauf hindeuten, daß bestimmte psychologische, soziale und verhaltensbedingte Umstände eine wesentlich höhere Gefahr für klinisch manifeste Koronarkrankheit darstellen." Eine
Aufzählung der vielen Studien zu verschiedenen Aspekten dieser
Beziehung würde an dieser Stelle zu weit führen. Sie sind ande-

renorts besprochen worden. Untersucht wurden die Rolle von Persönlichkeiten, Gefühlen, Streß, Lebensveränderungen, sozioökonomischem Status, Erziehung, Beruf, Belastung, Religion, ethischem Hintergrund, Herkunftsgebiet, Familienstand, sozialer Mobilität, graphischer Mobilität und Statusgleichheit. Zu den emotionellen Faktoren gehören Angst, Neurose, Depression, Unzufriedenheit mit dem Leben und dem Ausmaß an Lebensveränderungen, Streß- und "Distress"-Mechanismen, das Leben zu meistern, und Sorge um den Lebensunterhalt. Jedoch sind zu viele Studien retrospektiv oder gleichzeitig und beruhen daher auf ungenauen Meßmethoden, die wissenschaftlich nicht überzeugen.

Die größte Übereinstimmung ist vielleicht bei den Charaktereigenschaften von Personen mit Disposition für koronare Herzkrankheit (KHK) erzielt worden. Man ist sich erstaunlich einig über solche Eigenschaften wie Ordnungsliebe, Selbstdisziplin, Arbeitsliebe, die Unfähigkeit, sich zu entspannen, Aggressivität, Rivalitätsverhalten, Feindseligkeit, dem Selbstzwang zur Aktivität und Leistungsstreben. Charaktereigenschaften stehen jedoch in Wechselbeziehung zu den Umweltbedingungen, zur Äußerung verschiedener offenkundiger Verhaltensmuster. Meine Kollegen und ich haben festgestellt, daß die Mehrzahl der Personen mit Disposition für KHK ein offenkundiges Verhaltensmuster zeigen, das wir als Typ A definierten. Typ-A-Personen zeigen einen Aktion-Emotion-Komplex als Reaktion auf ihr chronisches und übermäßiges Kämpfen immer größere Leistungen zu erbringen und ihrer direkten Umgebung immer mehr abzuverlangen und dies in zu kurzer Zeit und entgegen den Anstrengungen anderer Personen oder Dinge in derselben Umgebung. Jedoch verzweifelt der Mensch vom Typ A nicht, wenn er diesen Kampf zu verlieren droht, sondern versucht, Anforderungen zu meistern im Gegensatz zum ängstlichen Menschen, der sich in derartigen Rivalitäts- oder feindseligen Situationen lieber zurückzieht. Typ-A-Personen besitzen gewöhnlich Tendenzen zur Aggressivität, zu Ehrgeiz und Rivalitätsdenken. Sie sind arbeitsorientiert und vollständig mit Terminen beschäftigt, chronisch ungeduldig und unter Zeitdruck, in Eile, rastlos, übermäßig wachsam, zeigen angespannte Gesichtsmuskeln und eine explosive Redeweise. Weiterhin sind bei ihnen Persönlichkeit und Verhaltensweisen gleichermaßen augenfällig. Personen vom entgegengesetzten Typ-B-Verhaltensmuster sind im wesentlichen frei von solchen verstärkten Charaktereigenschaften, empfinden keinen bedrückenden Konflikt, weder in bezug auf Zeit noch auf andere Personen und kennen im allgemeinen kein chronisches Gefühl der Eile. Das Typ-A-Verhaltensmuster stellt somit ein offenkundiges Verhaltenssyndrom dar, mit dem solche Personen die Lebenssituationen angehen und mit ihnen fertig werden. Es muß von der vagen Konzeption von Streß, Belastung und "Distress" unterschieden werden sowie von der einfachen Neurose und den damit verbundenen Befürchtungen, Ängsten, der Sorge usw.

Bei unseren früheren Untersuchungen beobachteten wir eine signifikante Beziehung zwischen dem Typ-A-Verhalten und dem gehäuften Auftreten von KHK bei beiden Geschlechtern. Jedoch ist der prädizierende Test die gültigste Methode, "vorhergehend-nachfolgend" Beziehungen zu bestimmen, was hieß, daß wir eine prospektive Studie durchführen mußten, in der das Typ-A-Verhaltensmuster in einer genau geplanten Untersuchung aller Risikofaktoren von Bedeutung für das Auftreten von KHK einbezogen war. Die Western Collaborative Group Study (WCGS) ist eine prospektive Studie an 3 154 bei Beginn gesunden Männern, die während eines Zeitraums von durchschnittlich 8 1/2 Jahren jedes Jahr neu untersucht wurden. In dieser Zeit trat bei 257 Testpersonen klinische KHK auf. Die Teilnehmer waren bei 10 kalifornischen Firmen beschäftigt und bei Aufnahme in die Studie 39-59 Jahre alt. Die traditionellen Risikofaktoren und eine Reihe anderer Variablen wurden festgelegt. Das Verhaltensmuster wurde anhand unseres gegliederten psychologischen Interviews bestimmt.

Die Ergebnisse der WCGS bestätigten die Beziehung der traditionellen Risikofaktoren, d.h. Alter, Serumcholesterinspiegel, Blutdruck und Zigarettenrauchen, zum Auftreten von KHK. Die Disposition für KHK wurde auf der Basis des additiven multiplen logistischen Modells vorhergesagt und dabei eine signifikante Beeinflussung durch das Verhaltensmuster festgestellt. Im Vergleich zu Typ-B-Personen war die Disposition für KHK bei Typ-A-Personen

zweimal so hoch und dabei blieb es nach Untersuchung der Wechselwirkungen mit allen anderen Risikofaktoren.

Das Verhältnis zwischen Typ-A-Verhaltensmuster und KHK ist auch
von anderen Forschern untersucht worden, die eine signifikante
Beziehung der KHK-Quote entweder zum Typ-A-Verhalten an sich
oder zu einer seiner Hauptkomponenten bestätigen konnten. Wir
haben außerdem eine signifikante Beziehung zwischen dem Typ-A-
Verhalten und der Gefahr des plötzlichen Todes und der wiederkehrenden KHK-Ereignisse bei Personen mit früherem klinischen
KHK-Ereignis gefunden.

Das Typ-A-Verhalten steht indes nicht nur in signifikanter Beziehung zum Auftreten einer KHK, sondern auch zum Schweregrad
der zugrunde liegenden Koronarsklerose. Wir fanden dies bei Personen, die im Verlauf der WCGS starben, auch verschiedene Ar-
beitsgruppen haben diese Erkenntnis bei Koronarographie-Personen
bestätigt, wobei bei Typ-A-Personen beiderlei Geschlechts im Gegensatz zu den jeweiligen Vergleichspersonen vom Typ A ein signifikant höherer Schweregrad der zugrunde liegenden Koronarsklerose festzustellen war.

Wir verstehen heute die pathogenetischen Zusammenhänge zwischen
jedem der traditionellen Hauptrisikofaktoren und der koronaren
Herzkrankheit nicht völlig. Das gilt auch für das Typ-A-Verhaltensmuster. Typ-A-Personen zeigen im Vergleich zu Typ-B-Personen
höhere Serumcholesterin- und Triglyzeridspiegel, sie leiden
etwas häufiger an Bluthochdruck und sie sind oft die stärkeren
Zigarettenraucher. Jedoch ist die Beziehung des Typ-A-Verhaltens
zur gehäuften Verbreitung und zum Auftreten der KHK numerisch
unabhängig von Wechselwirkungen mit den anderen Risikofaktoren.
Das Typ-A-Verhalten ist verbunden mit signifikanten neurohormonalen Unterschieden zum Typ-B-Verhalten, d.h. auch Unterschieden
im Wachstumshormon und in der Hypothalamus-Hypophysen-Nebennieren-
Achse. Im ZNS erzeugte Reize beeinflussen den Lipidstoffwechsel
bei Tieren und auch neurogene Faktoren spielen eine bedeutende
Rolle bei der Regulierung der Serumlipoidkonzentration.

Das Typ-A-Verhalten stellt zum Teil eine Reaktionsweise zur Erhaltung der Kontrolle über die Umwelt dar und führt daher zu chronischem Leistungsbemühen (performance) unter Einsatz aller oder nahezu aller Kräfte bei überstarker Reaktion auf tatsächliche oder wahrgenommene Bedrohungen. Aus diesem Grund ist es nicht verwunderlich, daß es mit "sympathicotoner" Reizüberflutung einhergeht, was bei der Entstehung von Gefäßveränderungen von Bedeutung sein kann. Im Rahmen einer prospektiven Studie hatte der Cold-pressor Test, der die überstarke Reaktion des sympathischen Nervensystems zum Ausdruck bringt, eine starke prospektive Aussagekraft im Hinblick auf das Auftreten von KHK. In einer primitiven Gesellschaft rufen Streßreaktionen Gewalthandlungen hervor und sobald diese vorüber sind, kehrt der Körper in seine normale Homöostase zurück. Die in der westlichen Zivilisation auftretenden Krisensituationen sind anders, der Streß ist oft anhaltend und schwankend und in vielen Fällen nicht durch ein körperliches Abreagieren zu beenden. Der Körper des Menschen in der westlichen Welt wird so ständig im Gleichgewicht von Kampf oder Flucht gehalten, ohne daß ihm die Möglichkeit des aggressiven Kämpfens oder Fliehens gegeben ist.

Es ist dem aufmerksamen Beobachter klar geworden, daß die "Koronarepidemie" der westlichen Zivilisation des 20. Jahrhunderts nicht aufgetreten ist in einer vereinfachten kausalen Beziehung zu übermäßigem Verzehr gesättigter Fette in Verbindung mit unzureichender körperlicher Aktivität, in der die Opfer immer einen erhöhten Serumlipoidspiegel, Bluthochdruck, Fettleibigkeit, Eltern mit KHK haben, Zigarettenraucher sind und aus diesem Grunde das Typ-A-Verhalten zeigen. Bei Typ-A-Personen besteht jedoch eine höhere Gefahr für KHK, besonders wenn sie andere Risikofaktoren aufweisen. Aus dem gleichen Grunde ist auch die Verhütung der KHK alles andere als einfach. Es scheint wenig Zweifel darüber zu bestehen, daß das völlige Ausschalten der Risikofaktoren Ziel sein muß. Allgemeine Bedrohungen der Gesundheit wie übermäßiges Zigarettenrauchen und Fettleibigkeit sollten beseitigt werden. Bluthochdruck kann fast immer behoben werden. Es ist schwieriger, die Hypercholesterinämie auszuschalten: Hier muß mit Veränderungen der Ernährungsweise sowie entsprechenden Arzneimitteln eine Besserung erzielt werden. Da die westliche Nahrung oft einen zu hohen Gehalt an Kalorien, Kohlehydraten und Vollfetten hat und dabei sogar arm an Nährstoffen ist, besteht guter Grund zu ihrer Verbesserung. Aber alles spricht dafür, daß zur primären und sekundären Verhütung der KHK ein ganzheitliches Vorgehen erforderlich sein wird, wobei der Veränderung des Typ-A-Verhaltensmusters mit Disposition für KHK größte Bedeutung beigemessen werden muß.

Biochemische Anomalien bei Personen mit extremem Verhaltensmuster vom Typ A

M. Friedman

Wenn das Verhaltensmuster vom Typ A tatsächlich einen Risikofaktor bei der Entstehung der klinischen koronaren Herzkrankheit (KHK) darstellt, wäre zu erwarten, daß Menschen, die dieses Verhaltensmuster aufweisen, schon lange vor Auftreten der klinischen KHK viele, wenn nicht alle biochemischen Anomalien zeigen, die normalerweise bei bereits an klinischer KHK leidenden Patienten festzustellen sind. Nach unseren bisherigen Untersuchugen liegen in der Tat bei der Mehrzahl der schwer erkrankten Patienten vom Typ-A-Verhaltensmuster ein oder mehrere dieser Anomalien vor.

Zuerst stellten wir fest, daß schwer erkrankte Patienten vom Typ A als Gruppe einen erhöhten Serumcholesterinspiegel (5, 7) aufweisen. Diese Erkenntnis wurde in der Zwischenzeit wiederholt bestätigt (4, 27, 29). Später stellten wir bei diesen Personen ebenfalls einen erhöhten prä- und postprandialen Anstieg des Serumtriglyzeridspiegels sowie eine erhöhte ESG (10) fest.

CANNONS (2) Entdeckung, daß bei wütenden und kämpfenden Katzen die Blutgerinnungszeit beschleunigt ist, war parallel zu der unsrigen (7, 8), daß dieses Phänomen auch bei Menschen mit Verhaltensmuster vom Typ A zu beobachten ist.

Eine vielleicht noch bedeutendere Veränderung ist, daß bei den gleichen Umweltbedingungen Personen vom Typ A größere Noradrenalinmengen ausscheiden (9) und einen höheren Noradrenalinplasmaspiegel (21) aufweisen als Personen vom Typ B. CARRUTHERS (3) und HAMES et al. (25) haben diese Ergebnisse bestätigt. Auch NESTEL et al. (26) beobachteten diese erhöhte Katecholaminausscheidung bei der Mehrzahl ihrer Anginapatienten.

Eigentümlicherweise ist bei der Mehrzahl der schwer erkrankten
Patienten vom Typ A ein höherer durchschnittlicher ACTH-Spiegel
festzustellen (18), obwohl ihr Serumkortisolspiegel keinen ähn-
lichen Anstieg zeigt. Tatsächlich war nach ACTH-Injektion die
Kortisolreaktion bei 40% einer Gruppe von Testpersonen vom Typ A
signifikant geringer als bei einer Typ-B-Vergleichsgruppe. Die
Versuchspersonen vom Typ B zeigten nach ACTH-Injektion einen im
Durchschnitt sechsfachen Anstieg der Harnausscheidung von 17
Hydroxykortikosteroiden.

Warum reagieren so viele schwerkranke Patienten vom Typ A unzu-
reichend oder überhaupt nicht auf einen Überschuß an injizierten
ACTH mit einer Ausschüttung von Kortisol? Wir vermuten, daß diese
relative adrenale Reaktionsschwäche im Hinblick auf ACTH auf
eine vorangegangene, lang andauernde, übermäßige Reizung der
Nebenniere durch die festgestellte chronische übermäßige ACTH-
Ausscheidung zurückzuführen ist. Diese Vorstellung steht natürlich im Gegensatz zur allgemeinen Annahme, daß die Reaktionsfä-
higkeit der Nebenniere auf ACTH nicht einmal durch eine chronische, übermäßige Ausscheidung dieses Hormons beeinträchtigt werden könne. Dennoch berichtet GROOVER (22) über eine Gruppe von
14 Patienten, die nach Überarbeitung und Hektik ein charakteristisches Syndrom von Erschöpfung, Hypercholesterinämie und Hyper-
urikämie zeigte, das durch ACTH-Gabe verschwand. In diesem Zusammenhang fiel uns auf (11, 12), daß die Verabreichung von ACTH
die normalerweise bei schwerkranken Personen vom Typ A auftretende prä- und postprandiale Hypertriglyzeridämie konstant ver-
hinderte. CROMWELL et al. (persönliche Mitteilung) stellten
schließlich fest, daß die Mehrzahl der von ihnen untersuchten
Patienten mit akutem Herzinfarkt unter emotioneller Belastung
keinen Plasmakortikoidanstieg zeigten wie Patienten, die andere,
ähnlich schwere Krankheiten hatten. Ist es möglich, daß der Patient vom Typ A dem Lachs, der laichen will, ähnelt, indem er wie
dieser Fisch, der gegen die Strömung des Columbia Rive schwimmt,
ebenfalls chronisch ein Übermaß an ACTH ausscheidet, was nur all-
zu oft zu vorzeitiger Erschöpfung und plötzlichem Infarkt oder
sofortigem Herztod führt (19)?

Bei der Mehrzahl der schwerkranken Patienten vom Typ A kommt es
außerdem zu einer stärkeren insulinämischen Reaktion auf Glukose (15). Diese hyperinsulinämische Reaktion auf aufgenommene
Glukose war jedoch nicht verantwortlich für die Hypertriglyzeridämie, die, wie schon erwähnt, so oft bei Personen vom Typ A zu
beobachten ist. Es ist eher anzunehmen, daß die Hypertriglyzeridämie bereits vorher vorhanden und möglicherweise an der Pathogenese der Hyperinsulinämie beteiligt ist. Ist diese pathogenetische Aufeinanderfolge nicht gegeben, muß jedoch die Möglichkeit
in Erwägung gezogen werden, daß das Verhaltensmuster vom Typ A
durch Auslösung einer Hypertriglyzeridämie, gefolgt von hyperin-
sulinämischer Reaktion auf Glukose, für einige Fälle von Alters-
diabetes verantwortlich ist.

Schließlich kommt noch hinzu, daß bei der Mehrzahl der schwer
erkrankten Patienten vom Typ A nicht nur erniedrigter Nüchtern-
plasmaspiegel des Wachstumshormons (15), sondern auch eine signifikant verringerte Reaktion des Wachstumshormons auf Arginin
(17) vorliegt. Dabei handelt es sich jedoch um eine funktionelle
Störung, denn der Patient vom Typ A zeigt eine völlig normale
Wachstumshormonreaktion auf Arginin (17), wenn jegliche äußere
Belastung von ihm ferngehalten wird. Das deutet darauf hin, daß
der Patient vom Typ A eine im Hypophysenvorderlappen gebildete,
normale STH-Menge schneller verbraucht und metabolisiert. Es ist
denkbar, daß dieser funktionell bedingte, relative STH-Mangel
eine Rolle spielt bei der so häufig beim Patienten vom Typ A vorliegenden Hypercholesterinämie, da wir festgestellt haben (16),
daß das Wachstumshormon zur normalen Regulierung des Plasmacholesterinspiegels unentbehrlich ist.

Welcher Mechanismus oder welche Reihe von Mechanismen bewirken
nun diese biochemischen Anomalien und erhalten sie aufrecht? Wir
vermuten, daß Störungen im limbischen System wahrscheinlich
diese biochemischen Anomalien über den Hypothalamus und dessen
enge Verbindung mit dem endokrinen und vegetativ-nervösen Regu-
lationssystem in Gang setzen und aufrechterhalten. Experimentelle spezifische Hypothalamusstörungen im Bereich des mittleren
und hinteren Ventrikels des Hypothalamus bei mit Cholesterin ge-

fütterten Kaninchen (24) führen in der Tat zu signifikant höherem Serumcholesterinspiegel und stärkerer Aortensklerose als bei nicht behandelten Kontrollkaninchen.

In neueren Versuchen an cholesteringefütterten Ratten ist es uns gelungen, einen Zustand der Hypercholesterinämie durch Hervorrufung einer Elektrolytregulationsstörung im Hypothalamus dieser Tiere unter Beteiligung des Nucleus paraventricularis, Fornix und des medialen Teils des lateralen Hypothalamusbereichs (14) auszulösen. Spätere Untersuchungen (1, 6, 20) deuten darauf hin, daß die bei der Ratte mit Hypothalamusschädigung auftretende Hypercholesterinämie zurückzuführen ist auf die relative Unfähigkeit der Leber einer solchen Ratte, Cholesterinchylomikronen aus dem Plasma zu entfernen, in Gallensäure umzuwandeln und diese auszuscheiden. Nach unseren letzten Untersuchungen ist diese Leberfunktionsstörung durch eine verminderte Pfortaderdurchblutung bedingt. Diese wiederum scheint eine Folge der chronischen Gefäßverengung zu sein, die im viszeralen Kreislauf der hypothalamusgeschädigten Ratte vorliegt.

Könnte es sein, daß die so häufig bei Typ-A-Patienten vorkommende Hypercholesterinämie durch einen ähnlichen Mechanismus ausgelöst wird? Wir wissen das natürlich nicht, nehmen jedoch an, daß ein solcher Mechanismus bei diesen Personen eine Rolle spielt. Es wird sicherlich schwierig sein, Untersuchungen in quantitativ ausreichendem Maß durchzuführen.

Ich glaube aber nicht, daß es unbedingt die Cholesterin- und Triglyzeridstörungen sind, die Personen vom Typ A zu einem frühzeitigen Beginn klinischer KHK neigen lassen. Ich vermute eher, daß die arteriellen Verschleißerscheinungen durch den Überschuß an Noradrenalin und ACTH bedingt sind, den diese Personen so häufig produzieren und ausscheiden. Es ist auch gut möglich, daß die positiven Wirkungen von Popranolol bei der Behandlung der chronischen KHK, wie ROSENMAN kürzlich hervorhob (28), durch den neutralisierenden Einfluß dieses Mittels auf die beta-adrenergen Eigenschaften von Noradrenalin zustande kommen.

Literatur

1. Byers SO, Friedman M (1973) Neurogenic hypercholesterolemia. III, Cholesteral synthesis, absorption and clearance. Am J Physol 225:1322-1326

2. Cannon WB (1915) Bodily changes in pain, hunger, fear and rage. Appleton, New York

3. Carruthers ME (1969) Aggression and atheroma. Lancet II:1170

4. Dreyfuss F, Czazckes JW (1959) Blood cholesterol and uric acid of healthy medical students under the stress of an examination. Arch Intem Med 103:708-711

5. Friedman M (1969) The pathogenesis of coronary artery disease. McGraw-Hill, New York

6. Friedman M, Byers SO (1973) The pathogeneis of neurogenic hypercholesterolamia. V. Relationship to hepatic catabolism of cholesterol. Proc Soc Exp Biol Med 144:917-922

7. Friedman M, Rosenman RH (1959) Association of specific overt behavior pattern with blood and cardiovascular findings. JAMA 169:1286-1296

8. Friedman M, Rosenman RH, Carroll V (1959) Changes in the serum cholesterol and blood-clotting time in men subjected to cyclic variation of occupational stress. Circulation 17:852-861

9. Friedman M, St George S, Byers SO (1960) Excretion of catecholamines, 17-ketosteroids, 17-hydroxy-corticoids and 5-hydroxyindole in men exhibiting a particular behavior pattern (A) associated with high incidence of clinical coronary artery disease. J Clin Invest, 39:758-764

10. Friedman M, Rosenman RH, Byers SO (1964) Serum lipids and conjunctival circulation after fat ingestion and men exhibiting type A behavior pattern. Circulation 29:874-886

11. Friedman M, Byers SO, Rosenman RH (1964) Effect of corticotropin upon triglyceride levels, results in coronary-prone subjects and patients with addison's disease. JAMA 190:959-964

12. Friedman M, Rosenman RH, Byers SO, Eppstein S (1967) Hypotriglyceridemic effect of corticotropin in man. J Clin Endocrinol Metab 27:775-782

13. Friedman M, Rosenman RH, St George S (1969) Adrenal response to excess corticotropin in coronary-prone men. Proc Soc Exp Biol Med 131:1305-1307

14. Friedman M, Byers SO, Elek SR (1969) The induction of neurogenic hypercholesterolemia. Proc Soc Exp Biol Med 131:759

15. Friedman M, Byers SO, Rosenman RH, Elevitch FR (1970) Coronary-prone individuals (type A behavior pattern). Some biochemical characteristics. JAMA 212:1030-1037

16. Friedman M, Byers SO, Elek SR (1970) Pituitary growth hormone essential for regulation of serum cholesterol. Nature 225:464-467

17. Friedman M, Byers SO, Rosenman RH, Neuman R (1971) Coronary-
    prone individual (type A behavior pattern) growth hormone
    responses. JAMA 217:929-932

18. Friedman M, Byers SO, Rosenman RH (1972) Plasma ACTH and
    cortisol concentration of coronary-prone subjects. Proc Soc
    Exp Biol Med 140:681-684

19. Friedman M, Manwaring JH, Rosenman RH, Donlon G, Ortega P,
    Grube SM (1973) Instantaneous and sudden deaths. JAMA
    225:1319-1328

20. Friedman M, Byers SO, Elek SR (1973) The pathogenesis of
    neurogenic hypercholesterolemia: IV Abnormal metabolism of
    chylomicronous cholesterol. Proc Soc Exp Biol Med 142:359-364

21. Friedman M, Byers SO, Diamant J, Rosenman RH (1975) Plasma
    catecholamine response of coronary-prone subjects (type A)
    to a specific challenge. Metabolism 24:205-210

22. Groover ME Jr (1964) Unusual syndrome responding to prolonged
    ACTH therapy. J Am Geriat Soc 12:350-365

23. Grundy SM, Griffin AC (1959) Effects of periodic mental
    stress on serum cholesterol levels. Circulation 19:496-498

24. Gunn CG, Friedman M, Byers SO (1960) Effects of chronic hypo-
    thalamic stimulation upon cholesterol-induced atherosclerosis
    in the rabbit. J Clin Invest 39:1963-1972

25. Hames CG, Lightman MA, McDonough JT (1965) Post-exercise
    plasma and urinary norepinephrine and epinephrine levels
    among high social class and low social class males and sub-
    jects with non-acute coronary heart disease in Evans County,
    Georgia. Circulation (Suppl II) 32:105

26. Nestel PJ, Verghese A, Levelle RRH (1967) Catecholamine
    secretion and sympathetic nervous responses to emotion in
    men with and without angina pectoris. Am Heart J 73:227-234

27. Peterson JE, Keith RA, Wilcox AA (1962) Hourly changes in
    serum cholesterol concentration: Effects of the anticipation
    of stress. Circulation 25:798-803

28. Rosenman RH (1978) The role of the type A behavior pattern
    in ischemic heart disease: Modification of its effects by
    beta-blocking agents. Br J Clin Pract (Suppl 1) 32:58

Zusammenhang zwischen Psychophysiologie und Verhalten bei Typ-A-Personen*

T. M. Dembroski

Da selbst die beste Kombination der herkömmlichen Risikofaktoren, d.h. erhöhter Serumcholesterinspiegel, Blutdruck, Zigarettenrauchen und Alter, keine prospektive Aussage über die neu hinzukommenden Fälle koronarer Herzkrankheit (KHK) zu machen vermag, werden bei der Suche nach zusätzlichen Risikofaktoren nun auch psychosoziale Faktoren in Betracht gezogen (26, 27, 29). Der Faktor, auf den sich hierbei die Forschung am stärksten konzentriert hat, ist das KHK begünstigende Verhaltensmuster vom Typ A, das gekennzeichnet ist durch ein Übermaß an starkem Antrieb zu Rivalitätsverhalten, Feindseligkeit, Aggressivität und das Gefühl von Zeitdruck und Ungeduld: ein Verhaltensmuster also, das durch die täglichen Anforderungen im Leben des 20. Jahrhunderts leicht hervorgerufen wird (38).

Die erste Abbildung zeigt ein Modell der Beziehung zwischen soziopsychophysiologischen Faktoren und der koronaren Herzkrankheit (KHK). Bisher hatten die meisten Untersuchungen zum Verhaltensmuster vom Typ A zum Ziel, sowohl eine prospektive als auch retrospektive Beziehung zwischen diesem Verhaltensmuster und der KHK aufzuzeigen. Besonders die Untersuchungen von FRIEDMAN, ROSENMAN, JENKINS und ZYZANSKI haben stichhaltige Nachweise für eine Beziehung zwischen dem Verhaltensmuster vom Typ A und der Häufigkeit und weiten Verbreitung klinischer KHK, wiederholten Herzinfarkts und der Schwere angiographisch gesicherter Arterio-

* Die in diesem Bericht beschriebenen Untersuchungen wurden ermöglicht durch Forschungszuwendung HL-22809-01 von National Heart, Lung and Blood Institute, National Institutes of Health, United States Department of Health, Education and Welfare

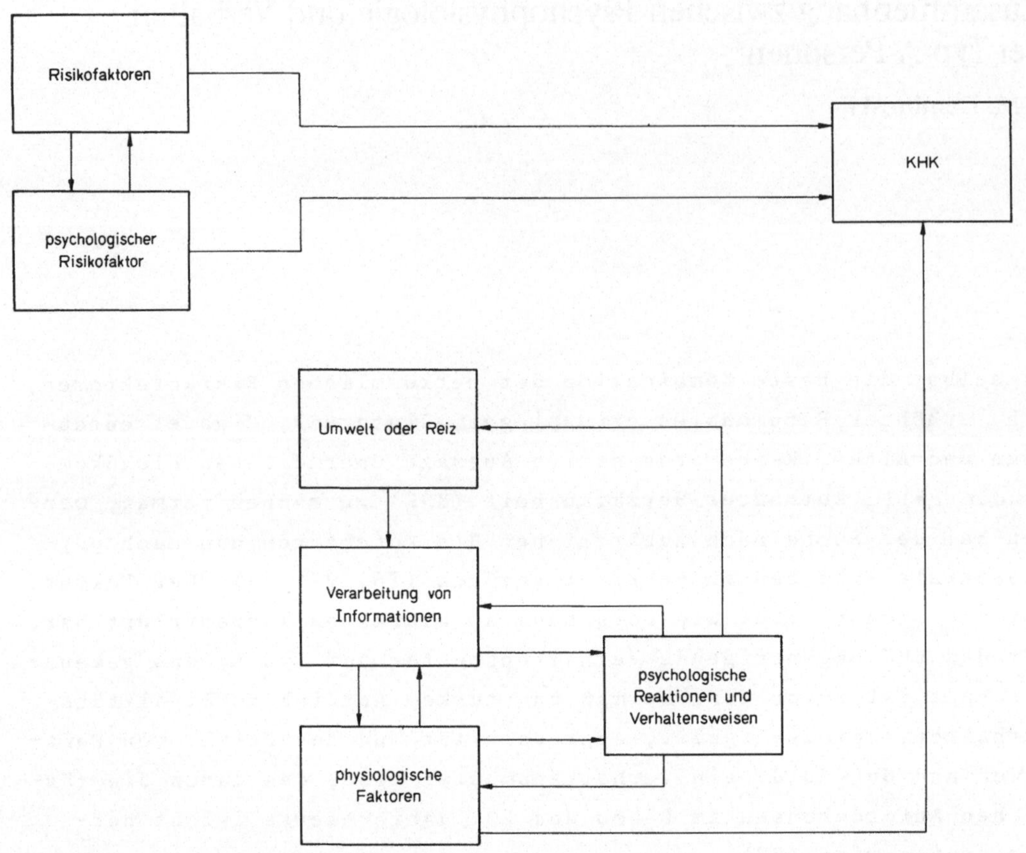

Abb. 1. Soziopsychophysiologisches Modell der Beziehung zwischen biologischen Verhaltensfaktoren und KHK

sklerose bei Männern und Frauen erbracht (3, 5, 11, 14, 17, 18, 22, 23, 28, 33, 39, 48, 49). Die Beziehung des Verhaltensmusters zu diesen Faktoren der KHK ist unabhängig von den herkömmlichen Risikofaktoren (fortgeschrittenes Alter, Serumcholesterinspiegel, Zigarettenrauchen und Blutdruck (3)) festgestellt worden. Da Personen mit Typ-A-Verhaltensmuster nur eine geringfügig höhere Anzahl von Risikofaktoren aufweisen als Vergleichspersonen vom Typ B, gilt es zu klären, wie das Verhaltensmuster vom Typ A die Entstehung der KHK durch nicht herkömmliche Mechanismen oder durch dynamische Wirkungen im Gegensatz zu den statistischen der herkömmlichen Risikofaktoren begünstigt. Man weiß z.B., daß Anstiege des Serumcholesterinspiegels und Blutdrucks sowie das

Rauchverhalten als Reaktion auf eine Vielzahl von Situationen im täglichen Leben stark schwanken können (24).

Eine sinnvolle Hypothese in diesem Zusammenhang ist, daß bestimmte, über Jahrzehnte hinweg sich täglich wiederholende Verhaltensweisen des Menschen vom Typ A chronisch physiologische Vorgänge erregen, die zur Entstehung der Arteriosklerose beitragen oder bei schon vorhandener schwerer Koronarsklerose klinische Ereignisse auslösen. Diese Hypothese wirft eine Reihe von Fragen auf, die sich aus der in zwei Richtungen gehenden Wechselwirkung zwischen den in Abb. 1 dargestellten psychosoziologischen Variablen ergeben. Zu diesen Fragen gehören z.B.:

1. Unterscheiden sich die Menschen von Typ A und B im Hinblick auf die Umgebung, in der sie arbeiten und leben?
2. Unterscheiden sie sich in der Art, in der sie Informationen als Reaktion auf das Vorkommen derselben Umweltsgeschehnisse interpretieren?
3. Hat die Art, in der sie Informationen verarbeiten, einen unterschiedlichen Einfluß auf bestimmte physiologische Faktoren oder umgekehrt?
4. Hat die Art, in der sie Informationen verarbeiten, einen unterschiedlichen Einfluß auf besondere psychologische Reaktionen und Verhaltensweisen oder umgekehrt?
5. Unterscheiden sie sich in psychologischen Reaktionen und Verhaltensweisen, die einen Einfluß auf ganz bestimmte physiologische Vorgänge haben oder umgekehrt?
6. Hat ihr Verhalten einen unterschiedlichen Einfluß auf ihre Umgebung und führt zur Verankerung oder Verstärkung bestimmter psychologischer, verhaltensbedingter und physiologischer Vorgänge?
7. Können unterschiedliche physiologische Vorgänge erkannt und direkt mit der Entstehung der KHK in Zusammenhang gebracht werden?

Bei der Beantwortung dieser Fragen ist zunächst zu prüfen, inwieweit das Typ-A-Verhaltensmuster seine Gültigkeit besitzt. Mit anderen Worten, es ist der Nachweis zu erbringen, daß Personen, die aufgrund der gegliederten Befragungs- oder Fragebogenmetho-

den entweder Typ A oder B zugeordnet werden, auch tatsächlich in
bestimmten Situationen das vorausgesagte Verhalten zeigen. Ein
sehr wertvoller Beitrag zu diesem Thema ist von GLASS et al. geleistet worden, die genau kontrollierte soziophysiologische La-
bor- und Feldstudien zur Überprüfung der Gültigkeit der Typ-A-
Konzeption durchführten (20). Eine Studie mit Collegestudenten
z.B. wurde so angelegt, daß die Erfüllung einer gemeinschaftli-
chen Aufgabe von Typ-A-Personen bewußt durch eine andere Person
verlangsamt wurde. Im Unterschied zu den Vergleichspersonen vom
Typ B reagierten die Personen vom Typ A bedeutend ungeduldiger
und gereizter (6, 20). In einem anderen Experiment reagierten
Typ-A-Personen im Vergleich zu Typ-B-Personen tatsächlich mit
wesentlich stärkerer Aggression auf eine Person, die sie bei der
Erfüllung einer wichtigen Aufgabe behinderte (6). Eine weitere
Untersuchung zeigte, daß Personen vom Typ A bei einer Aufgabe,
die zu ihrer maximalen Erfüllung ein langsames, gemessenes Vorgehen erforderte, schlechter als Personen vom Typ B abschnitten
(20). Vermutlich fällt es dem Typ-A-Menschen aufgrund seiner Ungeduld schwerer, seine Handlungen über einen längeren Zeitraum
zu bremsen. Weitere Unterschiede zwischen Typ A und Typ B wurden
in einer Untersuchung festgestellt, in der Personen vom Typ A
unter maximalem Einsatz ihrer Kräfte an einer Aufgabe arbeiteten,
unabhängig davon, ob ein Termin gesetzt war oder nicht, während
Personen vom Typ B sich nur im Hinblick auf einen festgesetzten
Termin stärker engagierten (20). Im Rahmen derselben Studie wurde
festgestellt, daß sich Personen vom Typ A bei einem Laufbandtest
körperlich stärker verausgabten (gemessen am Sauerstoffverbrauch)
als die Personen vom Typ B, sich jedoch signifikant weniger erschöpft fühlten als die Typ-B-Vergleichsgruppe (6). Zusammenfassend läßt sich sagen, daß die von GLASS et al. durchgeführte
Versuchsreihe die Gültigkeit der drei Hauptmerkmale des Typ-A-
Verhaltensmusters bestätigte, nämlich, daß Typ-A- im Vergleich
zu Typ-B-Personen aggressiver, ungeduldiger und antriebsstärker
sind, wenn bestimmten Umweltbedingungen große Bedeutung beigemessen wird.

Soziopsychologische Laboruntersuchungen dieser Art eignen sich
sehr gut, um zusätzliche, mit dem Typ-A-Verhaltensmuster verbun-

dene Merkmale zu entdecken. GLASS stellte z.B. fest, daß Personen vom Typ A heftiger als solche vom Typ B reagieren, wenn eine wichtige Aufgabe zu scheitern droht, es jedoch eher als Typ-B-Personen aufgeben, das Problem zu lösen (20). Die verhaltensbezogenen und physiologischen Auswirkungen dieses augenscheinlichen, anfänglich verstärkten Interesses, die Umwelt unter Kontrolle zu haben, gefolgt von Tendenzen zur Hilflosigkeit, verdienen stärkere Beachtung im Hinblick auf die Tatsache, daß GLASS auch das Auftreten nicht kontrollierbarer Stressoren (z.B. Verlust des Arbeitsplatzes) mit dem häufigen Vorkommen der KHK bei Personen vom Typ A in Zusammenhang gebracht hat (20). Mit anderen Worten, es ist möglich, daß ausgeprägte nicht kontrollierbare Stressoren eine stärker schädigende Wirkung auf Typ-A-Personen haben als auf solche des Typ B.

Systematische Untersuchungen von Unterschieden zwischen Typ-A- und Typ-B-Personen unter nicht experimentellen Bedingungen sind bisher noch nicht durchgeführt worden, doch ist aus Eigendarstellungen herzuleiten, daß Personen vom Typ A und Typ B sich in alltäglichen, arbeitsbezogenen Situationen in voraussagbarer Weise unterscheiden. Eine neuere Studie an 236 Managern zwölf verschiedener Firmen hat z.B. ergeben, daß Personen vom Typ A im Vergleich zu Personen vom Typ B ein größeres Maß an Selbstvertrauen zeigten, eine größere Unzufriedenheit über ihre Verantwortung, andere unter Aufsicht zu haben, äußerten und stärker über kollidierende Arbeitsanforderungen und große Arbeitsbelastung klagten. In einer anderen Untersuchung an Arbeitern (n = 943) wurden Typ-A-Wertungen positiv und signifikant mit einer Reihe von Merkmalen, die sich auf den Berufsstatus und den Erfolg bezogen, in Beziehung gesetzt. Die Ergebnisse dieser Untersuchung bestätigen ebenfalls die Gültigkeit der Typ-A-Konzeption und deuten außerdem darauf hin, daß eine Verhaltensweise vom Typ A möglicherweise durch die Arbeitsplatzbedingungen erworben und aufrechterhalten werden kann. Andererseits lassen die Studien von GLASS vermuten, daß sich der Typ A den starken Antrieb in Arbeitssituationen selbst auferlegt durch das Bedürfnis, seine Umwelt unter Kontrolle zu halten. Ergebnisse eines neueren Experiments mit Collegestudenten in unserem Labor unterstützten diese zweite Ver-

54

mutung. Es wurde dabei festgestellt, daß signifikant mehr Personen vom Typ A als vom Typ B unter Belastung lieber alleine als
mit anderen zusammen arbeiten. In entsprechenden Untersuchungen,
die parallel verliefen, wurde offenbar, daß die Tendenz, unter
Druck alleine zu arbeiten, charakteristisch für Erwachsene mit
koronarer Herzkrankheit und mit Verhaltensmuster vom Typ A war.
Bei Befragung nach den Gründen für ihr Verhalten erklärten die
Studenten und Koronarkranken übereinstimmend, daß der Wunsch,
unter Druck alleine zu arbeiten, dem Bedürfnis entsprang, die
Arbeitssituation unter genauer Kontrolle zu haben und sich vor
Inkompetenz von Mitarbeitern zu schützen (8).

Im Frühstadium dieser Versuchsreihe stellte man fest, daß die
Umweltsituation entscheidend für Unterschiede im Verhalten der
beiden Typen war. Die Unterschiede treten besonders unter Bela-
stungsbedingungen in Erscheinung, die durch drohendes Versagen
oder starke Anforderungen an die Leistungsfähigkeit gekennzeichnet sind. Diese Beobachtungen unterstreichen die Wichtigkeit,
das Verhaltensmuster vom Typ A als eine Wechselwirkung zwischen
Erregung und durch die Umwelt gestellte Anforderungen zu verstehen. Dementsprechend hat GLASS das Verhaltensmuster vom Typ A
als eine bestimmte Art der Reaktion beschrieben, die durch Umweltstressoren bei Personen mit verstärktem Bedürfnis, ihre Umweltbedingungen zu meistern oder unter Kontrolle zu halten, ausgelöst wird (20).

Aus diesen Untersuchungen geht also deutlich hervor, daß die Verhaltensmuster von Typ A und B sich in vorhersagbarer Weise unterscheiden. Die Forschungsarbeiten meines Kollegen MAC DOUGALL
und mir sollen den Nachweis erbringen, daß die Verhaltensweisen
der Typ-A- und Typ-B-Personen verbunden sind mit sich unterschei-
denden physiologischen Reaktionen auf bestimmte Anforderungen
der Umwelt und Gesellschaft. Unsere Haupthypothese innerhalb
dieses Forschungsprogramms ist, daß Menschen vom Typ A auf eine
Vielzahl von Reizen mit einer verstärkten Erregung des sympathischen Nervensystems (SNS) reagieren. Unsere erste Studie erstreckte sich auf eine Gruppe männlicher Erwachsener (13). Bei
der Hälfte der Testpersonen lag anamnestisch ein gesicherter

Herzinfarkt, bei der anderen Hälfte eine andere chronische Erkrankung als KHK vor. Beide Gruppen stimmten im Hinblick auf eine Reihe demographischer Variablen überein. Die Testpersonen wurden der gegliederten, auf Typ A ausgerichteten Befragung unterzogen, wobei ihre physiologischen Reaktionen fortlaufend aufgezeichnet wurden. Um die Anspannung der Situation zu erhöhen, stellten wir zusätzlich einige schwierige Fragen zur amerikanischen Geschichte am Ende der Befragung. Diese Taktik wurde in vorangegangenen Untersuchungen angewandt, um die Beziehung zwischen Belastung und KHK zu bestimmen (41, 43, 45).

Abbildung 2 zeigt die Veränderungen des systolischen Blutdrucks der Typ-A- und Typ-B-Personen während des ersten, zweiten und dritten Abschnitts der etwa 15 min. langen Befragung. Bei beiden Typen ist ein deutlicher Blutdruckanstieg zu beobachten, wobei jedoch bei Typ A die Stärke der Erregung während der gesamten Befragung erheblich und signifikant größer war als bei Typ B.

Wie aus der Abb. 2 ersichtlich wird, bewirken die Fragen zur amerikanischen Geschichte die stärkste Erregung. Hier war bei

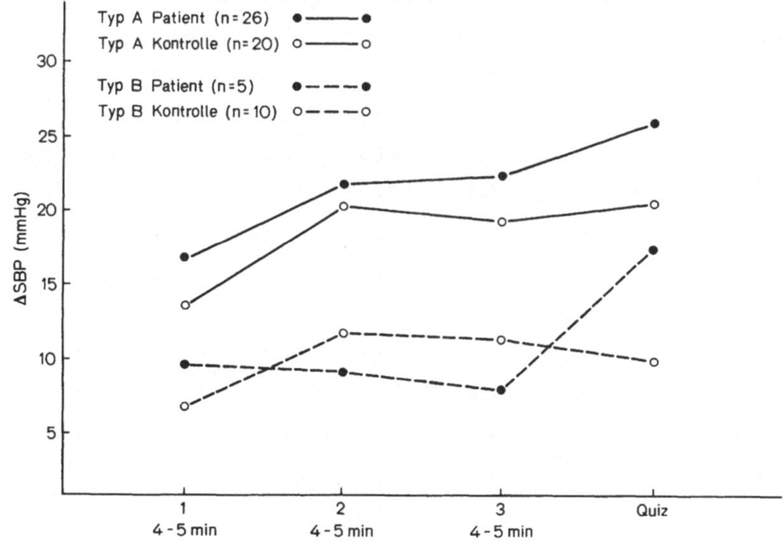

Abb. 2. Veränderung des systolischen Blutdrucks im Laufe von Befragung und Quiz bei Typ-A- und Typ-B-Fällen und Kontrollgruppen

den Koronarkranken in direktem Gegensatz zu den Kontrollen ein
signifikant höherer systolischer Blutdruck als während der Befragung festzustellen. Diese Ergebnisse stimmen mit denen anderer Untersuchungen überein, bei denen maximale Quiz-bedingte
Blutdruckveränderungen (Δ SBP = + 35 mm Hg, Δ DBP = + 15 mm Hg)
bei einer Versuchsgruppe, die hauptsächlich aus Patienten mit
Angina pectoris bestand, festgestellt wurden, die in ihrer Höhe
ungefähr den maximalen Veränderungen bei unseren Typ-A-Personen
und Kontrollpersonen entsprechen (Δ SBP = + 32 mm g, Δ DBP =
+ 17 mm g) und wesentlich über den in dieser Studie bei Typ-B-Personen gemessenen Veränderungen liegen (Δ SBP = + 20 mm g, Δ DBP
= + 11 mm g (41)). Auch FRIEDMAN u. ROSENMAN stellen fest, daß
es bei Typ-A-Personen _und_ Koronarpatienten während einer anspan-
nenden Rivalitätssituation, bei der es um die Fähigkeit, ein
Problem zu lösen, ging, zu einem signifikanten Anstieg des Nor-
adrenalinspiegels kam, während bei Personen vom Typ B keine solchen Veränderungen des Katecholaminspiegels festzustellen
waren (37).

Es ist bemerkenswert, daß die von den Koronarkranken während des
Quiz gezeigte physiologische Erregung der von sowohl Typ-A-Fäl-
len als auch Kontrollen ähnelte. Jedoch sollte wegen der geringen Zahl der Typ-B-Fälle nur mit Vorsicht die Möglichkeit geäußert werden, daß einige Typ-B-Personen durch ihre Empfänglich-
keit für physiologische Erregung als Reaktion auf eine bestimmte
Aufgabenstellung zur KHK neigen. Auf jeden Fall reagieren sowohl
Typ-A- als auch Typ-B-Koronarpatienten auf den Quiz mit verstärkten physiologischen Reaktionen, trotz der Tatsache, daß praktisch alle Betablocker einnahmen und behaupteten, sich im Augenblick viel unbeschwerter als in den Jahren zuvor zu fühlen. Die
von den Koronarkranken in dieser Studie gezeigte Reaktion wird
noch frappierender angesichts der Ergebnisse neuerer Untersuchungen, denen zufolge Testpersonen unter dem Einfluß von Beta-
blockern eine signifikant _schwächere_ physiologische Reaktion
auf einen psychologischen Stressor zeigten als die Vergleichsgruppe (35). Tatsächlich reagierten die Koronarpatienten mit
etwas höheren systolischen Blutdruckanstiegen und signifikant
größeren diastolischen Blutdruckerhöhungen während des ersten

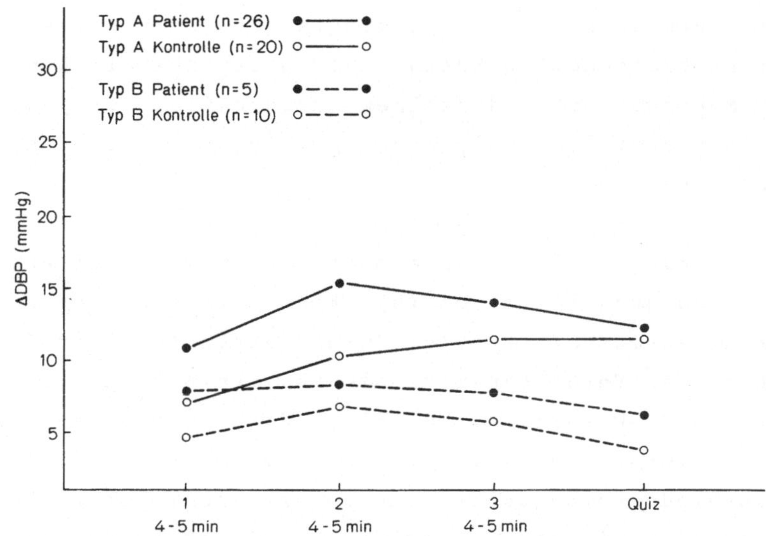

Abb. 3. Veränderung des diastolischen Blutdrucks im Laufe von Befragung und Quiz bei Typ-A- und Typ-B-Fällen und Kontrollgruppen

und zweiten Abschnitts der Befragung. Man beachte, daß sich die Veränderungen des diastolischen <u>Blutdrucks</u> ähnlich wie die systolischen Blutdruckveränderungen verhielten, außer daß bei den Versuchspersonen die allgemeine Tendenz bestand, auf den Quiz mit niedrigeren diastolischen Blutdruckanstiegen zu reagieren (Abb. 3).

Es ist bemerkenswert, daß das gegliederte Interview, obwohl es hohe Anforderungen an den Befragten stellt, viel weniger als ein Stressor angesehen werden kann als viele im täglichen Leben auftretende interpersonelle Konflikte. So schilderten im Laufe der Befragung viele Testpersonen wiederkehrende Kampfsituationen in der Arbeitswelt und Auseinandersetzungen innerhalb der Familie, die vergleichsweise die im Interview gestellten interpersonellen Anforderungen äußerst geringfügig erscheinen ließen. Es ist weiterhin bemerkenswert, daß sich weder Typ-A-Personen noch Koronarpatienten auf einem Fragebogen als physisch oder psychologisch stärker erregt als die Vergleichspersonen einstuften. Diese Eigeneinschätzung zeigt die Möglichkeit, daß ein Mensch mit einem Übermaß an physiologischer Aktivierung reagiert, ohne seinen emotionellen Zustand als unterschiedlich von einem anderen Menschen unter denselben Bedingungen, der jedoch physiologisch wesentlich weniger erregt ist, zu empfinden oder zu beschreiben.

Es ist auch möglich, Subkomponenten des Verhaltensmusters vom Typ A zu quantifizieren (8). Eine Bewertung der Komponenten des Verhaltensmusters erfolgt durch getrennte Einstufung der verschiedenen Verhaltensmerkmale des Typ-A-Verhaltensmusters auf einer 5-Punkte-Skala. Auf diese Weise ist es möglich, die Stärke der Beziehung zwischen Elementen des Typ-A-Verhaltensmusters und verschiedenen Endpunkten zu untersuchen. Solche Komponentenanalysen sind wichtig, da aufgrund neuerer epidemiologischer Untersuchungen einige Komponenten des Typ-A-Verhaltensmusters einen signifikant stärkeren Hinweis auf die Häufigkeit der KHK gaben als andere Komponenten dieser Verhaltensweise (33). Bei den aufgeführten Merkmalen handelte es sich im wesentlichen um ausgeprägte stimmliche Ausdrucksformen (d.h. lautes, aufbrausendes, schnelles und beschleunigtes Sprechen), Potential für Feindseligkeit, Rivalitätsverhalten, Ungeduld, Reizbarkeit. Aus diesem Grund ist eine Untersuchung der Beziehung jeder dieser Komponenten zur physiologischen Reaktion von Interesse. Tabelle 1 stellt die Wechselbeziehungen zwischen diesen getrennt bewerteten Komponenten des Typ-A-Verhaltensmusters und den Veränderungen von systolischem und diastolischem Blutdruck während des Quiz dar.

Aus Tabelle 1 ist ersichtlich, daß die genannten Komponenten signifikant mit den Blutdruckveränderungen in Wechselbeziehung standen, während Merkmale, die sich auf den Wunsch bezogen, schnell eine Aufgabe zu erledigen, in nicht so enger Beziehung standen. Rivalitätsantriebs- und Feindseligkeitskomponenten standen nur innerhalb der Typ-A-Gruppe in signifikanter Beziehung zu Blutdruckveränderungen; beide Bewertungen und Angaben dieser Merkmale korrelierten signifikant in der Typ-A-Gruppe, wenn maximale Blutdruckveränderungen als Beobachtungsbasis verwandt wurden. In diesem Zusammenhang wurden die Koronarkranken signifikant höher in den in der Befragung gezeigten Ausdrucks-

Tabelle 1. Korrelation zwischen Blutdruckveränderungen während des Quiz und Komponenten des Typ-A-Verhaltensmusters, die sich aus der Befragung ergeben haben

	Bewertung des Verhaltens			Bewertung der inhaltlichen Aussage		
	Ausgeprägte stimmliche Ausdrucks- mittel	Rivalität Feindselig- keit	Starker An- trieb zu rivalitäts- bzw. ogenem Verhalten	Feindselig- keit	Geschwindig- keit	Ungeduld
Δ SBP	0,25*	0,27*	0,44*	0,36*	0,15	0,26*
Δ DBP	0,34*	0,22	0,21	0,20	0,16	0,13

*p < 0.05

Tabelle 2. Blutdruck- und Herzfrequenzwerte der auf der Grundlage des Interviews bestimmten Typ-A- und Typ-B-Personen (Durchschnittswerte aus den drei Verhaltenstests)

Gruppe	n	Systolischer Blutdruck		Diastolischer Blutdruck		Herzfrequenz		Herzfrequenz-schwankung	
		Basis-wert	Verände-rung	Basis-wert	Verände-rung	Basis-wert	Verände-rung	Basis-wert	Verände-rung
A_1	9	$\bar{X}$ = 125,8	+19,8	67,9	+8,8	81,8	+9,9	16,4	−3,9
		S = 11,6	9,1	7,7	7,3	12,6	8,7	8,2	6,1
A_2	27	$\bar{X}$ = 116,4	+13,5	65,9	+6,1	73,0	+7,4	11,8	−0,9
		S = 14,7	7,7	9,5	4,5	11,1	7,9	6,8	4,4
B	14	$\bar{X}$ = 120,0	+ 7,8	65,1	+6,2	75,2	+2,4	9,3	−0,9
		S = 14,5	6,5	7,0	3,7	11,6	5,1	4,9	4,9
		$\underline{p}^a$ N.S.	0,003	N.S.	N.S.	N.S.	0,05	0,05	N.S.
A_1+A_2	36	$\bar{X}$ = 118,6	+15,1	66,4	+6,8	75,2	+8,0	12,9	−1,6
		S = 14,5	8,4	9,0	5,4	11,9	8,3	7,3	4,9
(zusammengefaßt) $\underline{p}^b$	N.S.	0,003	N.S.	N.S.	N.S.	0,005	0,05	N.S.

a Einseitige Varianzanalyse bei drei Versuchsbedingungen
b A-Test für gepaarte Daten. Gegenüberstellung von Typ-A-Personen (Typ A_1 und A_2 zusammengef.) und Typ-B-Personen

formen eingestuft als die Vergleichsgruppe. Der auffälligste Unterschied zwischen den Gruppen wurde jedoch beim Potential für Feindseligkeit festgestellt, das bei den Koronarkranken signifikant höher blieb, auch wenn nur <u>Typ-A-Patienten und Typ-A-Kontrollpersonen verglichen wurden.</u> Die Kranken gaben auch einen signifikant stärkeren Antrieb zu Rivalitätsverhalten, stärkere Feindseligkeit und stärkere Ungeduld in ihren Antworten an. Diese verbalen Angaben stimmen mit denen einer früheren Untersuchung überein, welche ergab, daß Patienten, die aus derselben Bevölkerungsgruppe wie in der vorliegenden Studie ausgewählt wurden, signifikant höher als entsprechende Kontrollpersonen auf der Typ-A-Skala der Jenkins Activity Survey (JAS, Aktivitätsübersicht nach Jenkins) eingestuft wurden. Dabei handelt es sich um die von JENKINS entwickelte Fragebogenmethode zur Beurteilung des Typ-A-Verhaltens. Die Gruppen unterschieden sich nicht im Hinblick auf ihre Angaben zur Schnelligkeit des Handelns, was ebenfalls mit anderen Ergebnissen in Einklang steht, d.h. daß "Eile" an sich weder einen Hinweis auf die Entstehung einer KHK gibt (33), noch in dieser Studie einen Hinweis auf physiologische Erregung gab.

Es wurden wiederum Collegestudenten ausgewählt zur Prüfung der Hypothese, daß Personen mit Typ-A-Verhaltensmuster eine stärkere physiologische Reaktion als Typ-B-Personen zeigen, wenn sie aufgefordert werden, eine Reihe kognitiver und psychomotorischer Aufgaben schnell und genau auszuführen. Wir forderten z.B. 50 Collegestudenten ganz gezielt auf, ihr Bestes in einer wahlweisen Aufgabe, einem Video Pingpong- oder Tennisspiel oder einer Aufgabe zur Lösung von Anagrammen zum Test der Reaktionszeit zu geben (9, 10). Die physiologische Reaktion auf jede dieser Aufgaben war ähnlich, in Tabelle 2 sind die Durchschnittswerte für Personen vom Typ A_1, d.h. Personen mit extremem Verhaltensmuster vom Typ A, Typ A_2 und Typ B aufgeführt.

Obwohl die Ausgangswerte für Typ-A- und Typ-B-Personen sich nicht siginifikant unterschieden, reagierten die Typ-A-Personen auf diese Aufgabenstellung mit etwa doppelt so hohem Anstieg des systolischen Blutdrucks und mehr als dreifacher Beschleunigung

der Herzfrequenz als die Typ-B-Personen. Die stärkste physiologische Reaktion zeigten die Personen mit Typ-A_1-Verhaltensmu-
ster, die geringste die Personen mit Typ-B-Verhaltensmuster, wobei die Personen vom Typ A_2 dazwischenlagen, jedoch eher zur
Typ-A_1- als Typ-B-Reaktion tendierten. Wie in der ersten Studie
unterschieden sich die in den Fragebogen von Typ-A- und -B-Per-
sonen gemachten Angaben zum subjektiven Erregungs- oder emotionellen Zustand nicht. Es ist hierbei bemerkenswert, daß trotz
der erheblichen Unterschiede in der physiologischen Erregung die
Typ-A-Personen keine der Aufgaben besser meisterten als die Personen vom Typ B.

In bezug auf die HRV (Heart rate variability, Herzfrequenzschwan-
kung (9)) zeigten Typ-A_1- und Typ-B-Personen unterschiedliche
Ausgangswerte. In Abb. 4 sind die Herzfrequenzmessungen von
fünf Testpersonen aufgezeichnet. Die Aufzeichnungen D und E beziehen sich auf Personen mit Typ-A_1-Verhaltensmuster, Aufzeichnungen A und B auf Typ-B-Personen. Ob dieser Unterschied allein
auf Unterschiede in der Atmungsweise zwischen Typ-A- und Typ-B-

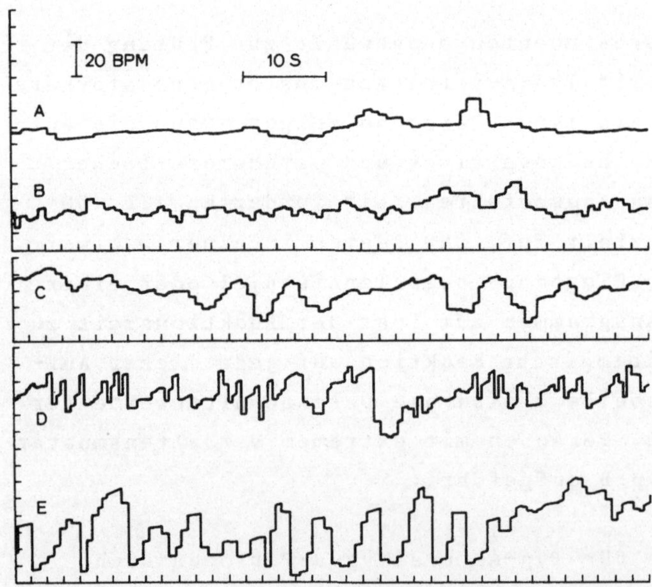

*Abb. 4. Herzfrequenzmessungen bei fünf Versuchspersonen: Auf-
zeichnungen A und B von Typ-B-Personen; Aufzeichnungen C, D und
E von Typ-A_1-Personen (mit extremem Verhaltensmuster)*

Personen zurückgeführt werden kann ist nicht bekannt, obwohl die formlose Beobachtung der Typ-A$_1$-Personen während der gegliederten Befragung darauf hindeutet, daß diese zu Schüben flacher, erschwerter Atmung, unterbrochen durch tiefe Seufzer, neigten. Weitere Studien sind zur genauen Untersuchung dieser Unterschiede erforderlich.

Da frühere Untersuchungen ergeben haben, daß sich die Befragungsmethode zur Beurteilung der Typ-A-Verhaltensweise besser zur Vorhersage klinischer Manifestationen der KHK und Schwere der Arteriosklerose eignet als die JAS-Methode (2, 33), überprüften wir im Rahmen dieser Studie auch die Hypothese, daß die Befragungsmethode sich ebenfalls besser zur Vorhersage der physiologischen Reaktion auf eine bestimmte Aufgabenstellung eignet als die JAS-Methode. Diese Hypothese wurde bestätigt. Mit Hilfe der JAS-Wertungen war zwar eine prospektive Aussage über die Veränderungen des Blutdrucks, nicht jedoch über die Herzfrequenz möglich. Alles in allem waren, obwohl die beiden Beurteilungsmethoden auf eine Erregung hinwiesen, die Größe und Signifikanz der Ergebnisse bei der Befragungsmethode wesentlich höher.

Es fällt hierbei wiederum auf, daß einige Komponenten des Typ-A-Verhaltensmusters stärker auf die klinische KHK hindeuten als andere. Wie in unserer vorangegangenen Untersuchung stellten wir daher die These auf, daß diese Komponenten auch die stärkste Beziehung zu belastungsbedingten Herz-Kreislauf-Reaktionen bei Collegestudenten zeigten. Doch bevor ich auf die erzielten Ergebnisse eingehe, möchte ich erst einmal demonstrieren, daß verschiedene Komponenten und Subkomponenten des Typ-A-Verhaltensmusters zuverlässig bewertet werden können (10).

Tabelle 3 zeigt jede der Komponenten, die von zwei Sachverständigen unabhängig voneinander auf einer 5-Punkte-Skala eingestuft wurden. Die Zuverlässigkeit der Angaben war zufriedenstellend und lag zwischen 0,71 und 0,76. Diese Resultate beweisen also, daß diese Komponenten zuverlässig bewertet werden können.

Tabelle 3. Korrelationen innerhalb der Ausdrucksmittel und der inhaltlichen Aussage der Interviews und der Typisierung insgesamt

	2	3	4	5	6	7	8
1 Laut und aufbrausend	0,78	0,72	0,49	0,53	0,51	0,51	0,68
2 Schnell u. beschleunigt		0,79	0,52	0,54	0,34	0,38	0,71
3 Reaktionslatenz			0,57	0,62	0,36	0,33	0,65
4 Feindseligkeit				0,76	0,40	0,50	0,68
5 Rivalitätsverhalten					0,34	0,40	0,73
6 Starker Antrieb						0,57	0,46
7 Geschwindigkeit und Ungeduld/inhaltliche Aussage							0,51
8 Typsetzung insgesamt							

Tabelle 3 zeigt die gegenseitige Beziehung zwischen den Komponenten. Bei der Variablen 8 handelt es sich um die Typenbestimmung in allen Interviewabschnitten, wobei 4 Typen unterschieden wurden: Typ A_1 (extremes Typ-A-Verhaltensmuster), A_2 (mehr zu A als B tendierend), X (unbestimmt) und B. Bei genauer Betrachtung der Tabelle zeigt sich, daß die Typisierung am Ende der Befragung wesentlich stärker durch stimmliche und einstellungsmäßige Ausdrucksmittel während des Interviews als durch den verbalen Gehalt beeinflußt wurde. Diese Ergebnisse stimmen voll mit den früheren Untersuchungen sowie mit ROSENMANS u. FRIEDMANS Behauptung überein, daß die Klassifizierung in Typ A oder B eher auf der Grundlage der Reaktionsart als des Reaktionsgehalts erfolgt.

Wie bereits erwähnt, erwiesen sich in früheren Studien vor allem die Faktoren Potential für Feindseligkeit, Ungeduld und ausgeprägte stimmliche Ausdrucksmittel (33) als die Komponenten, die am stärksten auf KHK hindeuteten. Wie aus Tabelle 4 ersichtlich wird, gaben dieselben Komponenten auch in dieser Studie den stärksten Hinweis auf eine bestimmte physiologische Reaktion. Der Faktor mit der allerstärksten prospektiven Aussagekraft war jedoch Potential für Feindseligkeit, das grundlegend mit Erhöhungen von systolischem Blutdruck und Herzfrequenz sowie der basalen HRV korrelierte. In dieser Hinsicht ist bemerkenswert, daß das Potential für Feindseligkeit wie in der vorangegangenen Studie nur beim Typ-A-Verhaltensmuster signifikant mit Veränderungen von systolischem Blutdruck und Herzfrequenz korrelierte.

Tabelle 4. Korrelationen (Pearson r) zwischen Interview/JAS-Komponenten und physiologischen Messungen (Durchschnittswerte)

Komponente	Systolischer Blutdruck		Diastolischer Blutdruck		Herzfrequenz		Herzfrequenz-schwankung	
	Basis-wert	Verän-derung	Basis-wert	Verän-derung	Basis-wert	Verän-derung	Basis-wert	Verän-derung
Ausdrucksmittel/Interview								
1. Laut/aufbrausend	–	–	–	–	–	–	0,28	–
2. Schnell/beschleunigt	–	0,31	–	0,32	–	–	0,40^t	–
3. Reaktionslatenz	–	–	–	–^{t}	–	–	0,36^t	–
4. Feindseligkeit	–	0,51^t	–	–	–	0,36^t	0,35	–
5. Rivalitätsverhalten	–	0,44^t	–	–	–	–	0,33	–
Inhaltliche Aussage/Interview								
1. Starker Antrieb/Rivali-tätsverhalten	–	–	–	–	–	–	–	–
2. Geschwindigkeit/Ungeduld	–	0,39^t	–	–	–	0,34^t	–^{t}	–
Aktivitätsübersicht nach Jenkins								
1. A-B Skala	–	0,34^t	–	0,30^t	–	–	–^{t}	–^{t}
2. Starker Antrieb	–	0,40^t	–	0,30^t	–	0,38	–	–
3. Geschwindigkeit/Ungeduld	–	–^{t}	–	–	–	–	–	–

Angabe der Pearson r-Werte nur bei Signifikanz ab 0,05 (bis ± 0,28)
t als Index gibt an, daß niedrige vs. mittlere und hohe Skalenabschnitte der Variablen signifi-kant aufgrund des t-Tests für gepaarte Daten waren (p 0,05)

In den eben erwähnten Untersuchungen wurde eine verstärkte <u>physiologische</u> Erregung bei Personen vom Typ A festgestellt, wenn an diese ganz bestimmte Anforderungen bezüglich des Wissens oder Verhaltens gestellt wurden. Außerdem ist zu bedenken, daß soziophysiologische Studien durchweg gezeigt haben, daß Unterschiede im <u>Verhalten</u> zwischen Typ-A- und Typ-B-Personen hauptsächlich bei starken körperlichen oder psychologischen Stressoren auftreten (20). Daher unterstreichen sowohl bewiesene als auch theoretische Überlegungen die Wichtigkeit der Umweltbedingungen bei der Auslösung von Typ-A-Verhaltensweisen. Obwohl sich unsere Vermutungen durch unsere Untersuchungen bestätigt hatten, wußten wir immer noch nichts über die <u>jeweiligen</u> Auswirkungen unterschiedlicher <u>Arten</u>, <u>Stärken</u> oder unterschiedlichen <u>Umfangs</u> der Umweltbedingungen, die eine verstärkte physiologische Erregung bei Personen vom Typ-A-Verhaltensmuster hervorrufen. Die Studie, über die ich nun berichten werde, ist die erste in einer Reihe von Experimenten, die eine Untersuchung <u>sowohl</u> von situations<u>als auch</u> personenbezogenen Variablen (d.h. Komponenten des Typ-A-Verhaltensmusters), die für diese Erregung verantwortlich sind, zum Ziel haben. Eine Zusammenstellung solcher Fakten ermöglicht die statistische Auswertung der jeweiligen Beiträge der Umwelt-Person-Wechselwirkungen (34). Im Vordergrund des Experimentes stand die Untersuchung der Wirkungen starker und geringer suggerierter Belastung auf die psychologische Reaktion auf den Kältereiz im Cold-pressor-Test (12).

Der Kältereiz im Cold-pressor-Test beruht auf folgendem Prinzip: Viele Stressoren im täglichen Leben sind eher physikalischer als psychologischer Natur (z.B. Aufheben von Gegenständen, Treppensteigen, Teilnahme an formalen Übungen usw.) und häufig ist die Reaktion des vegetativen Nervensystems (VNS) auf physikalische Stressoren stärker als die durch seelische Belastung ausgelöste Reaktion. Aus diesem Grund und weil physikalische Stressoren leicht quantitativ zu erfassen sind, wird die körperliche Belastbarkeit klinisch als Maß für den funktionellen Zustand von vegetativem Nervensystem und Herz-Kreislauf-System herangezogen. Einer dieser Belastungstests, der Cold-pressor-Test (25), hat in diesem Zusammenhang besonderes Interesse gewonnen seit KEYS et

al. im Laufe einer Studie über 20 Jahre (29) zu dem Schluß kamen,
daß die Höhe des diastolischen Blutdruckanstiegs als Reaktion
auf den Cold-pressor-Test der beste individuelle Indikator einer
Disposition für KHK ist. Diese prospektive Aussagekraft wird
augenscheinlich <u>nicht</u> durch eine Korrelation zwischen experimentell hervorgerufenem Blutdruck und Hypertonie-Basiswerten <u>be-
wirkt</u>, sondern weist vielmehr auf die Beteiligung anderer, bis-
lang unbekannter Faktoren hin (44). Diese Faktoren sind wahrscheinlich mit dem Nervensystem verbunden, da man festgestellt
hat, daß Angina-pectoris-Anfälle während der Cold-pressor-Bela-
stung zunehmen (1, 36).

Man könnte hier die Vermutung anstellen, daß KEYS et al. indi-
rekt auf einen Unterschied zwischen Typ A und Typ B in der Art
der Erregung als Reaktion auf implizite Belastung im Cold-pressor-Test gestoßen sind. Eine solche Interpretation steht im Einklang mit der Erkenntnis von VOUDOUKIS, daß der Schweregrad der
Arteriosklerose mit signifikant höheren Anstiegen des systolischen
Blutdrucks als Reaktion auf den Cold-pressor-Test korreliert (44).
Wie auch von ROSENMAN u. JENKINS hervorgehoben wurde, hat man in
neueren Untersuchungen festgestellt, daß Typ-A-Personen ohne Anzeichen einer KHK eine stärker ausgeprägte Arteriosklerose aufwiesen (2, 14, 47, 49). Weiterhin fand man, daß Collegestudenten, die angaben, mit einem stärkeren Maß an Feindseligkeit auf
geringfügige interpersonelle Konflikte zu reagieren (ein wesentliches Merkmal des Typ-A-Menschen), ebenfalls mit höheren Anstiegen des diastolischen Blutdrucks auf den Cold-pressor-Test reagierten (21).

Es gibt zur Zeit nur sehr wenige Untersuchungsergebnisse, die
eine direkte Auswertung der allgemeinen Hypothese ermöglichen,
daß Personen vom Typ A im Vergleich zu Personen vom Typ B mit
einer stärkeren Erregung des sympathischen Nervensystems auf körperliche Belastung reagieren. Eine Studie ergab, daß Personen
vom Typ A mit einem signifikant höheren Adrenalinspiegel (und
gering signifikantem Noradrenalinspiegel) und stärker beschleu-
nigter Blutgerinnungszeit auf submaximale Belastung reagierten
als Personen vom Typ B (42). Es ist jedoch möglich, daß diese

68

Diskrepanz eine unterschiedliche Empfindung in bezug auf Belastung bei Typ A und Typ B reflektiert, da GLASS et al. feststell-
ten, daß Personen vom Typ A die gestellten Aufgaben mit größerer
Energie und Verleugnung von Ermüdungserscheinungen in Angriff
nehmen (7). Nach einer kürzlich durchgeführten Untersuchung von
SCHERWITZ et al. reagieren bestimmte Typ-A-Personen im Vergleich
zu Typ-B-Personen auf den Cold-pressor-Test tatsächlich mit stärkerem Anstieg von systolischem und diastolischem Blutdruck (40).
Eine Auswertung dieser Daten ist jedoch schwierig, da diese Unterschiede nur dann auftraten, wenn eine weitere Unterteilung
der nach der herkömmlichen Definition kategorisierten Typ-A-
und Typ-B-Personen auf einer zweiten, das persönliche Engagement
anzeigenden Variablen vorgenommen wurde. Weiterhin ist nicht
klar, ob die Instruktionen an die Versuchspersonen eindeutig
darauf abzielten, nicht nur die Wirkungen des physikalischen
Stressors selbst hervorzurufen, sondern zusätzlich auch an die
Leistungsfähigkeit zu appellieren.

Um dieses Problem verständlich zu machen, muß gesagt werden, daß
immer dann, wenn einer Person eine physikalische Aufgabe gestellt
wird - unabhängig vom augenscheinlichen neutralen Charakter der
Anweisungen - einige Personen (z.B. vom Typ A) eher als andere
dazu neigen, in der Aufgabenstellung einen versteckten Appell an
ihre Leistungsfähigkeit oder eine Bedrohung zu sehen. Die beobachteten Veränderungen würden demnach sowohl einen kognitiv-emo-
tionalen Erregungszustand als auch das direkte Wirken physiologischer Anpassungsvorgänge als Reaktion auf die physikalischen
Stressoren widerspiegeln. Abgesehen von recht außergewöhnlichen
Methoden (z.B. Narkose oder Hypnose) scheint es keine Möglichkeit zu geben, einzig diesen letzteren Effekt zu beurteilen.
Eine alternative, von uns angewandte Strategie ist der Versuch,
den jeweiligen Beitrag sozialer Belastungsfaktoren zu verglei-
chen, indem der Erregungszustand unter Versuchsbedingungen geringer Anforderung an die Leistungsfähigkeit verglichen wird mit
dem Erregungszustand unter Bedingungen, bei denen die starke Anforderung an die Leistungsfähigkeit in den erteilten Instruktionen besonders hervorgehoben wird. Im einzelnen beinhaltete das
beabsichtigte Experiment einen Vergleich der Herz-Kreislauf-Ver-

änderungen bei Typ-A- und Typ-B-Personen (Typisierung anhand des Interviews) als Reaktion auf einen standardisierten Cold-pressor-Test unter Bedingungen, bei denen den Versuchspersonen in den gegebenen Anweisungen entweder geringe oder starke Belastung suggeriert wurde (12).

Wie bereits erwähnt, konnte in unseren früheren Untersuchungen eine unterschiedliche kardiovaskuläre Reaktionsweise von Typ-A- und Typ-B-Personen bei einer wahlweisen Reaktionszeit-Aufgabe nachgewiesen werden, bei der die Versuchspersonen die Anweisung erhielten, so genau und schnell wie möglich zu reagieren (10).

Eine weitere Absicht des Experiments war es, eine Bestätigung der unterschiedlichen Reaktionsweise zu erhalten und zusätzlich zu untersuchen, ob solche Unterschiede in der physiologischen Erregung zwischen den Verhaltenstypen auch dann auftreten, wenn die Anweisungen bei der Reaktionszeit-Aufgabe nicht an die Leistungsfähigkeit appellieren und die gestellte Aufgabe verhältnismäßig leicht ist.

Wir untersuchten diese Fragen in einem Versuch an 80 Collegestudenten (je 2 Versuchs- und Kontrollgruppen), wobei man Typ-A- und Typ-B-Personen im Rahmen des Cold-pressor-Tests Instruktionen erteilte, die entweder gering oder stark an die Leistungsfähigkeit appellierten, und anschließend mit ihnen einen Reaktionszeit-Versuch durchführte.

In unseren Tonbandanweisungen mit starkem Appell an die Leistungsfähigkeit wurde die Schwierigkeit hervorgehoben, die Hand 75s lang in eiskaltes Wasser zu halten, und man forderte die Versuchspersonen auf, ihre "Willenskraft" zu benutzen, um die Aufgabe trotz der unangenehmen Belastung zu erfüllen. In unseren Tonbandanweisungen mit geringem Appell an die Leistungsfähigkeit wurde gesagt, daß die meisten Versuchspersonen ein nur geringes Gefühl empfänden und es keine große Schwierigkeit bedeute, die Hand 75s lang in eiskaltes Wasser zu halten.

Tabelle 5. Veränderungen des systolischen Blutdrucks (SBP) und der Herzfrequenz (HR) während der letzten 15 s des Cold-pressor-Tests und während des Reaktionszeit-Tests (Durchschnittswerte aus 3 Messungen); SD, Standardabweichung

Versuchsbe-dingung	n	Cold-pressor-Test				Reaktionszeit-Test			
		$\bar{X}$ ΔSBP	SD	$\bar{X}$ ΔHR	SD	$\bar{X}$ ΔSBP	SD	$\bar{X}$ ΔHR	SD
Gering – B	18	16,3	(8,3)	6,8	(5,9)	4,1	(5,4)	−2,4	(3,9)
Gering – A	20	18,1	(16,0)	4,0	(8,5)	9,5	(6,2)	−0,4	(6,7)
Stark – B	18	14,9	(8,5)	7,1	(9,7)	5,6	(5,5)	1,0	(4,7)
Stark – A	24	22,8	(11,4)	13,2	(8,2)	13,7	(9,6)	4,2	(6,5)

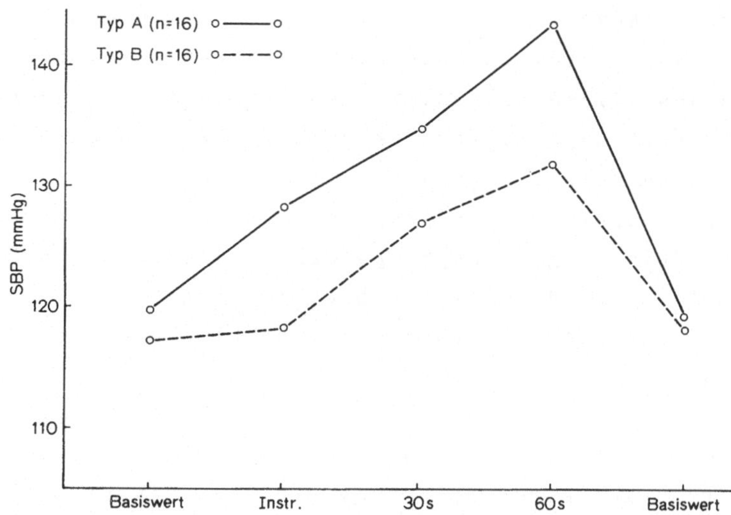

Abb. 5. Veränderung des systolischen Blutdrucks bei Typ-A- und Typ-B-Personen im Cold-pressor-Test unter den Bedingungen starker suggerierter Belastung

Wie aus Tabelle 5 ersichtlich ist, reagierten die Personen vom Typ A im Cold-pressor-Test unter starker suggerierter Belastung mit signifikant stärkerem Anstieg von systolischem Blutdruck und Herzfrequenz als die Personen vom Typ B. Bei Anweisungen mit geringer suggerierter Belastung waren zwischen Typ A und Typ B keine signifikanten Unterschiede im Hinblick auf Blutdruck oder Herzfrequenz festzustellen.

In Abb. 5 sind die Veränderungen des systolischen Blutdrucks bei Typ-A- und Typ-B-Personen im Laufe des Cold-pressor-Tests unter starker suggerierter Belastung dargestellt. Dabei fällt auf, daß Typ-A-Personen schon während der Instruktionsphase des Cold-pressor-Tests mit einem stärkeren Anstieg des systolischen Blutdrucks als Typ-B-Personen reagierten. Der Unterschied zwischen den Verhaltenstypen blieb während des gesamten Versuchs bestehen, verschwanden aber im Laufe der anschließenden Erholungsphase. Da der Blutdruckunterschied zwischen Typ A und Typ B bei starker suggerierter Belastung mit einem signifikanten Unterschied in der Herzfrequenzveränderung einherging, deuten diese Ergebnisse auf eine stärkere Erregung des sympathischen Nervensystems bei Typ-A-Personen hin.

Anschließend an die Erholungsphase nach dem Cold-pressor-Test hatten die Versuchspersonen eine wahlweise Reaktionszeit-Aufgabe zu absolvieren und zwar wiederum unter Bedingungen starker oder geringer suggerierter Belastung. Die Tonbandanweisungen bei starker suggerierter Belastung waren dieselben wie zuvor, d.h. die Versuchspersonen sollten so schnell wie irgend möglich reagieren. Die Vergleichsgruppe erhielt lediglich die Instruktion, das Aufleuchten des Blitzlichtes innerhalb von 5 Sekunden zu signalisieren, wobei jedoch die Geschwindigkeit nicht besonders betont wurde.

Wie Tabelle 5 zeigt, war bei Typ-A-Personen sogar unter geringer suggerierter Belastung ein signifikant stärkerer Anstieg des systolischen Blutdrucks als bei Typ-B-Personen zu verzeichnen. Unter Bedingungen starker suggerierter Belastung kam es sowohl bei Typ-A- als auch Typ-B-Personen zu stärkerer Erregung, die jedoch beim Typ A am signifikant stärksten war. <u>Der Anstieg des systolischen Blutdrucks war sogar bei Typ-A-Personen unter geringer suggerierter Belastung etwas höher als bei Typ-B-Personen unter starker suggerierter Belastung.</u>

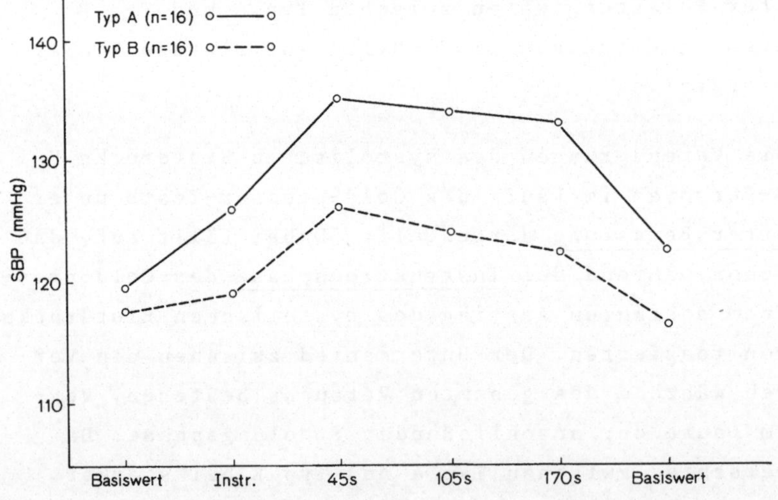

Abb. 6. Veränderung des systolischen Blutdrucks bei Typ-A- und Typ-B-Personen im Reaktionszeit-Test unter den Bedingungen starker suggerierter Belastung

In Abb. 6 sind die Veränderungen des systolischen Blutdrucks bei Typ-A- und Typ-B-Personen im Laufe des Reaktionzeit-Versuchs dargestellt. Wie im Cold-pressor-Test reagierten die Typ-A-Personen schon während der Instruktionen mit einem stärkeren Anstieg des systolischen Blutdrucks als Typ-B-Personen. Auch hier blieb der Unterschied im Ausmaß der Erregung während des gesamten Versuchs bestehen.

Ich möchte nochmals betonen, daß nur ganz bestimmte Komponenten des Typ-A-Syndroms mit der Entstehung von KHK in Zusammenhang stehen (33); in den von mir beschriebenen Studien haben wir nachgewiesen, daß es sich hierbei um dieselben Komponenten handelt, die am engsten mit verstärkter physiologischer Reaktion auf soziale Anforderungen verbunden sind. Dazu gehören ausgeprägte stimmliche Ausdrucksmittel, Feindseligkeit, starker Antrieb zu Rivalitätsverhalten und Ungeduld. Die Ergebnisse der hier beschriebenen Untersuchung boten außerdem die Möglichkeit der direkten Bestätigung unserer früheren Ergebnisse und gestatteten eine Auswertung der Rolle des Appells an die Leistungsfähigkeit bei der Beeinflussung zwischen diesen Typ-A-Verhaltenskomponenten und der kardiovaskulären Reaktionsweise.

Im Rahmen dieser Analysen wurden die stilistischen Größen bei der Befragung folgendermaßen kombiniert:
- Die stilistischen Variablen "laute und aufbrausende Sprechweise", "schnelle und beschleunigte Sprechweise" und "Reaktionslatenz" wurden zu einer neuen Variablen, der "stilistischen Ausdruckskraft" zusammengefaßt.
- Die stilistischen Größen "Feindseligkeit und verbales Rivalitätsverhalten" wurden zu der Variablen "Feindseligkeit/Rivalität" zusammengefaßt.

Die vier Skalen der inhaltlichen Aussage hinsichtlich Rivalitätsverhalten, Feindseligkeit, Geschwindigkeit und Ungeduld wurden getrennt analysiert. Korrelierende Analysen wurden zuerst für die Bedingungen starker und geringer suggerierter Belastung durchgeführt, wobei die Typ-A- und Typ-B-Personen für jede Versuchsbedingung zusammengefaßt wurden. Die stilistische Aus-

druckskraft korrelierte signifikant mit der Veränderung des
systolischen Blutdrucks sowie der Herzfrequenz im Cold-pressor-
Test und in ähnlicher Weise auch im Reaktionszeit-Versuch. Feind-
seligkeit/Rivalität korrelierten ebenfalls mit der Veränderung
des systolischen Blutdrucks sowie der Herzfrequenz im Cold-pressor-Test und korrelierten signifikant mit den Veränderungen des
systolischen Blutdrucks im Reaktionszeit-Versuch. Von den vier
Skalen der inhaltlichen Aussage zeigten nur Rivalität und Feindseligkeit signifikante Korrelationen zu den einzelnen physiologischen Faktoren. Zusätzlich wurde eine interessante Wechselwirkung zwischen stilistischer Feindseligkeit/Rivalität und dem
Grad der Belastung festgelegt. Während der Faktor Feindselig-
keit/Rivalität bei Typ-A- und Typ-B-Personen mit keinem der physiologischen Faktoren bei stark suggerierter Belastung korrelierte, zeigte diese stilistische Komponente beim Typ-A-Verhaltensmuster unter Bedingungen geringer suggerierter Belastung
starke positive und signifikante Korrelationen mit den Veränderungen des systolischen Blutdrucks im Cold-pressor-Test und
Reaktionszeit-Versuch (r = +0,58 und 0,47).

Diese Wechselwirkung ist graphisch in Abb. 7 dargestellt und
zwar in bezug auf die durchschnittlichen Blutdruckveränderungen
von Typ-A-Personen unter Bedingungen starker und geringer suggerierter Belastung und bei nochmaliger Unterteilung der Komponente Feindseligkeit/Rivalität. Wie die Abbildung zeigt, reagierten die Typ-A-Personen mit starker Feindseligkeit/Rivalität
mit dem gleichen Ausmaß an kardiovaskulärer Erregung, gleichgültig ob die Belastung hoch oder gering erschien, wohingegen die
Typ-A-Personen mit geringer Feindseligkeit/Rivalität nur unter
Bedingungen starker Belastung eine erhebliche Erregung zeigten.
Unter Bedingungen geringer Belastung war es sogar so, daß die
Typ-A-Personen mit geringer Feindseligkeit/Rivalität ganz ähnlich wie die Typ-B-Personen unter derselben Bedingung reagierten.

Wir können also drei Personen-Untergruppen unterscheiden:

1. Personen, die sogar auf geringe soziale und/oder körperliche
   Anforderung durch die Umwelt mit einem übermäßig starken kar-

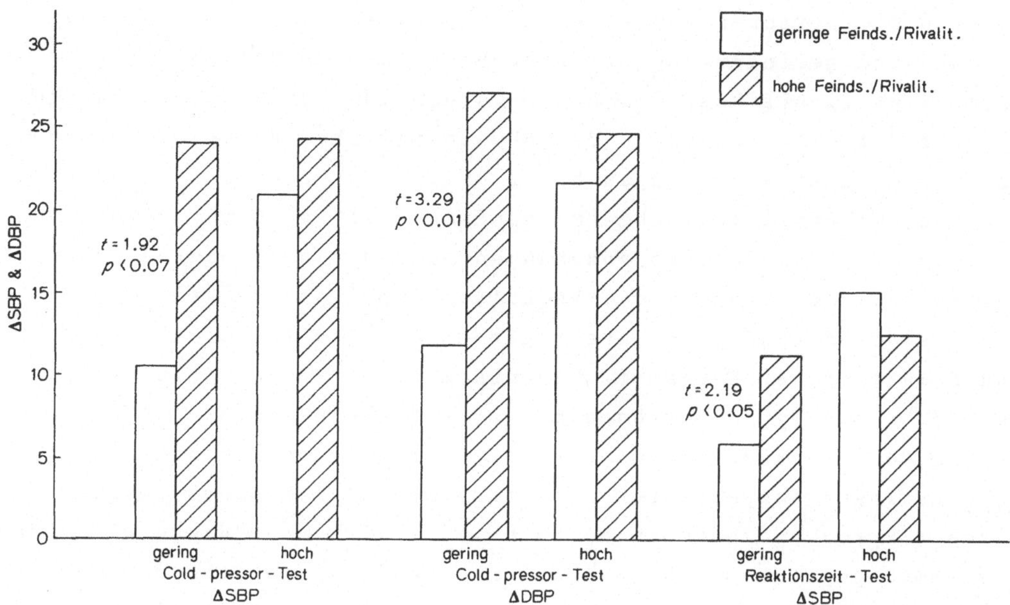

Abb. 7. Blutdruckveränderungen bei Typ-A-Personen mit starker und geringer Feindseligkeit/Rivalität im Cold-pressor-Test und Reaktionszeit-Test unter Bedingungen starker und geringer suggerierter Belastung

diovaskulären Erregungszustand reagieren (vorwiegend feindselige und auf Rivalitätsverhalten ausgerichtete Typ-A-Personen sowie evtl. der von SCHERWITZ et al. beschriebene, völlig auf sich selbst bezogene Typ A (40);

2. Personen, die nur bei besonderer Anforderung eine verstärkte physiologische Reaktion zeigen (vorwiegend der allgemein definierte Typ A);

3. Personen, die nur auf extreme und chronische Anforderungen der Umwelt eine verstärkte physiologische Reaktion zeigen (vorwiegend Personen vom Typ B).

In diesem Zusammenhang ist zu bemerken, daß epidemiologischen Untersuchungen zufolge feindselige und auf Rivalitätsverhalten ausgerichtete Typ-A-Personen die stärkste Disposition für KHK aufweisen, Typ-B-Personen die geringste und der allgemein definierte Typ A dazwischen liegt (14, 33, 47).

Da sich die Personen vom allgemein definierten Typ A unter den
Bedingungen geringer suggerierter Belastung im Cold-pressor-
Test nicht signifikant von den Personen vom Typ B unterschieden,
scheint der Unterschied in der physiologischen Reaktion zwischen
den Typen unter Bedingungen hoher Belastung nicht auf das Fehlen
irgendeines physiologischen Mechanismus bei Typ B zurückzuführen
zu sein. Es ist vielmehr anzunehmen, daß die unterschiedliche
physiologische Erregung der Verhaltenstypen als Reaktion auf
hohe Belastung auf einer niedrigeren Schwelle für die Empfindung
von Belastung bei Typ-A- im Gegensatz zu Typ-B-Personen beruht.
Da jedoch die Typ-A-Personen mit starker Feindseligkeit/Rivali-
tät im Cold-pressor-Test sowohl unter Bedingungen starker als
auch geringer suggerierter Belastung mit gleich hoher physiologischer Erregung reagierten, wäre es möglich, daß diese Personen
bestimmte physiologische Mechanismen besitzen, welche die verstärkte Erregung bewirken, oder andererseits eine physiologische
Disposition, haben schon geringere objektive Anforderungen durch
die Umwelt subjektiv als starke Belastung zu empfinden, oder
aber auch eine Kombination dieser beiden Möglichkeiten zutrifft.
In jedem Falle aber können die Ergebnisse der epidemiologischen
Studien gemeinsam mit denen unserer Forschungsarbeiten als Basis
für die folgende Hypothese dienen: Wenn alle anderen Faktoren
konstant gehalten werden (z.B. herkömmliche Risikofaktoren), so
ist bei Menschen die häufig dazu neigen, schon auf geringe physikalische und soziale Anforderungen durch die Umwelt mit einer
erhöhten Aktivierung des vegetativen Nervensystems zu reagieren,
die Gefahr einer KHK-Entwicklung groß, wohingegen sie bei weniger disponierten Menschen gering ist. Abb. 8 verdeutlicht diese
Hypothese, wobei zwischen dem Grad der Anforderung durch die Umwelt und dem Grad der Veranlagung, eine starke physiologische
Reaktion zu zeigen, im Hinblick auf die Stärke der Gefahr einer
KHK-Entwicklung eine Wechselwirkung besteht. In Abb. 8 stellt
die Anzahl der Pfeile in einem Rechteck die Stärke der Gefahr
einer KHK-Entwicklung dar. Der gestrichelte Pfeil gibt unsere
Unsicherheit an bezüglich der Art der äußersten Gefahr bei hohem
Grad sowohl der Veranlagung zu starker physiologischer Reaktion
als auch starker Anforderung durch die Umwelt. In dieser Hinsicht
scheint ein hohes oder sehr hohes Maß an Anforderung durch die

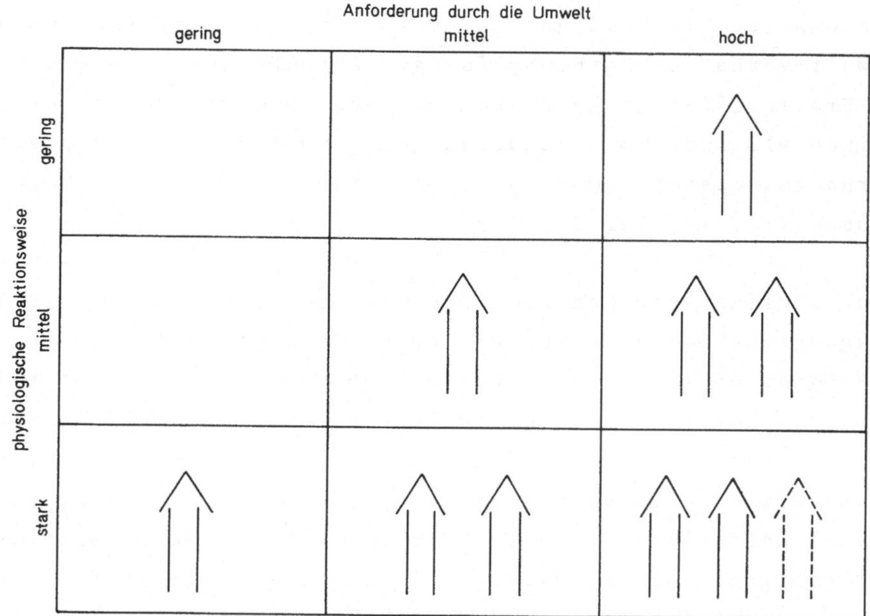

Abb. 8. Theoretisches Modell der Beziehung zwischen den verschiedenen Graden von Anforderung durch die Umwelt, physiologischer Reaktionsweise, Disposition und KHK. Die Anzahl der Pfeile in einem Rechteck entspricht der Stärke der Gefahr einer KHK-Entstehung

Umwelt bei Typ-B-Personen zur Hervorrufung physiologischer Erregung erforderlich zu sein, während schon ein geringes Maß an Anforderung eine solche Erregung beim feindseligen und auf Rivalitätsverhalten ausgerichteten Typ A bewirkt. Beim allgemein definierten Typ A liegt das zur Auslösung pathophysiologischer Reaktion erforderliche Maß an Anforderung durch die Umwelt zwischen dem extremen Typ A und Typ B. Die Umweltbedingungen können also bei diesem Modell als der wesentlichste, für die KHK-Disposition in dieser Gruppe verantwortliche Faktor angesehen werden. Eine weitere Hypothese auf dieser Ebene besagt, daß chronischer Streß, Statusungleichheit, häufige Veränderungen der Lebenssituation und ähnliche Faktoren eher beim allgemein definierten Typ A als beim feindseligen, auf Rivalitätsverhalten ausgerichteten Typ A oder Typ B auf KHK hindeuten, da die Gefahr einer KHK-Entstehung bei ersteren groß, beim letzteren dagegen gering ist und zwar unabhängig von der Anforderung durch

die Umwelt. Wir sind uns darüber im klaren, daß im Rahmen des
Umwelt-Verhalten-Pathophysiologie-Krankheitsgeschehens noch viele Fragen offen im Raum stehen, doch weiß man sowohl im allgemeinen als auch im besonderen genug über die Personen vom Typ-A-
Verhaltensmuster, um diese Hypothesen glaubhaft erscheinen zu
lassen (15, 17, 19, 24, 46).

Unsere bisherigen Untersuchungen haben ergeben, daß mit der Befragungsmethode eine bessere prospektive Aussage für belastungs-
abhängige physiologische Reaktionen möglich ist als mit der
Fragebogenmethode zur Beurteilung des Typ-A-Verhaltensmusters.
Es muß jedoch betont werden, daß beide Methoden, obwohl sie eine
prospektive Aussagekraft besitzen, doch nur unzulängliche Hilfsmittel darstellen. Doch verhält es sich mit der Aussagekraft der
herkömmlichen Risikofaktoren nicht anders. Wir sind der Überzeugung, daß letzten Endes Messungen des die KHK begünstigenden
Verhaltensmusters die Fehlerquellen in Interview- und Fragebo-
genbeurteilungsmethoden werden ausschalten können (31). Im Sinne
der angeführten Hypothesen glauben wir, daß eine direkte Messung
der belastungsabhängigen physiologischen Reaktion größeren Aufschluß über die mögliche Entstehung einer KHK geben könnte, wenn
eine solche Methode Personen ermitteln könnte, die eine erhöhte
physiologische Reaktion auf bereits geringe Anforderungen durch
die Umwelt, ausschließlich chronische und extreme Anforderungen
durch die Umwelt und ein dazwischenliegendes Maß an Anforderungen zeigen. Wenn unsere Vermutungen zuträfen, würden wir eine
praktisch lineare Beziehung zwischen diesen Graden der Physiologischen Reaktion und KHK erwarten. Die von uns aufgestellten
Hypothesen sind demnach plausibel und nachweisbar.

Theoretische Überlegungen über das Verhaltensmuster vom Typ A
schreiben den Umweltbedingungen eine Hauptrolle bei der Entstehung der Typ-A-Verhaltensweise zu. Konsequent betriebene Verhaltensforschung hat diese Vermutungen unterstützt durch den Nachweis, daß Typ-A- im Vergleich zu Typ-B-Personen mit stärkerem
Antrieb und auf Rivalität ausgerichtetem Verhalten, stärkeren
Anzeichen der Ungeduld und größerer Aggression reagieren, wenn
bestimmte Umweltbedingungen als besonders wichtig dargestellt

werden. Bisher deuten die Ergebnisse unserer Forschung darauf hin, daß Typ-A- und Typ-B-Personen ebenfalls eine unterschiedlich starke physiologische Erregung zeigen, wenn sie sich solcher, durch bestimmte Umweltbedingungen hervorgerufener Verhaltensweisen bedienen.

Was also ist das Verhalten vom Typ A? Im eigentlichen Sinne könnte es sich dabei um einen selbst auferlegten Kampf mit den Anforderungen des westlichen Lebens im 20. Jahrhundert handeln. Es ist die ständige Mobilisierung biologischer Energiequellen über den tatsächlichen Bedarf der Situation hinaus. Wie aus ihren eigenen Angaben hervorgeht, sehen Personen vom Typ A selbst im Alter von erst 20 Jahren diese Erregung oder diesen Kampf schon als nicht ungewöhnlich an. Hinzu kommt, daß das Leben im großen und ganzen keine Möglichkeit zum "Dampf-Ablassen", d.h. zur Verminderung dieses Erregungszustandes bietet. Im Mittelpunkt steht die Vermutung, daß über Jahrzehnte hinweg bestehende physiologische Lebensbedingungen dieser Art die Entstehung arteriosklerotischer Veränderungen mit beschleunigen und schließlich zu einem klinischen Ereignis beitragen. Es ist entscheidend und an der Zeit, jetzt die genauen, an diesem verhaltensbedingten Krankheitsgeschehen beteiligten physiologischen Mechanismen und Bahnen zu erhellen: Die Arbeiten von FRIEDMAN u. ROSENMAN auf dem Gebiet der Erforschung biochemischer und neuroendokriner Unterschiede zwischen dem Verhaltenstyp A und B sind in diesem Zusammenhang von größter Bedeutung.

Literatur

1. Bean WB, Mills CA (1938) Coronary occlusion, heart failure, and environmental temperature. Am Heart J 16:701-713

2. Blumenthal JA, Williams R, Kong Y (to be published) Type A behavior pattern and angiographically documented coronary disease. Circulation

3. Brand RJ (1978) Coronary-prone behavior as an independent risk factor for coronary heart disease. In: Dembroski TM, Weiss S, Shields J, Haynes SG, Feinleib M (eds) Coronary-prone behavior. Springer, New York

80

4. Brand RJ, Rosenman RH, Sholtz RI (1976) Multivariate prediction of coronary heart disease in the Western Collaborative Group Study, compared to the findings of the Framingham Study. Circulation 53:348-355

5. Brand RJ, Rosenman RH, Jenkins CD (to be published) Comparison of coronary heart disease prediction in the Western Collaborative Group Study using the structured interview and the Jenkins Activity Survey assessments of the coronary-prone type A behavior pattern. J Chronic Dis

6. Carver CS, Glass DC (1978) Coronary-prone behavior pattern and interpersonal aggression. J Pers Soc Psychol 36:361-366

7. Carver CS, Coleman AE, Glass DC (1976) The coronary-prone behavior pattern and the suppression of fatigue on a treadmill test. J Pers Soc Psychol 33:460-466

8. Dembroski TM (1978) Reliability and validity of methods used to assess coronary-prone behavior. In: Dembroski TM, Weiss S, Shields J, Haynes SG, Feinleib M (eds) Coronary-prone behavior. Springer, New York

9. Dembroski TM, MacDougall JM, Shields JM (1977) Physiologic reactions to social challenge in persons evidencing the type A coronary-prone behavior. J Human Stress 3:2-9

10. Dembroski TM, MacDougall JM, Shields J (1978) Components of the type A coronary-prone behavior pattern and cardiovascular responses to psychomotor performance challenge. J Behav Med 1:159-176

11. Dembroski TM, Weiss S, Shields J, Haynes SG, Feinleib M (eds) (1978) Coronary-prone behavior. Springer, New York

12. Dembroski TM, MacDougall JM, Herd JA, Shields JL (1979) Effects of level of challenge on pressor and heart rate responses in type A and B subjects. J Appl Soc Psychol 9:208-228

13. Dembroski TM, MacDougall JM, Lushene R (1979) Interpersonal interaction and cardiovascular response in type A subjects and coronary patients. J Human Stress 5:28-36

14. Frank KA, Heller SS, Kornfeld DS (1978) Type A behavior and coronary heart disease: Angiographic confirmation. JAMA 240:761-763

15. Friedman M (1977) Type A behavior pattern: Some of its pathophysiological components. Bull Acad Med 53:593-600

16. Friedman M (1978) Type A behavior: Its possible relationship to pathogenetic processes responsible for coronary heart disease. In: Dembroski TM, Weiss S, Shields JL, Haynes SG, Feinleib M (eds) Coronary-prone behavior. Springer, New York

17. Friedman M, Rosenman RH (1959) Association of specific overt behavior pattern with blood and cardiovascular findings. JAMA 169:1286-1296

18. Friedman M, Rosenman RH, Straus R (1968) The relationship of behavior pattern A to the state of the coronary vasculature: A study of fifty-one autopsy subjects. Am J Med 44:525-537

19. Friedman M, Byers SO, Diamant J, Rosenman RH (1975) Plasma catecholomine response of coronary-prone subjects (Type A) to a specific challenge. Metabolism 4:205-210

20. Glass DC (1977) Behavior patterns, stress and coronary disease. Erlbaum, Hillsdale NJ

21. Harburg E (1962) Covert hostility: Its social origins and relationship to overt compliance. Dissertation, University of Michigan

22. Haynes S, Feinleib M, Kannel W (1978) Psychosocial factors and CHD incidence in Framingham: Results from an 8 year follow-up study. Am J Epidemiol 108: 229

23. Haynes S, Feinleib M, Levine S (1978) The relationship of psychosocial factors to coronary heart disease in the Framingham Study: Prevalence of coronary heart disease. Am J Epidemiol 107:384-402

24. Herd JA (1978) Physiological correlates of coronary-prone behavior. In: Dembroski TM, Weiss S, Shields JL, Haynes SG, Feinleib M (eds) Coronary-prone behavior. Springer, New York

25. Hines EA, Brown GE (1932) A standard stimulus for measuring vasomotor reactions: Its application in the study of hypertension. Proc Staff Meet Mayo Clin 7:332

26. Jenkins CD (1976) Recent evidence supporting psychologic and social risk factors for coronary disease. N Engl J Med 294:987-994, 1033-1038

27. Jenkins CD (1978) Behavioral risk factors in coronary artery disease. Ann Rev Med 29:543-562

28. Jenkins CD, Zyzanski SJ, Rosenman RH (1976) Risk of new nyocardial infarction in middle-aged men with manifest coronary heart disease. Circulation 53:342-347

29. Keys A, Taylor HL, Blackburn H (1971) Mortality and coronary heart diseases among men studied for 23 years. Arch Intern Med 128:201-214

30. Krantz DS, Glass DC, Snyder ML (1974) Helplessness, stress level, and the coronary-prone behavior pattern. J Exp Soc Psychol 10:284-300

31. MacDougall JM, Dembroski TM, Musante L (1979) The structured interview and questionnaire methods of assessing coronary-prone behavior in male and female college students. J Behav Med 2:71-83

32. Manuck SB, Craft SA, Gold KJ (1978) Coronary-prone behavior pattern and cardiovascular response. Psychophysiology 15:403-411

33. Matthews K, Glass DC, Rosenman RH, Bortner R (1977) Competitive drive, pattern A and coronary heart disease: A further analysis of some data from the Western Collaborative Group Study. J Chronic Dis 30:489-498

34. Nie NH, Hull CH, Jenkins JG (1975) Statistical package for the social sciences, 2nd edn. McGraw-Hill, New York

35. Obrist PA, Gaebelein CJ, Teller ES (1978) The relationship among heart rate, carotid dP/dt, and blood pressure in humans as a function of the type of stress. Psychophysiology 15:102-115

36. Rose G (1966) Cold weather and ischaemic heart disease. Br J Prev Soc Med 20:97-100

37. Rosenman RH (1978) The role of the type A behavior pattern in ischemic heart disease: Modification of its effects by beta-blocking agents. Br J Clin Pract 1:58-65

38. Rosenman RH, Friedman M, Straus R (1964) A predictive study of coronary heart disease: The Western Collaborative Group Study. JAMA 189:15-22

39. Rosenman RH, Brand RJ, Jenkins CD (1975) Coronary heart disease in the Western Collaborative Group Study: Final follow-up experience of 8-1/2 years. JAMA 223:872-877

40. Scherwitz L, Berton K, Leventhal H (to be published) Type A behavior, self involvement, and cardiovascular response. Psychosom Med

41. Schiffer F, Hartley LH, Schuman CL, Abelman WH (1976) The quiz electrocardiogram: A new diagnostic and research technique for evaluating the relation between emotional stress and ischemic heart disease. Am J Cardiol 37:41-47

42. Simpson M, Oleivine D, Jenkins CD (1974) Exercise induced catecholamines and platelet-aggregation in the coronary-prone behavior pattern. Psychosom Med 36:476-487

43. Ulrych M (1969) Changes of general haemodynamics during stressful mental arithmetic and non-stressing quiet conversation and modification of the latter by beta-adrenergic blockade. Clin Sci 36:453-461

44. Voudoukis IJ (1971) Exaggerated cold-pressor response in patients with atherosclerotic vascular disease. Angiology 22:57-62

45. Williams RB, Kimball CP, Williard HN (1972) The influence of interpersonal interaction on diastolic blood pressure. Psychosom Med 34:194-198

46. Williams RB, Friedman M, Glass DC, Herd JA, Scheiderman N (1978) Mechanisms linking behavioral and pathophysiological processes. In: Dembroski TM, Weiss S, Shields JL, Haynes SG, Feinleib M (eds) Coronary-prone behavior. Springer, New York

47. Williams RB, Haney T, Gentry, Kong Y (1978) Relations between hostility and arteriographically documented coronary atherosclerosis. Paper presented at the American Psychosomatic Society meetings, Washington, DC, April 1978

48. Zyzanski S (1978) Coronary-prone behavior patterns and coronary heart disease: Epidemiological evidence. In: Dembroski TM, Weiss S, Shields JL, Haynes SG, Feinleib M (eds) Coronary-prone behavior. Springer, New York

49. Zyzanski SJ, Jenkins CD, Ryan TJ (1976) Psychological correlates of coronary angiographic findings. Arch Intern Med 136:1234-1237

Kritische Betrachtung des Zusammenhanges zwischen Typ-A-Verhalten und verschiedenen Manifestationen koronarer Herzkrankheit

C. D. Jenkins

Wir sind alle bis zu einem gewissen Grad Gefangene unserer Erfahrung und Ausbildung und diese prägen unsere Einstellungen und Gefühle. Das trifft auf uns alle zu, egal ob Politiker, Geschäftsinhaber, Wissenschaftler oder gar Arzt. MASLOW hat einmal gesagt: "Die Wissenschaft im allgemeinen kann als eine Methodik betrachtet werden, mit der fehlbare Menschen ihre eigenen menschlichen Neigungen, die Wahrheit zu fürchten, sie zu umgehen, sie zu entstellen, zu überlisten suchen."[1] Ich möchte Sie nun dazu einladen, mich auf einer wissenschaftlichen Reise auf der Suche nach der Wahrheit zu begleiten. Ich werde dabei versuchen, meine eigenen Erfahrungen mit der Typ-A-Verhaltensweise abzuwägen gegen meine Ausbildung zum kritischen Beobachter der eigenen Arbeit und der anderer. Es ist sicherlich eine Notwendigkeit, skeptisch gegenüber neuen Ideen und sogar noch skeptischer gegenüber alten zu sein, wie einige von ROSENMANS Ergebnissen zeigen. Aber außer diesem wissenschaftlichen Skeptizismus ist auch eine gewisse Aufgeschlossenheit erforderlich, d.h. die Bereitschaft, neue Erkenntnisse und Grundsätze anzuerkennen, wenn ihr Nachweis wiederholt von unabhängigen Gruppen vorsichtiger Forscher erbracht worden ist. Man sollte Beweisrechte, die weder zu sehr noch zu wenig streng sind, auf psychologische wie auch biologische Theorien und Variablen anwenden.

Welches sind nun solche "Beweisrechte", die wir heranziehen sollten, um die wissenschaftliche Gültigkeit von klinischen Daten und Forschungsergebnissen zu überprüfen? Ich möchte eine Reihe

---

1 Maslow: The Psychology of Science. New York: Harper & Row, S.29

von Kriterien anführen, die häufig von Epidemiologen zur Überprüfung der These benutzt werden, daß eine einmal gefundene Beziehung möglicherweise eine allgemeine und dauernde oder sogar
eine kausale Beziehung darstellt.

Das erste in diesem Zusammenhang zu untersuchende Moment ist die
Stärke der Beziehung. Wenn eine starke Beziehung vorliegt, ist
eher anzunehmen, daß sie tatsächlich besteht, als wenn die Beziehung nur schwach ist.
Zweitens gilt es die Übereinstimmung der gewonnenen Daten zu prüfen. Gelangen verschiedene Forscher, die mit unterschiedlichen
Bevölkerungsgruppen und an verschiedenen Orten arbeiten, durch
Benutzung ähnlicher Methoden zu denselben Ergebnissen?
Drittens müssen wir, wenn wir nach einer Ursache suchen, fest-
stellen, ob der prädizierende Faktor zeitlich vor dem Auftreten
der Krankheit liegt.
Viertens müssen wir uns fragen, ob dieser prädizierende Faktor
nur für eine bestimmte Gruppe von Krankheiten Gültigkeit besitzt
oder für Krankheit ganz allgemein.
Fünftens müssen wir fragen, ob es ein biologisches Gefälle gibt.
Hat das Vorliegen eines übermäßig starken Risikofaktors die
größere Wahrscheinlichkeit einer Erkrankung oder eine schwerere
Erkrankung zur Folge als das eines geringfügigeren Risikofaktors?
Wie Sie wissen, ist dieser Grundsatz bei der Untersuchung der
Beziehung zwischen Zigarettenrauchen und Lungenkrebs angewandt
worden. Das Bestehen einer Beziehung zwischen diesen Faktoren
wurde umso deutlicher, als man feststellte, daß 40 Zigaretten
am Tag eine größere Gefahr als nur 20 Zigaretten darstellen und
diese wiederum eine größere, als überhaupt nicht zu rauchen.
Sechstens ist zu klären, ob die neue Erkenntnis im Einklang mit
dem bestehenden biologischen Wissen steht. Ergibt die neue Erkenntnis einen Sinn angesichts dessen, was wir bereits definitiv
wissen?
Siebtens stellt sich die Frage, ob ein experimenteller Nachweis
dafür erbracht werden kann, daß ein Hervorrufen dieses Zustandes
oder Risikofaktors unter experimentellen Bedingungen tatsächlich
einen pathologischen Zustand ähnlich dem unter natürlichen Bedingungen nach sich zieht.

Behalten Sie diese Punkte bitte im Auge, wenn ich eine Reihe von
Beweisen bei der Untersuchung des Verhaltensmusters vom Typ A
und der koronaren Herzkrankheit anführe.

Lassen Sie mich zur Eröffnung der Diskussion kurz erläutern,
wie man das Typ-A-Verhaltensmuster ermittelt. Es gibt hauptsächlich zwei Methoden, mit denen Typ A wiederholt in den letzteren
Jahren wiederholt bestimmt wurde. Weiterhin bestehen noch andere
Bestimmungsmethoden, die bisher nur ein- oder zweimal angewandt
wurden; weitere Methoden werden noch entwickelt. Die erste der
hauptsächlich angewandten Methoden basiert auf dem von FRIEDMAN
u. ROSENMAN entwickelten gegliederten Interview. Diese Befragung
stellt nicht nur eine Erhebung von Daten dar, sondern auch eine
besondere Wechselwirkung zwischen zwei Personen, der Versuchsperson und einem ausgebildeten Interviewer, der bestimmte Befra-
gungsgebiete sowie eine spezielle Technik der Befragung be-
herrscht. Es handelt sich bei diesem Interview gewissermaßen um
ein Miniaturexperiment, bei dem bestimmte Verhaltensweisen, d.h.
für das Typ-A-Verhaltensmuster typische Reaktionen bei der Versuchsperson provoziert werden sollen. Es gibt bewährte Kriterien
und inzwischen auch ein feststehendes Ausbildungsprogramm zur
Erlernung der Techniken, wie eine solche Befragung durchzuführen
und auszuwerten ist. Die individuelle Einstufung richtet sich
genauso stark oder sogar noch mehr nach der Weise, in der die
Versuchsperson auf den Interviewer reagiert, als nach der eigentlichen Aussage.
Die zweite Methode zur Bestimmung des Typ-A-Verhaltens ersetzt
das beschriebene Interview nicht, sondern wird bei breit angelegten Untersuchungen angewandt, bei denen es wegen des enormen
Zeitaufwandes nicht möglich ist, die vielen Interviewer auszubilden, die zur Durchführung der einzelnen Interviews erforderlich wären. Es handelt sich bei dieser zweiten Methode um einen
selbst auszufüllenden Multiple-Choice-Fragebogen, der später vom
Computer ausgewertet wird. Die Wertungen werden berechnet und
statistisch auf ein gebräuchliches metrisches System abgestimmt.
Die resultierenden Werte werden dann ausgedruckt und erscheinen
als numerische Werte auf fortlaufenden Skalen – etwa so, wie
Blutdruck oder Cholesterinspiegel numerisch aufgezeichnet werden.

Diese Fragenbogenmethode trägt die Bezeichnung "Activity Survey"
(Aktivitätsübersicht, abgekürzt als JAS = Jenkins Activity Survey). Die Wertungsnormen wurden anhand der im Rahmen der "Western
Collaborative Group Study"(WCGS, Westliche kooperative Gruppenstudie) untersuchten Bevölkerungsgruppe aufgestellt. Zur Vereinfa-
chung der Auswertung wurden der neutrale Punkt oder Mittelwert
der Bevölkerungsgruppe bei allen Skalen gleich null und die Standardabweichung gleich zehn gesetzt. Positive Wertungen kennzeichnen die Typ-A-Tendenz, negative die Typ-B-Tendenz (s. Tabellen
mit Ergebnissen der Aktivitätsübersicht).

Die meisten Forschungsarbeiten über Krankheit und ihre Ursache
beginnen mit Untersuchungen an Kranken im Vergleich zu Kontrollpersonen oder mit Querschnittsuntersuchungen. Solche Studien
sind billiger und schneller durchführbar als prospektive Untersuchungen. In den meisten Fallen entsprechen die erzielten Ergebnisse denen der später bei prospektiven Studien gewonnenen.
Man beginnt daher meistens mit einer Querschnittsstudie wie z.B.
ROSENMAN u. FRIEDMAN in der WCGS (s. Tabelle 1).

Der Fragebogen auf der Grundlage der Aktivitätsübersicht wurde
an alle in die WCGS einbezogenen Personen im Jahre 1965 verteilt.
Die Reaktionsquote lag über 92%. Nachdem alle Tests in den Computer eingegeben und ausgewertet worden waren, ergab sich, daß
bei 98% der Personen klinische Koronarkrankheit zu einem Zeitpunkt nach Eintritt in die WCGS aufgetreten war. Ihre Wertungen
befanden sich unter den insgesamt 2960 vollständigen Tests. Aus
den Personen ohne Koronarkrankheit wurde eine Zufallsauswahl ge-

Tabelle 1. Mittlere JAS-Wertungen von Überlebenden einer KHK
über 1-4 Jahre im Vergleich zu einer WCGS-Stichprobe ohne KHK

JAS-Skala	t-Test	KHK-Fälle (N = 98)	ohne KHK (N = 511)
Typ A	$2{,}70^a$	2,58	-0,46
Geschwindigkeit und Ungeduld	0,75	1,13	0,28
Berufsengagement	-1,71	-1,83	0,08
Starker Antrieb	$3{,}17^a$	3,31	-0,17

[a] p = 0,005 (einseitige Wahrscheinlichkeit)

troffen. Wie aus Tabelle 1 ersichtlich wird, liegen ihre Mittelwerte in der negativen Richtung, jedoch sehr nahe an 0. Im Gegensatz dazu sind die Wertungen der Koronarkranken wesentlich höher. Nach dem t-Test ergibt sich für die Typ-A-Skala eine Signifikanz bei p = 0,01, jedoch keine Signifikanz für die Geschwindigkeits- und Ungeduldskala. Die Tendenz geht bei Engagement im Beruf in die entgegengesetzte Richtung, jedoch liegt die Antriebswertung bei den Koronarkranken wesentlich höher und ist signifikant bei p = 0,01.

Lassen Sie mich diese vier Wertungen erläutern. Die Typ-A-Wertung wurde mit Hilfe von Diskriminantenfunktionstechniken entwickelt, um so optimal das Urteil nachzuahmen, das mehrere Jahre zuvor aufgrund des von ROSENMAN u. FRIEDMAN durchgeführten und ausgewerteten gegliederten Interviews gefällt worden war. Danach wurde aus der Gesamtheit der Punkte, bei denen ein signifikanter Unterschied zwischen Typ-A- und Typ-B-Persoenen festzustellen – und das waren etwa 40 der 64 Punkte in diesem Test – eine Faktorenanalyse berechnet, wobei sich drei voneinander unabhängige Faktoren ergaben: <u>Geschwindigkeit und Ungeduld, Engagement im Beruf und starker Antrieb zu Rivalitätsverhalten.</u> Diese unabhängigen Faktoren stehen in keiner Beziehung zueinander, aber jeder für sich korreliert mit der Typ-A-Verhaltensskala. An dieser Stelle hatten wir festgestellt, daß das Typ-A-Verhaltensmuster sich aus drei voneinander unabhängigen Komponenten zusammensetzt. Spätere Untersuchungen haben dies allgemein bestätigt und die Ergebnisse noch erweitert. Zusammenfassend läßt sich sagen, daß bei dieser retrospektiven Studie die Wertungen der Koronarkranken bei Typ-A-Verhaltensweisen und bei der Antriebskomponente des Typ-A-Verhaltens über denen der Vergleichspersonen lagen.

Ich will mich bei der Betrachtung der diversen Studien nicht an die chronologische Reihenfolge halten, sondern in logischer Reihenfolge zunächst alle Querschnittsstudien behandeln. Man könnte – besonders im Hinblick auf Teile des Beitrags von ROSENMAN – argumentieren, daß die Typ-A-Verhaltensweisen vielleicht nur auf Kalifornien beschränkt sind. Wer von uns Amerikaner ist, hegt den Argwohn, daß die Leute aus Kalifornien eigentümlich oder anders als die Menschen der Vereinigten Staaten oder Europas sind.

Wir sind darauf vorbereitet, fast alles, was in Kalifornien passiert, zu akzeptieren und mit einem Schulterzucken abzutun. Wir stellten uns daraufhin die Frage, ob das Typ-A-Verhaltensmuster auch bei "normalen Menschen", also Nicht-Kaliforniern, zu finden sei. Wir wandten uns daraufhin ostwärts und führten schließlich eine Studie in Bridgeport, Connecticut, durch.

Tabelle 2 zeigt, daß Krankenhauspatienten in Bridgeport, Connecticut, die anhand des durchzuführenden Tests untersucht wurden, signifikant höher auf der Typ-A-Skala sowie der starken Antriebsskala lagen. Diese Untersuchungsgruppe setzte sich sowohl aus Männern als auch Frauen zusammen und die Tendenz zeigte bei beiden Geschlechtern in dieselbe Richtung. Die Tests wurden von einem Medizinstudenten durchgeführt, die Diagnosen vom leitenden Arzt der Kardiologieabteilung des Krankenhauses erstellt. Unsere Aufgabe bestand darin, die Tests durch unseren Computer auswerten zu lassen und die Ergebnisse an das Krankenhaus zurückzusenden. Uns wurde daraufhin mitgeteilt, welches die Kranken und welches die Kontrollpersonen waren.

In Tabelle 3 sind die Ergebnisse einer Studie in einem weiteren Gebiet der Vereinigten Staaten dargestellt. Es handelt sich hierbei um eine erst kürzlich durchgeführte Untersuchung des Veterans' Administration Hospital (VAH) in St. Petersburg, Florida. Die Studie erstreckte sich auf eine Gruppe von Männern mit Herzinfarkt und eine Kontrollgruppe, die wegen anderer Erkrankungen

Tabelle 2. Mittlere JAS-Wertungen von stationären KHK Fällen und Kontrollen

JAS-Skala	t-Test	Stationäre KHK-Fälle (N = 48)	Stationäre Kontrollen (N = 42)
Typ A	2,25[a]	2,88	-1,83
Geschwindigkeit und Ungeduld	1,42	0,16	-3,14
Berufsengagement	-1,16	-8,35	-5,76
Starker Antrieb	3,50[b]	12,77	4,83
Alter	3,15[c]	53,4	47,2

[a] $p = 0,014$ (einseitige Wahrscheinlichkeit)
[b] $p = 0,001$ (einseitige Wahrscheinlichkeit)
[c] $p = 0,003$ (zweiseitige Wahrscheinlichkeit)

Tabelle 3. Vergleich der Infarkt- und Kontrollgruppe auf JAS- und STAI-Skalen in einem Veterans Administration Hospital in Florida[a]

Skala	Infarktgruppe (N = 40)		Kontrollgruppe (N = 40)		Statistischer Vergleich
	$\bar{X}$	SD	$\bar{X}$	SD	$\underline{t}$
Typ-A-Skala	3,96	8,55	-2,33	9,94	3,04**
Faktor S	0,90	11,33	-4,88	8,91	2,54**
Faktor J	-3,15	10,35	-1,51	10,98	0,69
Faktor H	4,49	10,62	2,05	10,96	1,01
A-Charakterzug	39,69	9,75	32,00	7,03	4,01***
A-Zustand	39,60	10,98	31,35	7,73	3,89***

** $\underline{p}$ < 01
***$\underline{p}$ < 001

[a]Diese Daten wurden zur Verfügung gestellt mit der freundlichen Genehmigung von David N HILAND, PhD, Dissertation in Psychologie, University of South Florida, Tampa

als solchen des Herz-Kreislauf-Systems stationär behandelt wurden. Diese Daten wurden von HILAND erhoben, der unter der Leitung von SPIELBERGER an seiner Dissertation in Psychologie arbeitete. Man sieht, daß die Typ-A-Skala bei den Herzinfarktpatienten wesentlich höher liegt (durchschnittlich etwa +4), in der Kontrollgruppe jedoch deutlich negativ d.h. zu Typ B tendierend ist. Dieser Umstand ist signifikant bei p = 0,01. Der Faktor Geschwindigkeit und Ungeduld ist bei den Herzinfarktpatienten zwar nicht besonders hoch, jedoch sind die anderen Patienten des Krankenhauses viel weniger in Eile (durchschnittlich -5), so daß der Unterschied in der prognostizierten Richtung signifikant ist. Die Tendenz des Antriebsfaktors ist nicht signifikant.

Tabelle 3 zeigt außerdem die Ergebnisse von zwei der Tests von SPIELBERGER: 1. Test auf die generalisierte Tendenz zur Prädisposition für Angst. 2. Test auf den Angstzustand zum Zeitpunkt der Reaktion auf den Fragebogen. In beiden Fällen lagen die Koronarkranken signifikant über den Vergleichspatienten. In diesem Zusammenhang seien die Ausführungen anderer Autoren zur Beziehung zwischen Angst und KHK erwähnt. Obwohl zwischen Angst und koronarer Herzkrankheit retrospektiv eine Beziehung hergestellt werden kann, ist die Angst im allgemeinen nicht als deut-

licher Hinweis auf Herzinfarkt zu werten. Obwohl in der vorliegenden Studie nur eine geringfügige Korrelation zwischen Angst-
und Typ-A-Skalen festzustellen war, lag sie doch in der Größenordnung von 0,20. Im Gegensatz dazu waren in anderen von uns
durchgeführten Untersuchungen bestehende Korrelationen noch geringer, so daß wir annehmen können, daß Typ-A-Verhalten und
Angst im wesentlichen nicht in Beziehung zueinander stehen.

Bisher haben wir uns beim Typ-A-Verhaltensmuster mit Disposition
für KHK auf die USA beschränkt. Ist es aber auch in Europa zu
finden? Oder noch gezielter gefragt: Tritt dieser Verhaltenstyp
eher in einer sozialistischen als einer kapitalistischen Gesell-
schaftsordnung auf und wenn ja, ist dieses Verhaltensmuster auch
in diesem Gesellschaftssystem mit der koronaren Herzkrankheit
in Beziehung zu setzen?

In Zusammenarbeit mit WRZESNIEWSKI am Zentrum für kardiologische
Rehabilitation in Inowroclaw, Polen, wurde eine Übersetzung der
Aktivitätsübersicht ins Polnische erstellt. WRZESNIEWSKI fertig-
te eine Übersetzung des Originals zusammen mit polnischen Kollegen an. In Boston wurde diese Übersetzung von einem in Boston
lebenden polnischen Arzt und einem polnisch-amerikanischen Psychologen rückübersetzt. Dabei wurde festgestellt, daß einige
Termini nicht adäquat übersetzt worden waren, hauptsächlich aufgrund etwas ungewöhnlicher Ausdrucksweisen in der englischen
Sprache. Drei unserer Bostoner Mitarbeiter setzten sich hin und
bemühten sich, für etwa ein Dutzend der insgesamt 54 Punkte des
Tests einen alternativen Wortlaut zu finden. Diese modifizierte
und unserer Meinung nach dem Typ-A-Verhaltensmuster jetzt genau
entsprechende Fassung wurde nach Polen zurückgeschickt, worauf-
hin der Test an 149 Koronarkranken am Institut für kardiologische
Rehabilitation, 80 ambulant behandelten Rheumakranken und 88 Kontrollpersonen, Arbeitern von zwei dortigen Fabriken, durchgeführt wurde. Auch hier ergab sich ein auffallender Unterschied
bei der Typ-A-Skala zwischen Koronarkranken und gesunden Kontrollpersonen. Weiterhin fällt auf, daß der Mittelwert von 3,60
für die polnischen Koronarkranken ganz nahe an den am VAH in
Florida ermittelten Wert von 3,9 heran kam (s. Tabelle 4). Ähn-
lichkeiten bestanden ferner zu den Untersuchungen in San Fran-

Tabelle 4. JAS-Wertungen von männlichen KHK-Patienten 8-10 Wochen nach Herzinfarkt im Vergleich zu Männern ohne KHK (INOWROCLAW, Polen)

JAS-Skala	Infarkt-gruppe	Gesunde Kontrollen		
	N = 149	N = 88	t-Test	p[a]
Typ-A	3,60	0,58	2,47	0,007
Geschwindigkeit und Ungeduld	2,91	2,00	0,73	0,233
Berufsengagement	-4,26	-2,50	1,53	0,063
Starker Antrieb	7,16	3,28	2,86	0,003

[a] Einseitige Wahrscheinlichkeit

cisco und Bridgeport, Connecticut. Auch in bezug auf die Antriebsskala bestehen Unterschiede zwischen Koronarkranken und gesunden Kontrollpersonen in Polen, jedoch waren die Werte der Rheumakranken ebenfalls sehr hoch.

Eine weitere Studie an einer europäischen Personengruppe wurde in Rotterdam auf der Basis einer niederländischen Übersetzung der JAS durchgeführt. Der Test wurde von APPELS ins Niederländische übersetzt, der mit dem gegliederten Interview vertraut war und außerdem mit uns an der Aktivitätsübersicht gearbeitet hatte. APPELS entwickelte eine eigene Bewertungsmethode unter Zuhilfenahme eines logarithmischen Systems zur Ermittlung der relativen statistischen Bedeutung, der von BOCK entwickelten LOGOG-Methode. Hiermit werden andere Arten numerischer Wertungen als in der amerikanischen JAS-Version erzielt. Drei Personengruppen wurden im Rahmen eines von der Weltgesundheitsorganisation geförderten Programms zur Gefährdung durch Herz-Kreislauf-Erkrankungen untersucht. (Es handelte sich hierbei um eine breit angelegte gemeinschaftliche Studie als Teil der von der Weltgesundheitsorganisation geförderten Kaunas-Rotterdam Interventionsstudie). Bei den drei Untersuchungsgruppen handelte es sich 1. um Männer mit Angina pectoris, 2. um Männer mit anamnestisch gesichertem Herzinfarkt (ich habe bis jetzt noch nicht ermittelt, wie weit zurück diese lagen) und 3. um Männer ohne KHK, die jedoch aufgrund stark erhöhter Risikofaktoren in Behandlung waren. APPELS et al. stellten fest, daß die wegen kardiovaskulärer Risi-

kofaktoren behandelten Personen stärker zur Typ-A-Verhaltensweise
tendierten als die nicht in dieser Weise behandelten.

Männer mit Angina pectoris erzielten erheblich und signifikant
höhere Werte als die wenig gefährdeten Personen, doch lagen die
Männer mit anamnestisch gesichertem Herzinfarkt durchschnittlich
fast auf der gleichen Wertungsebene wie die Gesunden. Daraus ergibt sich zwar keine Bestätigung in bezug auf Herzinfarkt, jedoch ist eine starke Beziehung zu KHK-Risikofaktoren und Angina
pectoris festzustellen. Man darf außerdem den Schluß ziehen, daß
die Aktivitätsübersicht vollwertig ins Niederländische sowie
Polnische übersetzt werden kann. Auch bei Verwendung eines unterschiedlichen Wertungssystems in diesem Falle wurde ein signifikanter Unterschied ermittelt.

Ich möchte damit die Übersicht über eine Reihe von allgemeingül-
tigen Studien abschließen. Man könnte das Argument anführen, daß
sich solche Studien auf Personen erstrecken, die bereits krank
sind und vielleicht erst nach dem Auftreten der koronaren Erkrankung Typ-A-Verhaltensweisen gezeigt haben. Jedoch erscheint
es ziemlich unwahrscheinlich, daß ein kranker und funktionsun-
tüchtiger Mensch zu größerer Eile neigt, pünktlicher ist, stärker beschäftigt, energievoller und aktiver oder gewissenhafter
und rivalitätsbezogener ist. Ebenfalls ziemlich unwahrscheinlich
ist, daß es sich hierbei um die Auswirkungen von Angina pectoris
oder Herzinfarkt auf Verhalten oder Einstellung handeln soll.
Eine andere Möglichkeit bei diesen Querschnittsstudien ist, daß
alle Typ-B-Personen bereits verstorben waren, als wir die Fragebogenmethode oder das gegliederte Interview durchführten. Dadurch käme es zu einem Überschuß von Typ-A-Personen in der verbleibenden Gruppe. Das könnte man Voreingenommenheit durch selektives Überleben nennen. Diese Möglichkeit werden wir im Auge behalten müssen, da wir äußerst skeptische Forscher sind und nicht
einfach nur aufgrund retrospektiver Daten Behauptungen, daß das
Typ-A-Verhalten einen Risikofaktor darstelle, akzeptieren wollen.
Jedoch lehren uns diese, an vielen verschiedenen Orten durchgeführte Querschnittsstudien, daß das Typ-A-Verhalten kein Produkt
der Einbildung von FRIEDMAN oder ROSENMAN oder JENKINS oder
irgendeiner anderen Gruppe von Personen ist. Ähnliche Ergebnisse

wurden erzielt, gleichgültig ob die Untersuchung nun in San Francisco, Bridgeport (wo weder FRIEDMAN noch ROSENMAN noch JENKINS beteiligt waren), oder etwa in Florida, Polen oder Hawaii durchgeführt wurde. Über Resultate dieser Art wird auch aus einer Reihe anderer Orte berichtet. Wir können daher die Möglichkeit ausschließen, daß eine Art Verschwörung, eine Art "Eigengruppenwahn", die Ursache dieser positiven Erkenntnisse sei. Jedoch haben wir nicht die Möglichkeit verschiedener Arten retrospektiver Voreingenommenheit oder selektiven Überlebens ausgeschaltet. Der einzige Weg, dies zu erreichen, ist die Erhebung von Häufigkeitsdaten durch Durchführung einer prospektiven Studie.

In der wesentlichen kooperativen Gruppenstudie (WCGS) wurde die Aktivitätsübersicht 1965 an etwa 3 100 Personen ausgegeben, von denen gut 92% reagierten. Im Laufe der nächsten Jahre - zwischen 1965 und 1969 - trat bei 120 der 2 750 Gesunden aus dem Jahre 1965 eine koronare Herzkrankheit auf. Aus der verbleibenden Gruppe trafen wir eine 7%ige Zufallsauswahl von 524. Jeder Fünfte wurde ausgewählt, der keine koronare Herzkrankheit aufwies noch jemals aufgewiesen hatte und bei dem auch kein Verdacht auf KHK aufgrund des EKGs bestand. Es gab daher weder in der Patienten- noch in der Kontrollgruppe zweifelhafte KHK-Fälle. Aus Tabelle 5 geht hervor, daß die Koronarkranken höher auf der Typ-A-Skala standen, während die Kontrollen negativ waren. Die KHK-Fälle lagen auf der Geschwindigkeit- und Ungeduld-Skala sowie der Antrieb-Skala geringfügig höher und etwas niedriger auf der Berufsengagement-Skala, doch war keiner dieser Unterschiede auf den Faktorenskalen signifikant different. Es geht somit aus der prospektiven Studie hervor, daß die Typ-A-Skala, die ungefähr dem

Tabelle 5. Mittlere JAS-Wertungen im Rahmen der WCGS für prospektive KHK-Fälle und Kontrollgruppe

Skala	t	KHK-Fälle (N = 120)	Kontrollen (N = 524)
Typ A	2.30[a]	1,70	-0,60
Faktor S	0,28	0,47	0,18
Faktor J	-0,46	0,45	0,03
Faktor H	0,38	0,18	-0,19

[a] 0,01 (einseitige Wahrscheinlichkeit)

94

Interview entspricht, tatsächlich eine Prognose für die KHK-
Fälle innerhalb der nächsten vier Jahre stellt. Dabei handelt
es sich natürlich nicht um einen empfindlichen prognostischen
Faktor, doch ist der Bluthochdruck dies genauso wenig. In der
WCGS z.B. litten etwa 6% der Versuchspersonen an Hypertonie. Das
entsprach nur etwa 25-30% der Koronarkranken, so daß 75% der neu
hinzugekommenen Fälle keine Hypertoniker waren. In ähnlicher
Weise trat während der ersten fünf Jahre der Studie KHK nur bei
16% der Hypertoniker auf. Demnach waren 84% der Hypertoniker in
bezug auf KHK falsch positiv und ich nehme an, es wird wohl nicht
viel anders bei der falsch positiven Quote beim Typ-A-Verhalten
sein.

Die prospektive Analyse der JAS-Typ-A-Skala ist in Abb. 1 dargestellt. Wir unterteilten die Personen aufgrund ihrer Wertungen
in etwa gleiche Drittel der Verteilung:
1. Typ-B-Personen mit Werten von −5 oder weniger,
2. gemischte Typ-A/B-Personen, deren Werte in der Mitte lagen,
3. ausgesprochene Typ-A-Personen mit Werten ab +5 aufwärts.
Sowohl bei Personen, die bei Aufnahme in die Studie 50-59 Jahre
alt waren, als auch bei Personen, die bei Aufnahme in die Studie
40-49 Jahre alt waren, war ein deutlicher Anstieg der KHK-Quote

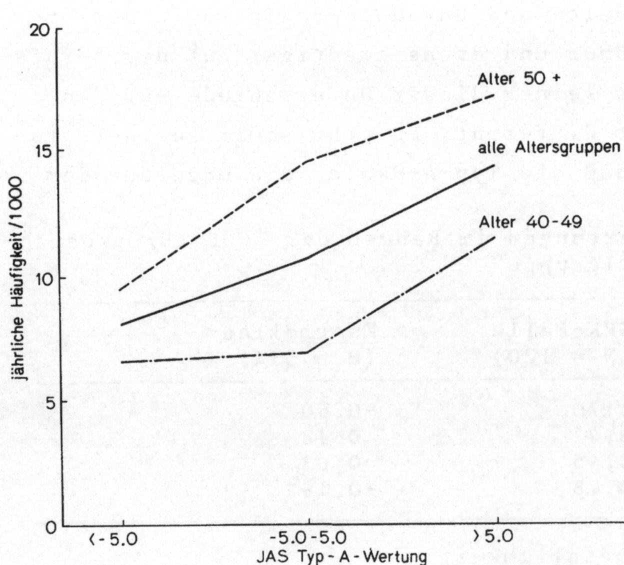

*Abb. 1. Häufigkeit der
KHK bei Männern der
westl. Kooperativen
Gruppenstudie im Hin-
blick auf Alter und
Aktivitätsübersicht
nach Jenkins (JAS) Typ-
A-Wertung*

bei Typ-A-Wertung auf diesem computerbewerteten Fragebogen festzustellen. Die Beziehung insgesamt war praktisch linear und statistisch signifikant bei 0,02. Mit der Methode des gegliederten
Interviews wurden noch steilere Steigungen erzielt. Sie erwies
sich sogar als noch aussagekräftiger als die Aktivitätsübersicht,
mit deren Hilfe jedoch nach wie vor eine prospektive Aussage bezüglich KHK möglich ist.

Wie sieht es mit der Gefährdung hinsichtlich des wiederkehrenden
Herzinfarkts aus? Dies ist eine Frage, die jeden an einem Rehabilitationszentrum und in der Praxis Arbeitenden in starkem
Maße beschäftigt. Steht die Typ-A-Verhaltensweise in Beziehung
zur rezidivierenden Koronarkrankheit und folglich Hypertonie,
Rauchen, Cholesterinspiegel oder Alter? Welches sind bei den Personen, die ihren ersten Herzinfarkt überleben, die Risikofaktoren, die bestimmen, wer den zweiten Herzinfarkt erleidet?

Tabelle 6 enthält auch Daten aus den späteren Phasen der WCGS.
Von den in die Aktivitätsübersicht einbezogenen Personen über-
lebten 287 ein einmaliges KHK-Ereignis, entweder die klassische
Angina pectoris oder viel häufiger einen Herzinfarkt. Bei 220
dieser Personen kam es zu keinem weiteren Ereignis, bei den rest-
lichen 67 zu Herzinfarkt als dem zweiten klinischen Ereignis.
Tabelle 6 gibt die Mittelwerte für jeden der Risikofaktoren bei
der Gruppe mit einmaligem Ereignis und der Gruppe mit Rezidiv an
sowie die Wahrscheinlichkeiten für die Differenzen zwischen beiden. Cholesterinspiegel und Zigarettenrauchen sind bei der Gruppe mit Infarktrezidiv im Vergleich zur Gruppe mit einmaligem Ereignis signifikant höher. Bei den Aktivitätsübersichtsskalen
sind die Typ-A-Wertungen bei P = 0,005 signifikant. Von den in
dieser Patientengruppe untersuchten Risikofaktoren erwies sich
die Verhaltensweise vom Typ A als der stärkste einzelne Indikator eines Infarktrezidivs. Als nächstes leiteten wir aus dieser
Aufstellung von Risikofaktoren eine Diskrimantenfunktionsglei-
chung ab, die Aufschluß gibt über den relativen Anteil mehrerer
Risikofaktoren bei Zusammenfassung zu einem Pool.

Tabelle 6. Mittelwerte für traditionelle Risikofaktoren und Aktivitätsübersicht – Wertungen für Männer der WCGS mit einmaligen und wiederkehrenden KHK-Ereignissen

Variablen	Einmaliges KHK-Ereignis (N = 220)[a]	Rezidiv (N = 67)[a]	F-Test	P
Alter (1965)	53,23	53,78	0,44	0,52
Triglyzeride (1963)[b]	183,85	190,89	0,19	0,68
Cholesterin (1963)	241,64	254,52	4,67	0,03
Diastolischer Blutdruck (1965)	77,52	79,36	1,80	0,18
Anzahl Zigaretten pro Tag (1965)	10,36	15,31	5,72	0,02
Aktivitätsübersicht-Wertungen (1965)				
Typ-A-Skala	0,55	4,39	8,32	0,005
Geschwindigkeit und Ungeduld	0,12	1,54	1,18	0,28
Berufsengagement	-1,48	0,33	1,51	0,22
Starker Antrieb	-0,26	1,32	1,35	0,25

[a] Aufgrund fehlender Werte in vereinzelten Fällen entspricht die Patientenzahl für die Variablen nicht immer 220 bzw. 67. Jedoch liegt die Patientenzahl niemals unter 210 bzw. 62

[b] Angaben in Klammern geben das Jahr an, in dem Messungen vorgenommen wurden

Das Computerprogramm wählt den stärksten Risikofaktor aus und gibt ihn zuerst in die Gleichung ein, ermittelt dann die Stärke der Beziehung dieses Risikofaktors zu den anderen Risikofaktoren im Pool, sucht dann den nächststarken und fährt so fort bis keine zusätzlichen Variablen signifikant zu dem Unterscheidungsvorgang beitragen können. In der so erstellten Gleichung lag die Typ-A-Wertung an erster Stelle mit einem F-Wert von ungefähr 8 und Signifikanz bei 0,001. Der zweite Faktor war die Anzahl der Zigaretten. Da Zigarettenrauchen und Cholesterinspiegel korrelierten, war der Cholesterinspiegel nach Eingabe der Zigaretten in die Gleichung nur gering signifikant im Hinblick auf seine prospektive Aussagekraft (s. Tabelle 7).

Nachdem also Typ-A-Verhalten und Anzahl der Zigaretten erst einmal in die Gleichung eingegeben waren, konnten 62% der einmaligen Fälle und 63% der rezifivierenden Fälle richtig erkannt werden.

Tabelle 7. Stufenweise Diskriminantenfunktion zur Klassifizierung von einmaligen und wiederkehrenden KHK-Ereignissen[a]

Stufe Nr.	Hinzukommende Variable	Mittelwerte		Einzusetzender		% richtig klassifiziert	
		Einmaliges Ereignis	Rezidiv	F-Wert	P	Einmaliges Ereignis	Rezidiv
1	Typ-A-Wertung	0,18	3,96	7,61	0,01	58,3%	58,3%
2	Anzahl Zigaretten	10,49	14,98	4,61	0,04	62,3	63,3
3	Cholesterinspiegel	242,18	255,42	2,93	0,10	62,7	60,0

[a] Wahrscheinlichkeit vorher bei 0,50 für jede Gruppe festgesetzt
[b] Diese Analyse erstreckt sich nur auf die Versuchspersonen mit Werten für alle Variablen, d.h. auf 205 bzw. 60

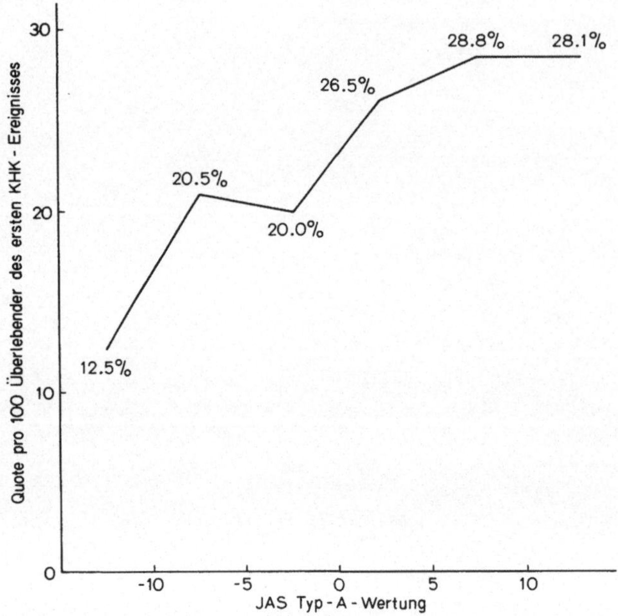

Abb. 2. Infarktrezidiv-Quote pro 100 Überlebender des ersten KHK-Ereignisses (Männer im Alter von 39-59 Jahren). Anordnung nach Typ-A-Wertung

Wir wollen uns nun der Frage nach dem biologischen Gefälle zuwenden, die eingangs als eine unserer wissenschaftlichen Säulen aufgestellt wurde. Ist bei einer ausgeprägten Typ-A-Verhaltensweise die Gefahr eines Infarktrezidivs größer als bei mäßigem Typ-A-Verhalten und ist im letzten Fall die Gefahr höher als bei keinerlei Typ-A-Tendenzen? Abbildung 2 geht auf diese Frage ein. Das Bild deutet auf das Bestehen einer Dosis-Reaktion-Beziehung zwischen Typ-A-Wertung und Gefahr eines Infarktrezidivs hin. Bei Wert -10, der etwa den untersten 20% der JAS-Verteilung entspricht, kam es bei 12,5% der Personen zu einem Herzinfarktrezidiv. Mit fortlaufend ansteigenden Werten nimmt die Reinfarktquote konstant zu.

Wir wollen hier einen Moment verweilen und eine Bestandsaufnahme der bisher angeführten wissenschaftlichen Kriterien für gültige Beziehungen machen. Wir haben retrospektive Beziehungen aufgezeigt und auf ihre möglichen Schwächen hingewiesen. Ferner haben wir eine prospektive Beziehung dargestellt, die das Argument aus-

räumt, diese Erkenntnis beruhe vielleicht auf der retrospektiven
Voreingenommenheit, daß die Personen durch ihre Krankheit verändert würden. In den Häufigkeitsabbildungen und Tabellen führten
alle Personen den Test im gesunden Zustand durch und nur diejenigen, bei denen in der Folgezeit KHK auftrat, erschienen als Häu-
figkeitsfälle. So sind wir auf die Themen retrospektive Voreingenommenheit und selektives Überleben eingegangen. Als nächstes
stellten wir die Dosis-Reaktion-Beziehung fest: Je stärkere Typ-
A-Verhaltensweisen eine Gruppe zeigt, desto höher steigt die Gefahr eines Infarkts und auch eines Infarktrezidivs.

Was könnte nun der physiologische Mechanismus hinter den festgestellten Beziehungen sein? In Boston hatten wir die Gelegenheit,
beim kardiologischen Dienst mitzuarbeiten, wo sehr viele Koronarogramme gemacht wurden. Die Krankenschwestern dort führten
sowohl die Aktivitätsübersicht als auch Untersuchungen auf Angst
und neurotische Tendenzen bei den Koronarographie-Patienten
durch. Die Ergebnisse der ersten Gruppe von 95 Personen sind in
Tabelle 8 und 9 dargestellt. Die Koronarogramme wurden immer
wieder abgespielt so wie ein Film, der abgespielt werden kann,
und die Kardiologen und Mitglieder der Kardiologengemeinschaft
beurteilten jedes von vier Koronargefäßen anhand des Ausmaßes
der Gefäßverengerung an der engsten Stelle. Jedes von vier Gefäßen wurde daraufhin bewertet, ob eine Verlegung von 50% oder
mehr oder von 75% oder mehr vorlag. Da die Daten für 75% oder
mehr denen für 50% oder mehr in etwa entsprechen ist nur eine
Datenreihe aufgeführt. Bei 55 dieser Personen waren 2-4 Gefäße
in Mitleidenschaft gezogen und bei 37 nur keines oder 1 Gefäß.
Es wurde dabei eine große Vielfalt von Diagnosen erfaßt:
Herzklappenfehler, Kardiomyopathie, Gelenkrheumatismus in der
Anamnese, Schmerzen unbestimmten Ursprungs in der Brust und bei
zwei Patienten Herzinfarkt mit Beteiligung jedoch nur eines Ge-
fäßes. Bei Tabelle 8 fallen die enormen Unterschiede zwischen
Personen mit starker und weniger starker Koronarsklerose auf,
und zwar auf der Typ-A-Skala (Signifikanz bei 0,005), Geschwin-
digkeits- und Ungeduld-Skala (Signifikanz bei 0,04), Berufsengagement-Skala (Signifikanz bei 0,03), Skala für starken Antrieb
zu Rivalitätsverhalten und Gewissenhaftigkeit (Signifikanz bei

Tabelle 8. Mittlere JAS-Wertungen von Patienten (anhand Anzahl der Koronargefäße mit Lumenverengerung von $\geq$ 50%)

JAS-Skala	Null oder ein Gefäß beeinträchtigt (N = 37)	Zwei bis vier Gefäße beeinträchtigt (N = 55)	F-Test	Wahrscheinlichkeit[a]
Typ A	-2,45	2,96	7,11	0,005
Geschwindigkeit und Ungeduld	-1,18	2,64	3,05	0,04
Berufsengagement	-8,54	-4,37	4,09	0,03
Starker Antrieb	3,95	8,60	3,69	0,03

[a] Einseitige Wahrscheinlichkeit

Tabelle 9. Mittlere Wertungen auf Angst- und neurotischer Tendenz-Skalen (anhand Anzahl der Koronargefäße mit Lumenverengung von $\geq$ 50%)

Modifizierte MMPI-Skala[a]	Null oder ein Gefäß beeinträchtigt (N = 37)	Zwei bis vier Gefäße beeinträchtigt (N = 58)	F-Test	Wahrscheinlichkeit[b]
Angst (Bendig)	48,1	53,1	5,64	0,02
Depression (Dempsey)	51,8	57,9	10,52	0,002
Hypochondrie	59,3	62,0	1,49	0,23
Hysterie	64,8	64,6	0,01	>0,50
Bejahung[c]	59,1	62,1	1,48	0,23
Verneinung[c]	58,8	55,1	3,96	0,05

[a] Minnesota Multiphasic Personality Inventory (MMPI)
[b] Zweiseitige Wahrscheinlichkeit
[c] Untergeordnete Skalen der Hysterie

0,03). Immer zeigten die Personen mit größerer Gefäßbeteiligung auch stärkere Typ-A-Tendenzen und zwar in bezug auf jeden Aspekt des Typ-A-Verhaltensmusters. Wir schließen daraus, daß einer der Mechanismen, d.h. einer der eigentlichen Gründe, warum das Typ-A-Verhaltensmuster in Beziehung zu koronarer Herzkrankheit, Herzinfarkt und koronarem Herztod steht, der zu sein scheint, daß Typ A mit einer schwerwiegenderen Koronargefäßverlegung verbunden ist.

Die Skalen für Angst und neurotische Tendenzen wurden aus dem
MMPI (Minnesota Multiphasic Personality Inventory) entnommen
und sind in mehreren Fällen verkürzte Skalen.

Auf der Angst-Skala nach BENDIG erwiesen sich die Personen mit
schwerwiegenderer Gefäßerkrankung als angstvoller. Dieselbe
Gruppe zeigte sich auch sehr viel depressiver, jedoch nicht deutlicher hypochondrisch. Wir benutzten ebenfalls die MMPI Hysterie-
Skala sowie ihre zwei Komponenten, das "Bejahen von Krankheitsbeschwerden" (im Sinne der Hypochondrie) und das "Verneinen in-
terpersoneller Probleme" (als Ausdruck einer geduldigen, klag-
losen Haltung). Weder die Hysterie-Skala noch die untergeordnete
Skala des Bejahens von Krankheitsbeschwerden standen in Beziehung zu einer Gefäßerkrankung. Aber für die untergeordnete Verneinungsskala ist eine signifikante Beziehung festzustellen,
wenn auch in einer anderen Richtung als HACKETTS Arbeiten zum
Faktor der Verneinung hätten vermuten lassen. Wir wissen seit
dieser Zeit, daß die hier verwandte Verneinungsskala nicht mit
der Beurteilung der Verneinung anhand des von HACKETT entwickelten Interviews übereinstimmt. Aus unseren Daten ist zu schließen,
daß stärkere Gefäßbeeinträchtigung mit größerer Angst, Depression und einer geringeren Fähigkeit, persönliche Probleme zu verneinen, einhergeht.

Weiterhin untersuchten wir die Beziehungen dieser psychologischen Skalen zu der von den Patienten angegebenen Intensität des
Angina-pectoris-Schmerzes. Im Gegensatz zu den JAS-Skalen korrelierten die Skalen für Hypochondrie und Angst mit dem anginösen
Schmerz. Unserer Ansicht nach schließt die Typ-A-Verhaltensweise
keine Neigung zu jammern und zu klagen ein. Diese Meinung haben
zuvor schon FRIEDMAN u. ROSENMAN vertreten. ZYZANSKI führte eine
höchst komplizierte, statistische Multivariablen-Analyse durch,
um die folgenden Fragen zu beantworten: Stehen die Typ-A-Skala
und diese Neurosenskala immer noch in Beziehung zu der Anzahl
der geschädigten Gefäße, wenn der Beschwerde-Faktor, von dem der
Anginawert ein Index ist, kontrolliert wird und erweist sich
dieses Ergebnis immer noch als richtig, wenn Alter und frühere
Herzinfarkte bei diesen Personen statistisch kontrolliert werden?

Tabelle 10. Wahrscheinlichkeitswerte für Differenzen bei mittleren Skalenwertungen für männliche Patienten in Gruppen eingeteilt nach den Schweregraden zweier kardiovaskulärer Erkrankungen. Hauptwirkungen[a]

Skala	Beteiligte Gefäße	Intensität der Anginaschmerzen[b]
Typ A	0,02	---
Geschwindigkeit und Ungeduld	---	---
Berufsengagement	---	---
Starker Antrieb	0,04	---
Verneinung (gering)	0,01	---
Angst	0,01	---
Depression	0,001	0,06
Hysterie	---	0,002
Hypochondrie	---	0,02
Bejahung	---	0,01

a Keine Wechselwirkungen waren signifikant und daher sind die Hauptwirkungen direkt interpretierbar

b Jede Hauptwirkungsstatistik schaltet der event. Einfluß der anderen Hauptwirkung aus und entfernt durch Kovarianz die durch Alter und Anzahl früherer Herzinfarkte bedingten Wirken

Diese in Tabelle 10 dargestellten Analysen zeigen, daß die Typ-A-Skala immer noch in Beziehung zu der Anzahl der geschädigten Gefäße bei 0,02 steht und daß dies auch für Antriebsskala, Verneinung der interpersonellen Probleme, Angst und Depression zutrifft, selbst nachdem die subjektiven Angaben zu Intensität des Anginaschmerzes und Anzahl der früheren Herzinfarkte statistisch kontrolliert werden.

Bei der Untersuchung der Schmerzintensität selektierten wir die Anzahl der geschädigten Gefäße sowie die anderen zwei genannten Kovariablen. Ziel der Analyse war, festzustellen, welche dieser Wertungen in Beziehung zur Angina-pectoris-Intensität stehen, nachdem die Anzahl der verlegten Gefäße berücksichtigt worden ist und Alter und Anzahl der Herzinfarkte ebenfalls kontrolliert werden. Zwischen keinem der Typ-A-Wertungen und den subjektiven Angaben zur Angina war eine Beziehung festzustellen, doch standen Depression, Hysterie, Hypochondrie und Bejahung der Krankheitsbeschwerden alle in Beziehung zur Angina-pectoris-Intensität. Wir kommen zum Ergebnis, daß die Faktoren Typ-A-Verhalten, geringe Verneinung, starke Angst und starke Depression in Beziehung zum Ausmaß der Gefäßkrankheit stehen, jedoch die vom Patienten selbst gemachten Angaben zur Angina-pectoris-Intensität - wenn das Ausmaß der Krankheit kontrolliert wird - in Beziehung vorwiegend zu Hysterie, Hypochondrie und Bejahung der Krankheitsbeschwerden stehen.

Die bisher angeführten detaillierten Daten stammen hauptsächlich aus Studien, an denen ROSENMAN, FRIEDMAN oder ich selbst beteiligt waren. Ich möchte mich daher jetzt den Untersuchungen anderer Forschungsgruppen in anderen Teilen der Welt zuwenden. Dabei sollen diese Untersuchungen in bezug auf die eingangs aufgezählten wissenschaftlichen Kriterien und Fragestellungen gesehen werden wie Stärke der Beziehung, Übereinstimmung der gewonnenen Erkenntnisse, ob der prädizierende Faktor vor dem Auftreten der Krankheit liegt, ob der prädizierende Faktor Gültigkeit für eine einzelne Klasse von Krankheiten besitzt, ob es ein biologisches Gefälle gibt usw. Die Tabellen 11-14 geben eine Übersicht über Patienten-Kontrollgruppen-, Querschnitts- und prospektive Studien zur Beziehung zwischen Koronarkrankheit und Typ-A-Verhaltensweise oder Eigenschaften, die Komponenten dieses Verhaltensmusters darstellen. Diese wurden zum Teil aus einem 1976 erschienenen Übersichtsreferat im <u>New England Journal of Medicine</u> und teilweise aus einem Kapitel <u>im Annual Review of Medicine</u> aus dem Jahre 1978 entnommen.

Bisher ist in 12 Studien, die entweder mit dem strukturierten Interview oder der JAS arbeiteten, über eine retrospektive Beziehung zwischen dem Typ-A-Verhalten und koronaren Herzkrankheit berichtet worden. Diese sind in Tabelle 11 aufgeführt. Die Interview-Studien von CAFFREY u. KEITH wurden an anderen Orten als Kalifornien und unabhängig vom Erfinder der Typ-A-Theorie durchgeführt.

COHEN stellte im Rahmen des Honolulu-Herzprogramms anhand der Aktivitätsübersicht von 1966 fest, daß verhältnismäßig wenig Männer der Untersuchungsgruppe der "US veterans of Japanese an-

Tabelle 11. Patienten-Kontrollen/Querschnittsstudien zum Typ-A-
Verhalten und zur koronaren Herzkrankheit

Autoren		Ort	Ergebnis
– Gegliedertes Interview			
ROSENMAN und Mitarbeiter	1964	WCGS	+
CAFFREY und Mitarbeiter	1969	Klöster	+
KEITH und Mitarbeiter	1965	Boston	+
JENKINS und Mitarbeiter	1966	WCGS	+
– Aktivitätsübersicht			
JENKINS und Mitarbeiter	1971	WCGS	+
KENIGSBERG und Mitarbeiter	1974	Connecticut	+
COHEN und Mitarbeiter	1974	Honolulu	+
STOKOLS	1973	N.C.	+
SHEKELLE und Mitarbeiter	1976	Chicago	+
GLASS und Mitarbeiter	1977	Texas	+
HILAND	1978	Florida	+
WRZESNIEWSKI	1978	Polen	+

cestry" in Honolulu als Typ-A-Personen eingestuft wurden. Aber
diejenigen Personen, die sich als Typ A erwiesen und bei denen
<u>außerdem</u> noch soziale Mobilität im Hintergrund stand, zeigten
eine stärkere Disposition für koronare Herzkrankheit.

STOKOLS am VA Hospital in Durham, North Carolina, kam unter Verwendung der Aktivitätsübersicht und einer Reihe anderer Tests zu
dem Ergebnis, daß die Typ-A-Wertung die Koronarkranken signifikant von den Kontrollpersonen unterscheidet. SHEKELLE et al. in
Chicago arbeiteten völlig selbständig mit der Aktivitätsübersicht, die wir blind für sie auswerteten. Sie stellten fest, daß
die Typ-A-Wertung ebenso mit KHK korrelierte wie Bluthochdruck
und Cholesterinspiegel, wenn diese drei Faktoren gleichzeitig
in eine Diskriminanten-Funktionsgleichung in einer Querschnittsstudie eingegeben wurden. Einige der anderen in Tabelle 11 aufgeführten Studien sind in dieser Arbeit schon beschrieben worden.

Tabelle 12 gibt Untersuchungen zu den Komponenten des Typ-A-Verhaltensmusters an, die mit anderen Methoden als dem gegliederten
Interview oder der Aktivitätsübersicht erfaßt wurden. Eine der
interessanten Studien in Tabelle 12 ist die von WANDWELL u. BAHN-
SON, die ihren eigenen, 17 Punkte umfassenden Typ-A-Fragebogen

Tabelle 12. Patienten-Kontrollen/Querschnittsstudien zu den Komponenten des Typ-A-Verhaltens und der koronaren Herzkrankheit

Autoren		Ort	Ergebnis	Untersuchte Komponenten
Andere Methoden				
WARDWELL u. BAHNSON	1973	Conn.	+	Allgemein definierter Typ A
GANELINA u. KRAEVSKY	1971	UDSSR	+	Ehrgeizig, verantwortungsbe-wußt, arbeitet schnell
THIEL und Mitarbeiter	1973	Okla.	+	Übermäßiger Antrieb, Überstun-den, bewegt sich schnell
MERTENS u. SEGERS	1971	Belgien	+	Zeitdruck, Streben nach Ver-antwortung
THEORELL u. RAHE	1972	Schweden	+	Feindseligkeit bei gebremster Arbeitsgeschwindigkeit
VAN DIJL	1974	Niederlande	+	Übermäßiger Antrieb, Engage-ment im Beruf
BENGTSSON und Mitarbeiter	1973	Schweden	+/0	Aggressiv, neurotisch an-maßend
BRUHN und Mitarbeiter	1968	Penna.	+	2 Berufe zur gleichen Zeit
LILJEFORS u. RAHE	1970	Schweden	+	Engagement im Beruf, kann sich nicht entspannen

für eine retrospektive Studie mit zwei Kontrollgruppen erstellten: einer Patienten- und einer Kontrollgruppe. Sie benutzten 12 Skalen, die sich auf verschiedene Aspekte der Belastung, die in der medizinischen Literatur als wichtig angesehen werden, bezogen. Von diesen 12 war nur bei zwei der Skalen ein Unterschied zwischen Koronarkranken und den beiden Kontrollgruppen festzustellen. Bei der einen handelte es sich um die Messung des Typ-A-Verhaltensmusters. Die Methode zur Messung des Verhaltensmusters scheint also weniger wichtig zu sein als die Tatsache, daß ein gültiger Meßwert erzielt worden ist. GANELINA u. KRAEVSKY, die in der Sowjetunion arbeiten, haben ihre eigene Verhaltenstypologie entwickelt. Die Personen mit KHK erwiesen sich in einer retrospektiven Studie als ehrgeiziger, verantwortungsbewußter und arbeiteten schneller als die gesunde Kontrollgruppe. Die Verhaltenskategorien entsprangen einer unterschiedlichen theoretischen Basis, aber der Verhaltenstyp, bei dem die meisten KHK-Fälle zu verzeichnen waren, entsprach auffallend stark dem Typ A von FRIEDMAN u. ROSENMAN. THIEL et al. (BRD) beschrieben übermäßigen Antrieb und schnelle Bewegung als zwei der charakteristischen Merkmale ihrer Koronarkranken. MERTENS u. SEGERS (Belgien) führten eine Querschnittsstudie durch, die Fragen bezüglich körperlicher Bewegung, Angst, Problemen in der Familie, Zeitdruck und Streben nach Verantwortung beinhaltete. Zwei charakteristische Typ-A-Merkmale waren unter den diskriminierenden Faktoren. THEORELL u. RAHE demonstrierten die Signifikanz der Feindseligkeit, wenn die Aktivität von Personen gebremst wurde oder man ihnen stärkere Verantwortung übertrug.

VAN DIJL (Holland) stellte eine starke Beziehung von übermäßiger Aktivität und Engagement im Beruf zur KHK fest. Diese zwei Faktoren stellen ebenfalls Hauptcharakteristika des Typ-A-Verhaltens dar. BENGTSSON (Schweden) ermittelte mehrere charakteristische Typ-A-Merkmale im Rahmen einer retrospektiven Studie an schwedischen Frauen. BRUHN, der die Letalität von bereits an KHK erkrankten Personen in Oklahoma untersuchte, beschrieb das Engagement im Beruf als wichtig und bei LILJEFORS u. RAHE zeigten Engagement im Beruf und die Unfähigkeit zur Entspannung eine starke Beziehung zur Koronarerkrankung.

Tabelle 13. Angiographische Studien des Typ-A-Verhaltens und Messungen der Arteriosklerose

Autoren		Ort	Messung	Ergebnis
ZYZANSKI und Mitarbeiter	1976	Boston	JAS	+
BLUMENTHAL und Mitarbeiter	1975	N. Carolina	(JAS/SI)	+
FRANK und Mitarbeiter	1978	New York	SI	+
PEROSIO und Mitarbeiter	1977	Argentinien	SI?	+

Außer den KHK-Verbreitungs- und Häufigkeitsuntersuchungen sind auch Untersuchungen zur Arteriosklerose, bewertet entweder anhand der Autopsie oder durch Koronarographie am lebenden Patienten, durchgeführt worden (s. Tabelle 13). Eine Autopsieuntersuchung von FRIEDMAN ergab, daß es sich bei plötzlichem Todesfällen infolge weit fortgeschrittener Arteriosklerose häufiger um Typ-A-Personen handelte als bei Todesfällen infolge anderer Ursachen. FRIEDMAN benutzte eine Befragung der nächsten Angehörigen als Quelle seiner Daten. BLUMENTHAL, Duke University in Durham, North Carolina, bediente sich sowohl des gegliederten Interviews als auch der Aktivitätsübersicht.

Seine Prüfgruppe bestand aus Männern und Frauen, berufstätig und unbeschäftigt, weiß und schwarz. Das Interview hatte eine sehr starke prospektive Aussage bezüglich der Anzahl der geschädigten Gefäße nach Wertung auf einem an der Duke University entwickelten angiographischen Index. Aufgrund der Aktivitätsübersicht jedoch war keine Beziehung zu Arteriosklerose festzustellen. Offensichtlich eignete sie sich nicht für diese Versuchsgruppe oder zumindest die Personen, die nicht in bezahlten Berufen arbeiteten. FRANK u. KORNFELD von der Columbia University in New York führten eine weitere angiographische Studie auf der Grundlage des gegliederten Interviews durch. Es wurde ein starker Zusammenhang zwischen Typ-A-Verhalten und koronarographisch gesicherter Arteriosklerose beobachtet. Ein Bericht über die von den beiden Forschern erzielten Ergebnisse wird demnächst in "Journal of

Tabelle 14. Prospektive Studien zum Verhaltensmuster und zur koronaren Herzkrankheit

Autoren		Ort	Ergebnis
– Gegliedertes Interview			
ROSENMAN und Mitarbeiter	1966–1975	WCGS	+
MATTHEWS und Mitarbeiter	1976	WCGS	+
BRUHN und Mitarbeiter	1974	Okla	+
– Aktivitätsübersicht			
JENKINS und Mitarbeiter	1974	WCGS	+

Tabelle 15. Prospektive Studien zu den Komponenten des Typ-A-Verhaltens und der koronaren Herzkrankheit

Autoren	Ort	Ergebnis	Untersuchte Komponenten
Andere Messungen			
BONAMI u. RIME 1972	Belgien	+	Leistung, Engagement im Beruf
FRIEDMAN und Mitarbeiter	1974 Kalif.	O	Allgemein definierter Typ A
THEORELL und Mitarbeiter	1975 Schweden	+	Feindseligkeit bei gebremster Arbeitsgeschwindigkeit, zusätzliche Verantwortung
FLODERUS	1974 Schweden	+	Zeitdruck, übermäßige Verantwortung am Arbeitsplatz
BROZEK und Mitarbeiter	1966 Minnesota	+	Aktivität-Energie

American Medical Association" erscheinen. PEROSIO et al. ermittelten die Typ-A-Verhaltensweise wohl durch ihre eigene Version des Interviews, die sie vermutlich nach Lektüre der Arbeiten von FRIEDMAN u. ROSENMAN erstellten. PEROSIO stellte einen sehr starken Zusammenhang zwischen der Anzahl der verlegten Gefäße und dem Vorhandensein vom Typ-A-Verhaltensmuster fest. Er schickte mir einen Sonderdruck seiner in La Prensa Medica Argentina erschienenen Arbeit. Die Tabellen 14 und 15 zeigen eine Übersicht über eine Reihe von prospektiven Studien sowie eine zum Teil prospektive, zum Teil retrospektive Studie zum Herzinfarktrezidiv. Darunter befindet sich auch die westliche kooperative Gruppenstudie (WCGS) von ROSENMAN et al., bei der das gegliederte Interview angewandt wurde. Auch die von JENKINS et al. durchgeführte prospektive Studie auf der Grundlage der Aktivitätsübersicht ist in der WCGS enthalten. BONAMI u. RIME wandten den Vier-Bilder-Test nach VAN LENNEP an, bei dem es sich um einen thematischen Aperzeptationstest handelt. Die Daten entstammten den Unterlagen eines industriellen Konzerns und wurden im Durchschnitt neun Jahre vor Auftreten klinischer Koronarkrankheit erhoben. Auch eine Kontrollgruppe wurde mit einbezogen. In dieser prospektiven Studie wurden Leistung und Engagement im Beruf als Indikatoren späterer KHK ermittelt. BRUHNS Untersuchung der Mortalität bei KHK basierte auf dem Interview. MATTHEWS reanalysierte die Punkte des gegliederten Interviews bei einer Untergruppe von zukünftigen WCGS-Kranken und -Kontrollpersonen und ermittelte die rivalitäts- und aggressionsbezogenen Punkte des Interviews als Hinweise auf KHK. FRIEDMAN, der mit der Kaiser-Permanente-Gruppe arbeitete, benutzte einige Punkte aus dem "Minnesota Multiphasic Personality Inventory", mit denen das Typ-A-Verhalten gemessen oder nicht gemessen werden kann. Er konnte jedoch keine Beziehung feststellen, sondern fand sogar eine Tendenz zu negativer Beziehung zu späterem Herzinfarkt. Methodologisch gesehen ist dies das bisher stärkste negative Ergebnis. Ich habe mich bei der Aufzählung der Untersuchungsergebnisse um Vollständigkeit bemüht und alle Resultate, ob positiv oder negativ, genannt, bei denen angemessene Versuchspersonenzahlen und eine gut gegliederte Untersuchung vorlagen.

THEORELL stellte fest, daß Personen, die eine feindselige Haltung einnahmen, wenn man ihre Arbeitsgeschwindigkeit bremste oder ihnen zusätzliche Verantwortung im Beruf übertrug, eine stärkere Disposition für KHK in der nahen Zukunft zeigten. Es handelte sich dabei um eine Studie an Bauarbeitern. FLODERUS kam im Rahmen einer prospektiven Studie in Schweden zu dem Ergebnis, daß Zeitdruck und übermäßige Verantwortung am Arbeitsplatz mit dem späteren Auftreten von Angina pectoris in Zusammenhang stehen. BROZEK, KEYS und BLACKBURN konnten 1966 nachweisen, daß eine Skala aus der "Thurstone Temperament Schedule" (Temperamentsübersicht nach Thurstone), nämlich die Aktivitäts-Energie-Skala, ein

signifikanter Indikator von KHK war. In einer anderen Studie
führten wir eine Reihe von Tests, u.a. die JAS und Temperamentsübersicht nach Thurstone, durch und stellten fest, daß die Typ-
A-Skalen am stärksten mit dieser Aktivitäts-Energie-Skala korrelierten. Das Typ-A-Verhalten korreliert also mit der Aktivitäts-
Energie-Skala und beide Faktoren sind bei Personen, bei denen
später KHK auftritt, verstärkt vorhanden.

Wenn wir uns nun noch einmal die eingangs aufgezählten epidemiologischen Kriterien zur Beurteilung der Gültigkeit einer Beziehung zwischen einem Risikofaktor und einer Krankheit vor Augen
führen, stellen wir fest, daß lediglich eine Übersicht über eine
Vielzahl von an vielen Orten und von vielen Prüfern erzielten
Ergebnissen gegeben wurde, von denen einige in früheren Jahren
dem Typ-A-Verhaltensmuster als einer Konzeption gegenübergestellt
wurden. Wir können feststellen, daß das Typ-A-Verhaltensmuster
eine erhöhte relative Gefahr für KHK darstellt, wobei das Verhältnis zwischen 2 : 1 oder 3 : 1 bei den meisten Studien und
sogar noch höheren Verhältniszahlen bei einer prospektiven Studie an jüngeren Personen über zwei Jahre schwankte. Wir können
weiterhin eine Übereinstimmung bei vielen Ländern, Untersuchungsgruppen und Methoden zur Bestimmung des Typ-A-Verhaltens feststellen. Diese bemerkenswerte Übereinstimmung in bezug auf das
Typ-A-Verhalten steht im Einklang mit dem stärksten der "Standard-Risikofaktoren". Wir haben eindeutig bewiesen, daß der prädizierende Faktor zeitlich vor dem Auftreten der Krankheit liegt,
d.h. das Typ-A-Verhalten ist zuerst beim Gesunden vorhanden -
und die KHK tritt erst zu einem viel späteren Zeitpunkt auf -
in der belgischen Studie z.B. durchschnittlich 9 1/2 Jahre später. Der prädizierende Faktor scheint besonders kennzeichnend
für Arteriosklerose zu sein. Wenn Kontrollgruppen mit anderen
Krankheiten zum Vergleich mit Koronarkranken herangezogen werden,
stellen wir gewöhnlich höhere Typ-A-Werte bei den Koronarkranken
fest, jedoch durchschnittliche oder etwas niedrigere Werte bei
Patienten mit anderen Erkrankungen.

Weiterhin konnten wir ein biologisches Gefälle nachweisen: Die
Stärke des Typ-A-Verhaltens steht in Beziehung zum Ausmaß der

Disposition nicht nur für den ersten, sondern auch den zweiten
Herzinfarkt. Diese Erkenntnis steht in Einklang mit dem bestehenden biologischen Wissen. Weiterhin kann das dem Typ A eigene
"Aktivitätstempo" physiologische und biochemische Reaktionen
hervorrufen, die als Vorläufer der koronaren Herzkrankheit angesehen werden. Man hat dies im Tierexperiment und auf verschiedene Arten beim Menschen nachweisen können. FRIEDMAN und ROSEN-
MAN sowie einige andere Wissenschaftler haben hierzu wertvolle
Beiträge geleistet.

Unserer Meinung nach haben die Forschungsarbeiten des letzten
Jahrzehnts den Nachweis erbracht, daß es sich beim Typ-A-Verhaltensmuster sowohl um ein echtes psychologisches Phänomen als
auch um einen Hauptrisikofaktor arteriosklerotischer Erkrankungen handelt.

Der Einfluß psychosozialer Risikokonstellationen auf den Ausbruch des ersten Myokardinfarkts

J. Siegrist

In einer umfangreichen empirisch-interdisziplinären Studie untersuchten wir, welchen Einfluß auf die Entstehung eines Herzinfarktes soziale und emotionale Belastungen – in Ergänzung zu bekannten Risikofaktoren – haben.

Solche Belastungen fördern nicht nur die Ausbildung des einen oder anderen Risikofaktors, sondern wirken unabhängig davon auf das zentralnervöse Erregungsniveau und vermögen über neurohormonelle Reaktionen, das Herz-Kreislauf-System zu schädigen. Die unter dem ungenauen und verwirrenden Begriff "Stress" bisher zusammengetragenen wissenschaftlichen Befunde beweisen zwar nicht schlüssig, daß Stress in jedem Fall ein Risikofaktor für koronare Herzkrankheiten ist, sie legen aber nahe, im Bereich psychosozialer Belastungen nach zusätzlichen krankmachenden Einflüssen zu suchen.

Erst in den letzten zwei Jahrzehnten hat die Kardiologie begonnen, Zusammenhänge zwischen dem zentralen Nervensystem und Schädigungen des Herz-Kreislauf-Systems intensiver zu untersuchen. Der in der USA ausgewanderte österreichische Kardiologe RAAB[1] hat Ende der sechziger Jahre in einem Modell (Abb. 1) solche Zusammenhänge postuliert und für die einzelnen Verbindungsglieder experimentelle oder epidemiologische Belege angeführt. RAAB stellt sich das pathogene Geschehen, das letztlich zum Herzinfarkt führt, als ein Wechselspiel dreier ursächlicher Bedingungen vor:

---

1 William Raab: Preventive Myocardiology. Thomas, Springfield 1970

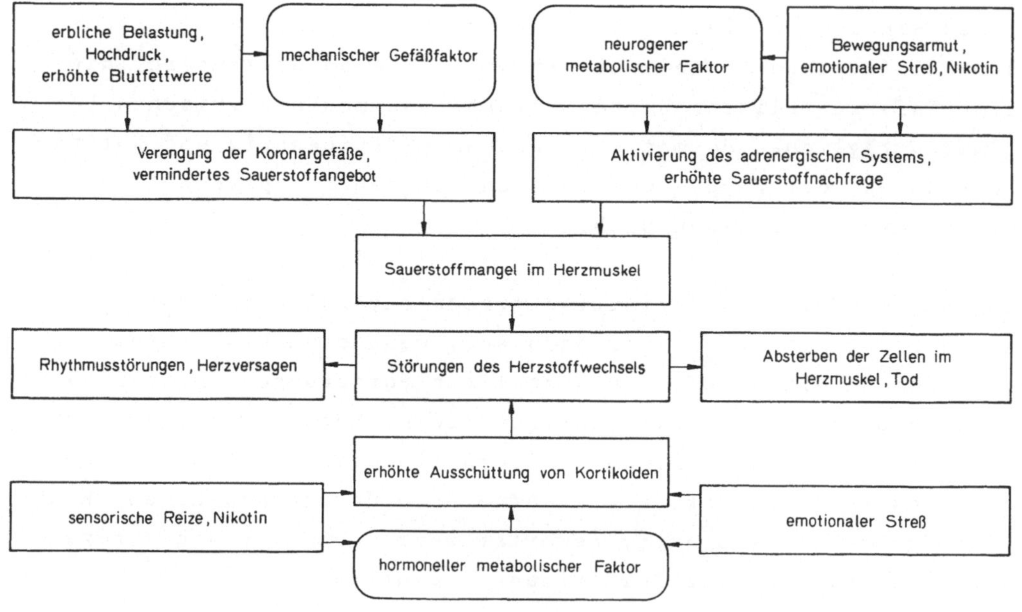

Abb. 1. So könnte ein Infarkt entstehen. Zusammenhänge zwischen Zentralem Nervensystem und den Schädigungen des Herz-Kreislauf-Systems

- Bei weitem die wichtigste ist die Ausbildung einer Arteriosklerose der Koronargefäße. Diese Bedingung wird "mechanischer Gefäßfaktor" genannt. Wichtige somatische Risikofaktoren wie Hochdruck und Blutfettwerte begünstigen den arteriosklerotischen Prozeß und vermindern dadurch das Sauerstoffangebot im Herzmuskel.
- Diese Situation wird unterstützt durch zentralnervös-vegetative Einflüsse, die das Kreislaufsystem belasten und die Sauerstoffnachfrage in dem ohnehin nicht mehr optimal versorgten Herzmuskel zusätzlich erhöhen.
- Zugleich können starke zentralnervöse Erregungen ebenso wie andere Risikofaktoren auf hormonellem Weg den Herzstoffwechsel direkt schädigen und zu einer Entgleisung bringen.

Diese Modellvorstellungen sind zwar sehr plausibel und in Einzelheiten schon belegt, wurden aber bisher noch nicht in Längsschnittstudien an infarktgefährdeten Personen bewiesen. Einen

ersten Schritt in dieser Richtung hat der schwedische Forscher
THEORELL (Stockholm) gemacht. Er wies 1974 an 21 Männern, die
einen Infarkt erlitten hatten, einen Zusammenhang zwischen bestimmten täglichen Hormonausscheidungen (Epinephrin und Norepinephrin) und der Höhe - wöchentlich erhobener - psychosozialer
Belastungen statistisch nach.

Nach der klassischen Definition treten physiologisch definier-
bare Stressreaktionen immer dann auf, wenn eine Diskrepanz zwischen den an einen Menschen gestellten Forderungen und den vorhandenen Bewältigungsmöglichkeiten dieser Menschen besteht, aber
entscheidend für das Ausmaß einer physiologisch identifizierba-
ren Stressreaktion ist, wie externe Anforderung und eigene Reak-
tionsmöglichkeit subjektiv bewertet werden und wie diese Bewertungen den Verlauf der Bewältigung beeinflussen.

Mit dieser erweiterten Stressdefinition - externe Anforderung,
Bewertung der Anforderung, internes Bewältigungspotential, Bewertung des internen Bewältigungspotentials - können wir analy-
tisch drei Formen der Diskrepanz unterscheiden.
- Form I entspricht der klassischen Stressdefinition: Eine hohe
  externe Anforderung wird als solche erkannt, die eigenen Reak-
  tionsmittel werden als nicht ausreichend eingeschätzt, folglich bleibt die Diskrepanz erhalten - wegen der gegebenen Übereinstimmung eine "realistische Anforderungsbewertung".
- Form II verkennt eine externe Anforderungssituation und zwar
  wird diese unterschätzt bei gleichzeitiger Überschätzung eigener Reaktionsmöglichkeiten. Die Folge dieser Fehleinschätzun-
  gen ist eine maximale Mobilisierung und Beanspruchung innerer
  Ressourcen: Lange Zeit anhaltend und sich steigernd kann dies
  zu einer Erschöpfungsreaktion und Depressivitäts- und Hilflo-
  sigkeitsgefühlen führen.
- Form III stellt eine entsprechende Situation dar: Geringe externe Anforderungen werden in ihrem Leistungsaspekt überschätzt
  bei gleichzeitig tendenzieller Unterschätzung eigener Reaktionsmöglichkeiten. Bei der Beantwortung dieser Anforderungen
  handelt es sich um eine besonders unökonomische Reaktionsform,
  die mit zu hohen Anstrengungen einsetzt.

Die Formen II und III sind mithin "unrealistische Anforderungs-
bewertungen". Wenn man nun unterstellt, daß chronischer psychosozialer Stress aus einem Mißverhältnis zwischen den realen und/
oder subjektiv bewerteten Leistungsanforderungen und den realen
und/oder subjektiv bewerteten Bewältigungsmöglichkeiten eines
Individuums resultiert, ergeben sich für die Forschung zwei
Aspekte:
Erstens ist es unerläßlich, das Wechselspiel zwischen äußeren
Anforderungen — also den sozialen Belastungen — und den individuellen Reaktionen darauf zu thematisieren. Zweitens scheinen
bestimmte individuelle Bewertungs- und Verhaltensstile bei der
Erzeugung von Stress eine nicht unwesentliche Rolle zu spielen.

Zur Erläuterung dieser beiden Aspekte eine Patientengeschichte:
Herr A., der mit 53 Jahren einen ersten Herzinfarkt bekommt, ist
als Platzmeister bei einem Autohändler angestellt. Dieser lie-
fert nicht nur Neuwagen aus, sondern unterhält auch eine Tankstelle mit Waschstraße. Herr A. hat mit allen drei Bereichen zu
tun:
Er kontrolliert die Neuwagen auf Fehler, teilt die Auslieferun-
gen ein und führt Aufsicht über Tankstelle und Waschstraße. Seine Wohnung liegt direkt bei der Arbeitsstelle, "gleich um die
Ecke", wie er angibt. Er arbeitet ungewöhnlich lange, machte in
den letzten zwei Jahren durchschnittlich 60 Überstunden pro Monat — "verheerend" ist sein eigenes Urteil dazu.
Nach seiner Freizeit befragt, meint er zunächst: "Abends bin ich
im Bett." Nach einigem Zögern: "Ich würde ganz gern kegeln, die
Nachbarn haben auch gebettelt, aber ich war halt zu müde."

Warum ist es um die Freizeit des Herrn A. so schlecht bestellt?
Liegt es an den objektiven Anforderungen der Arbeitssituation?
Er charakterisiert seine Situation so: "Die letzten zwei Jahre
waren verheerend. Früher wurden 600 Neuwagen ausgeliefert, jetzt
sind es 1 400 bei gleichvielen Leuten. Es ist fast ein dreifaches
Arbeiten. Die Termine zu den Kunden waren zu kurz, gleichzeitig
die Lieferzeiten zu lang."

Herr A. steht immer zwischen zwei Anforderungen: Sein Chef beziehungsweise die Autofirma, die er vertritt, erwarten nicht dasselbe wie die Kunden, mit denen er verhandelt. Die Kunden verlangen, daß ihr Auto in jeder Einzelheit perfekt ist. Chef und Firma sind der Meinung, daß man beim Kontrollieren der Wagen auch übertreiben kann.
Herr A.: "Die Zentrale hat sich schon beschwert, ich würde zuviel bemängeln." Andererseits: "Der Kunde ist König. Man selbst ist ein Stück Mist, man muß alles in sich hineinbeißen."

Offensichtlich hat es Herr A. an seinem Arbeitsplatz nicht leicht: Die Anforderungen sind hoch und zum Teil widersprüchlich. Doch es liegt nicht nur an der äußeren Situation, wenn der Patient nicht zu seiner verdienten Freizeit kommt. Schuld ist auch sein Verhalten, seine Art, auf die Situation zu reagieren und sie mitzubestimmen.

Herr A. meint, im Betrieb ständig gebraucht zu werden: "Ich war doch nie im Urlaub die ganze Zeit. Das hängt damit zusammen, daß ich immer wieder im Geschäft gebraucht werde. Nur ich kenne die Waschstraße. Oder als neulich eine Ausstellung war, ich mußte alles organisieren. Die 14 Tage im Februar, als ich zu Hause sein wollte, bin ich laufend gerufen worden."

An seinem ausgeprägten Pflichtgefühl und seiner Pedanterie hängen eine Reihe von Problemen. Nicht nur die Zentrale beschwert sich über seinen Eifer beim Aufspüren von Mängeln, es gibt auch Ärger mit den Kollegen, "weil ich ein Typ bin, der immer sehr genau ist".
Schließlich kommt es einen Tag vor dem Infarkt zu einem Streit, einem an sich recht alltäglichen Ereignis, das Herr A. aber nicht adäquat verarbeiten kann und deshalb für ihn mit starker emotionaler Erregung verbunden ist.

"Mit dem Prokuristen hatte ich einen Tag vor meinem Infarkt eine große Auseinandersetzung. Das war ein eingebildeter Mann. Er hat vergessen zu tanken. Ich war aber bereits mit meiner Frau verab-

redet. Er wollte unbedingt, daß ich ihn noch bediene. Da hab ich
mich so aufgeregt, daß ich einfach den Hörer aufgelegt habe."

Wenn der Patient sein Bedürfnis nach Erholung und Entspannung
häufig mißachtet, liegt dies nicht nur am betrieblichen Arbeits-
druck, sondern auch daran, daß er zu viele alltägliche Verpflichtungen als besonders hohe Anforderungen bewertet. So arbeitet er
trotz schlechtem Betriebsklimas mehr als nötig wäre und fühlt
sich belohnt schon durch die Sicherheit, seine Pflicht getan und
sich unentbehrlich gemacht zu haben.

Zu beobachten ist ein System wechselseitiger Verstärkung zwischen
der Bereitschaft, sehr viel Arbeitsverpflichtungen auf sich zu
nehmen und den überhöhten Anforderungen, die der Betrieb an Herrn
A. stellt.

Die Fähigkeit, sich von Anforderungen einer Situation zu distan-
zieren, fehlt auch im zwischenmenschlichen Bereich. Die Auseinandersetzung mit dem Prokuristen hätte möglicherweise weniger erregt geführt werden können.

Wir finden bei Herrn A. nicht nur hohe Arbeitsbelastungen, sondern auch Verhaltensweisen und Einstellungen, die zu einer Dauer-
erregung führen. Er neigt zu einer Überbewertung der an ihn gestellten Anforderungen und kann nie richtig "abschalten" und
ausspannen.

Solche Verhaltensweisen sind der psychologischen Forschung unter
dem Begriff "Typ-A-Verhaltensmuster" geläufig: Hierbei handelt
es sich um Personen mit hohem Arbeitseifer, Ehrgeiz und Pflichtgefühl, um Personen, die sich stets unter Zeitdruck fühlen und
die häufig unterschwellig feindselig sind, vermutlich, weil sie
in jeder Situation perfekt sein möchten und dies doch nicht immer
erreichen.

Wir möchten dieses Typ-A-Muster etwas anders akzentuieren, indem
wir sagen, daß solche Personen übermäßig starke Bestrebungen
aufweisen, ihre unmittelbare Umgebung zu kontrollieren (Kontroll-

ambition). Sie neigen dazu, besondere Leistungen zu vollbringen, normale Anforderungen falsch zu bewerten (unrealistische Anforderungsbewertung) und ihre seelischen und körperlichen Energien sozusagen verschwenderisch einzusetzen.

Einige Beispiele hierzu aus unseren Befragungen:
- Ich bin derjenige, der alles selbst macht, damit es richtig gemacht wird.
- Ich will selber gern immer schnell und gut fertig werden. Das ist mein Charakter.
- Wenn ich etwas, was vorgesehen war, nicht erledige, kann ich nachts nicht schlafen.
- Man ist immer unter Drang, man leidet dauernd unter Zeitdruck. Man will sich ja dem Dienst widmen, wie man es versprochen hat, aber dann schafft man die Arbeit nie.
- Ich kann zwei Sachen nicht ertragen: Wenn ich warten muß und wenn Mitarbeiter nicht schnell kapieren.
- Ich habe mich zu sehr mit meiner Arbeit identifiziert. Sie überwiegt jetzt schon den persönlichen Bereich.

Diese Beispielliste ließe sich leicht erweitern. Obwohl Personen mit solchen Verhaltenszügen - schon für sich genommen - einem erhöhten Erkrankungsrisiko an Herzinfarkt ausgesetzt sind, steigert sich diese Gefährdung, wenn äußere Drucksituationen im Arbeitsbereich, aber auch in den persönlichen und familiären Lebensumständen dazukommen:
Werden die bestehenden Kontrollambitionen etwa durch Zwänge am Arbeitsplatz wie häufige Unterbrechungen, Zeitdruck infolge terminlicher Vorgaben, Zwischen-zwei-Anforderungen-Stehen und ähnliches gehemmt, so kann dies zu einem explosiven Stau der Erregungen führen. Arbeitsbelastungen und bedrohliche Lebensumstände sind unseres Erachtens als die wichtigsten Verstärker individuellen Risikoverhalten anzusehen. Wir haben deswegen den Begriff der "psychosozialen Risikokonstellation" gebildet.

Unsere zentrale Hypothese lautet: Bei Patienten mit erstem Herzinfarkt sind nicht nur einzelne soziale und emotionale Belastungen signifikant stärker ausgeprägt als in einer Herz-Kreislauf-

gesunden Kontrollgruppe, sondern es finden sich auch deutlich
mehr Risikokonstellationen, es kommt also zu einer Akkumulation
von situativen (äußeren) und dispositionalen (inneren) Belastungen.

Bevor wir die Verteilung psychosozialer Variablen betrachten,
fragen wir nach der Ausprägung der - allerdings nach dem Infarktereignis erhobenen und damit verzerrten - Standardrisikofaktoren
(Abb. 2). Betrachtet man die Differenzen in der Ausprägung der
somatischen Risikofaktoren (Cholesterin- und Triglyzeridwerte
konnten nur im Infarktkollektiv erhoben werden), so fällt auf,
daß sie nicht so deutlich stärker sind, daß sie allein das Infarktereignis zu "erklären" vermöchten. Um so wichtiger ist es,
die ergänzende Bedeutung der von uns untersuchten Risikofaktoren
- Bewertung der äußeren Anforderung und Bewertung des internen
Bewältigungspotentials - zu prüfen.

Dazu haben wir die psychosozialen Risiken in dispositionale und
situative unterteilt. Die dispositionalen Risiken haben wir mit

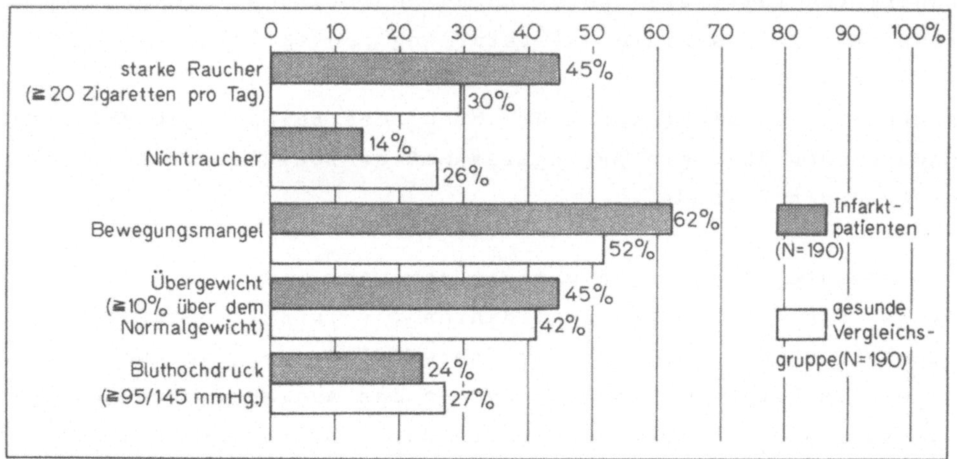

*Abb. 2. Die medizinischen Risikofaktoren. Bei fast allen, übli-
cherweise angenommenen Risikofaktoren liegen die Infarktpatienten vorn. Dennoch, so scheint es, können diese traditionellen
Risikofaktoren allein das Auftreten eines Herzinfarktes oder
plötzlichen Herztodes - besonders bei jüngeren Menschen - nicht
erklären. Zu beachten ist allerdings daß einige Risikofaktoren
durch therapeutische Intervention verzerrt sind*

120

einem Fragebogen - zur Erfassung des Typ-A-Verhaltensmusters beziehungsweise der ihm vorgelagerten Kontrollambitionen - erhoben. Die situativen Faktoren wurden nochmals in chronische und subakute unterteilt.

Bei den chronisch-situativen spielen Arbeitsbelastungen eine prominente Rolle. Besonderes Gewicht maßen wir dabei der quantitativen Überbelastung (Zeitdruck) sowie der strukturellen Einengung des Dispositions-Spielraums bei (inkonsistente Anforderungen, die man kaum beeinflussen kann, zahlreiche und unvorhergesehene Unterbrechungen). Diese Belastungen sind im Index "spezielle Arbeitsbelastungen" zusammengefaßt.

Darüber hinaus wurde nach traditionell erforschten Belastungen wie Lärm, Hitze, Unfallgefahr, Verantwortung, Konflikte mit Vorgesetzten gefragt. Diese Belastungen wurden im Index "allgemeine Arbeitsbelastungen" zusammengefaßt. Schließlich wurden Merkmale wie Schichtarbeit, Überstunden, Rationalisierung, Leistungslohn, Arbeitsplatzsicherheit und berufliche Mobilität erfragt.

In einem Index "chronische Schwierigkeiten" versuchten wir, die wichtigsten familiären Belastungen zu erfassen. Bekanntlich wirkt eine gute soziale Unterstützung protektiv gegen Belastungen am Arbeitsplatz und in der Familie. Wir nahmen an, daß Infarktpatienten nicht nur mehr chronische Belastungen aufwiesen, sondern auch über ein geringeres Maß an sozialer Unterstützung verfügen als Gesunde.

Als subakute Belastungen wurden schwerere lebensverändernde Ereignisse in den letzten zwei Jahren vor Infarkt betrachtet. Im Gegensatz zu den einfachen Verfahren einer vorgegebenen oder ad hoc einsetzbaren Punktsumme, welche das Ausmaß der subjektiven Belastung quantitativ wiedergeben soll, haben wir zu jedem als belastend erlebten Ereignis skalierte Zusatzitems erfragt und zwar auf sieben Dimensionen, die aus stresstheoretischer Sicht besonders bedeutsam erschienen. Auf diese Weise konnten wir nicht nur die Anzahl belastender Ereignisse pro Proband, beziehungsweise pro beliebiger Untergruppe, sondern auch entsprechende

Belastungssummen beziehungsweise Mittelwerte berechnen. Ausgehend von der Annahme der Additivität der Scores, konnten Probanden zwischen 1 und 44 Punkten pro Ereignis erzielen, wobei 44 Punkte eine extrem hohe Belastung darstellten. Die Ereignisse konnten dementsprechend nach dem subjektiv erlebten Schweregrad klassifiziert werden.

Die wichtigsten Ergebnisse unserer Untersuchung - soweit sie bisher vorliegen, denn die Studie ist noch nicht abgeschlossen - lassen sich wie folgt zusammenfassen:

Arbeitsbelastungen

Die beiden Indizes "allgemeine Arbeitsbelastungen" und "spezifische Arbeitsbelastungen" unterscheiden die Infarktgruppe von der Kontrollgruppe im Sinn der Hypothese erheblich. Während ein knappes Drittel der Infarktpatienten von den spezifischen Arbeitsbelastungen sehr stark betroffen ist, sind es bei den Gesunden lediglich 16%.

Von besonderem Interesse scheint zu sein, daß wir innerhalb des Infarkt-Kollektivs berufliche Subgruppen identifizieren konnten, die sich durch ein besonders hohes Ausmaß spezifischer Arbeitsbelastungen auszeichnen. Es sind zum einen - im gewerblichen Bereich - Angehörige betrieblicher Zwischenpositionen, deren Aufgaben mit Tätigkeitsmerkmalen wie "koordinieren, organisieren, disponieren" charakterisiert werden können, also etwa: Betriebsmeister, Bauleiter, Vorarbeiter. Zum anderen sind es kaufmännische Angestellte und zwar solche, deren Status eng an den von ihnen erzielten Umsatz gekoppelt ist: Handelsvertreter, Filialleiter. Beide Subgruppen lassen starke situative Zwänge erkennen, denen jeweils hohe spezifische Belastungsnennungen entsprechen (50% gegenüber 32% bei der Gesamtheit der Infarktpatienten und 16% bei den Gesunden). Der Prozentsatz derer, die in größerem Umfang Überstunden machen, ist in diesen Gruppen überdurchschnittlich hoch.

Mehr als zwei Drittel der im gewerblichen Bereich koordinierend
Tätigen geben an, häufig die Folgen betrieblicher Fehlplanungen
bewältigen zu müssen oder aufgabenbedingt ständig Störungen des
Arbeitsablaufs hinnehmen zu müssen. Strukturelle Einengung des
Dispositionsspielraums infolge inkongruenter Anforderungen
scheint ein relevantes Merkmal eines Risikoarbeitsplatzes zu
sein.

Kontrollambitionen

Die Merkmale des Typ-A-Musters sind bei den Infarktpatienten
wiederum deutlich stärker ausgeprägt und zwar am augenfälligsten
im Bereich von Einstellungen, die sich mit dem Thema Arbeitseifer, Leistung, Pflichterfüllung befassen.

Unseren Ergebnissen zufolge werden die in dem Index "spezifische
Arbeitsbelastungen" zusammengefaßten Arbeitssituationen um so
eher und stärker als belastend eingestuft, je stärker bei den
Probanden Kontrollambitionen ausgeprägt sind. Dies gilt sowohl
für Infarktpatienten wie auch für Gesunde (Korrelationskoeffi-
zienten r = 37 bzw. 32).

Chronische familiäre Belastungen

In diesem Bereich treten, für sich genommen, bei Infarktpatienten nicht signifikant stärkere Belastungen auf als bei den Gesunden. Führt man aber die Variable "soziale Unterstützung" ein,
so zeigt sich, daß 50% aller Patienten mit chronischen Schwierigkeiten fehlende oder schwache soziale Unterstützung aufweisen
(CC = .32), während dieser Zusammenhang bei der Kontrollgruppe
nicht gegeben ist.

Infarktpatienten mit chronischen familiären Schwierigkeiten weisen auch vor Ausbruch ihrer Erkrankung höhere Belastungswertsum-
men bei Lebensereignissen auf als Patienten ohne chronische
Schwierigkeiten.

Lebensverändernde Ereignisse

In den letzten zwei Jahren vor dem Infarkt beziehungsweise vor
der Befragung erlebten die Infarktpatienten etwa doppelt so viele
belastende Ereignisse wie die Gesunden (Abb. 3). Ein knappes
Drittel aller Patienten wiesen in den letzten zwei Jahren vor
einem Infarkt drei und mehr belastende Lebensereignisse auf,
während es bei den Gesunden nur 13,6% waren.

Sehen wir uns lediglich den Zeitraum der letzten drei Monate vor
Infarktausbruch an, so zeigt sich eine noch deutlichere Akkumulation der Lebensereignisse kurz vor dem Infarktausbruch bei den
Patienten, nicht aber bei den Gesunden (Abb. 4). Diese Akkumula-
tionen können - zumindest bei großen Subgruppen der Infarktpatienten - als beschleunigendes Stressmoment betrachtet werden.

In der Infarktgruppe treten aber nicht nur insgesamt mehr Ereignisse auf, sondern auch schwerere Schicksalsschläge. Schwere,
den eigenen sozialen Status, das heißt die soziale "Verortung"
und biographische Kontinuität bedrohende Ereignisse kommen bei
Infarktpatienten 1,8mal so oft vor wie bei Gesunden. Ereignisse
im Arbeitsbereich und im Bereich zwischenmenschlicher Konflikte
treten sogar 2,4mal so häufig auf.

Infarktpatienten schätzen vergleichbare Ereignisse in ihrer Belastung nicht höher ein als Gesunde, wenn man die Anzahl der
eingetretenen Ereignisse konstant hält. Dagegen zeigt sich generell: Je mehr Ereignisse jemand erlebt, desto höher werden die
Summenwerte subjektiver Belastungseinschätzung. Je mehr Ereignisse in einer relativ kurzen Zeitspanne eintreten, desto eher
erschöpft sich offenbar das Bewältigungspotential, desto höher
wird die Verwundbarkeit.

Kumulative Effekte

Ebenso wie zwischen chronischen familiären Belastungen und subakuten Lebensveränderungen liegt auch im Bereich von Arbeitsbe-

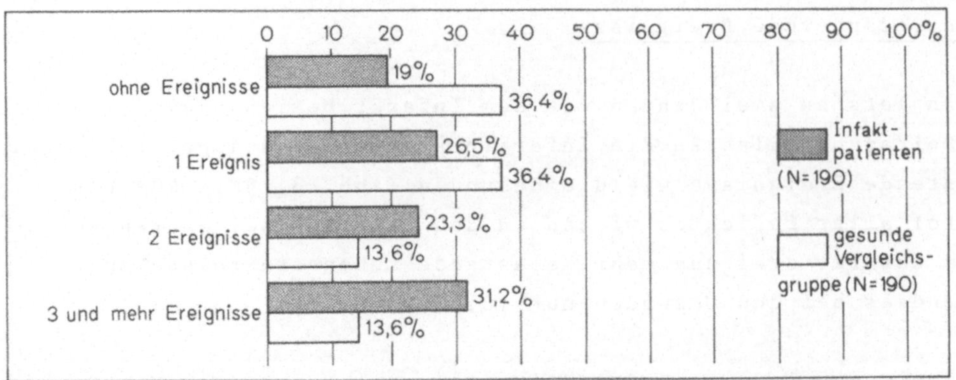

*Abb. 3. Akkumulation belastender Lebensereignisse. Beim Infarkt-
gefährdeten oder Infarktpatienten summieren sich im allgemeinen
auch die "Schicksalsschläge" - wie Tod des Partners oder Arbeits-
platzverlust - mehr als in der Kontrollgruppe vergleichbarer gesunder Menschen. Hinzu kommt, daß Lebensereignisse subjektiv als
um so gravierender erlebt werden, je häufiger sie auftreten*

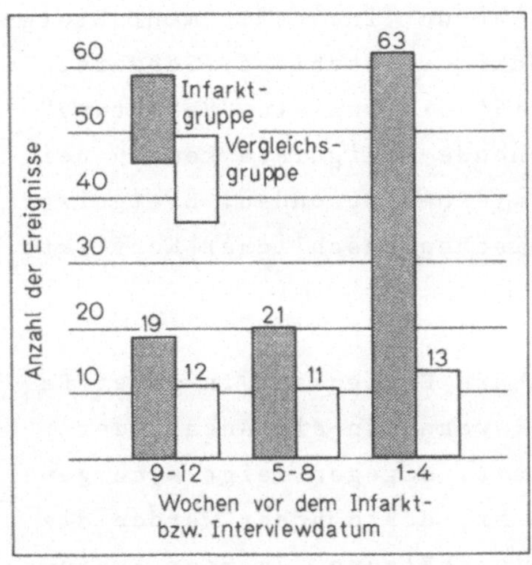

*Abb. 4. Schnelle Wirkung. Bei
der Aufzeichnung der zeitlichen Verteilung der aufgetretenen Belastungsereignisse
zeigt sich zumindest bei einer
Teilgruppe der Infarktpatienten ein rasantes Ansteigen von
Streßsituationen in den letzten vier Wochen vor der Erkrankung*

lastungen eine Kumulation von chronischen und subakuten Belastungen vor. Dies wurde durch Varianzanalysen wie auch durch einfache
Kontingenztabellen nachgewiesen. Einen ähnlichen Zusammenhang
finden wir auch in unserer katamnestischen Studie: Über 314 der
untersuchten Infarktpatienten konnten wir in einer postalischen
Nachbefragung bisher Auskünfte erhalten; 13 Patienten waren zwi-
schenzeitlich an einem Reinfarkt verstorben. Der Prozentanteil

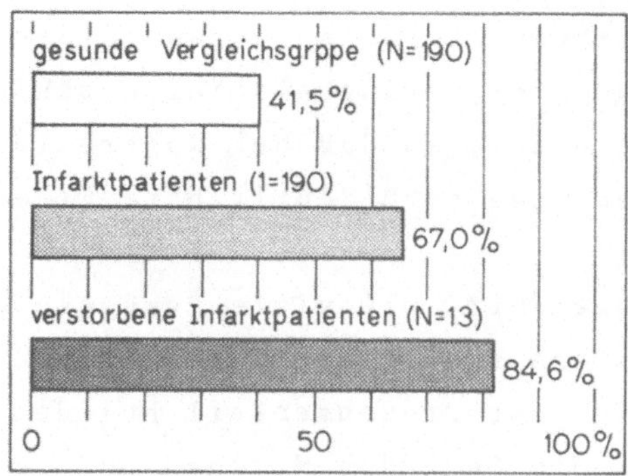

*Abb. 5. Verminderte Chancen.
Zwar haben auch gesunde Vergleichspersonen Risikosituationen – etwa hohe Arbeitsbelastung, belastende Lebensereignisse oder eine Mischung
aus beidem – doch schnellt
der Anteil an solchen Situationen bei Infarktpatienten
auf die Zweidrittelmarke und
verdoppelt sich sogar bei den
verstorbenen Herzinfarktpatienten*

Hochbelasteter ist bei den Verstorbenen mehr als doppelt so hoch
wie bei den Gesunden (Abb. 5).

Fassen wir die zentralen psychosozialen Variablen (Arbeitsbelastungen, Kontrollambitionen, lebensverändernde Ereignisse) in
einem gemeinsamen Index zusammen, so zeigt sich eine deutliche
Akkumulation von Belastungen in der Infarkt- gegenüber der Kontrollgruppe. Dieses Ergebnis wird anhand eines Extremgruppenver-
gleiches noch anschaulicher. Die hochbelastete Gruppe, welche in
allen drei Bereichen extrem hohe Werte besitzt, ist bei Infarktpatienten 4,3mal so groß wie bei den Gesunden. Dagegen ist die
Gruppe der Geringbelasteten, deren Werte in den drei Bereichen
minimal oder gleich Null sind, bei den Gesunden so groß wie bei
den Infarktpatienten (Abb. 6).

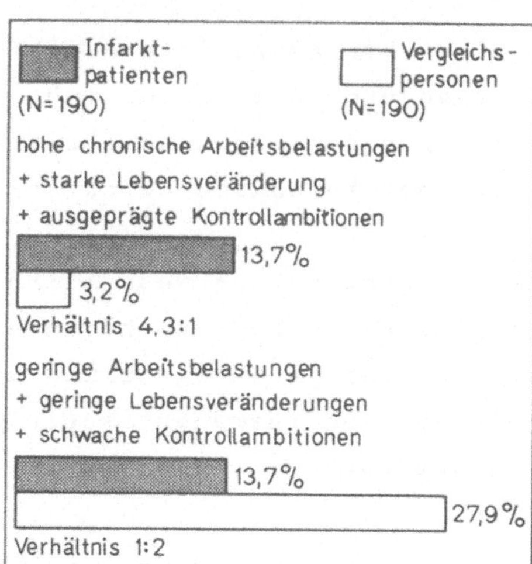

*Abb. 6. Addition von Einzel-
risiken. Besonders deutlich
wird die negative Auswirkung
von Risikosituationen, wenn
man ihre Summierung bei Gesunden und Kranken gegenüber-
stellt*

Interessanterweise weisen diejenigen Patienten, die zu den psychosozial Geringbelasteten zählen, die höchsten Verleugnungswerte auf, so daß bei Kontrolle der Verleugnungstendenzen möglicherweise noch deutlichere Effekte zu erwarten wären.

Fragen wir, wie viele Personen durch starke Ausprägung von mindestens zwei dieser drei Merkmale charakterisiert sind, so beträgt der Prozentanteil bei den Infarktpatienten insgesamt 44,8%, bei den Gesunden dagegen nur 19,5%. Kombinationen mindestens zweier stark ausgeprägter Stressgrößen sind somit bei der Infarktgruppe 2,3mal häufiger als bei der Kontrollgruppe.

Soziale und emotionale Belastungen spielen nach unseren Ergebnissen zumindest bei zahlenmäßig starken Subgruppen männlicher Patienten mit einem vorzeitigen Herzinfarkt, statistisch betrachtet, eine deutliche Rolle. Dies gilt um so mehr, je stärker einzelne Belastungen im Sinne von Risiko-Konstellationen zusammenwirken. Riskante Einstellungen, Bewertungsmuster und Verhaltensweisen werden durch beschreibbare Lebensumstände und spezifische Merkmale des Arbeitsplatzes entsprechend verstärkt. Eine Summierung chronischer und subakuter Belastungen – in Form von lebensverändernden Ereignissen – kann ein bestehendes Krankheitsrisiko in wenigen Monaten oder Wochen sprunghaft steigern. Kumulierte Belastungen kennzeichnen auch die Lebenssituation der an einem Reinfarkt Verstorbenen besonders deutlich.

Obwohl unsere Ergebnisse durch weitere wissenschaftliche Untersuchungen überprüft werden müssen, zeigen sie doch bereits jetzt zusätzliche Ansatzpunkte für Prävention und Rehabilitation im Bereich der koronaren Herzkrankheiten auf.

Zunächst scheint uns wesentlich, daß die skizzierten Risiken von Patienten und deren Angehörigen, von Ärzten und anderen Therapeuten überhaupt wahrgenommen und, soweit heute bereits möglich, zum Gegenstand therapeutischen oder vorbeugenden Handelns gemacht werden.

Durchführung der Untersuchung

Die Untersuchung wurde gemeinsam mit K. DITTMANN, R. MÖLDERS,
K. RITTNER, R. OSSENKOPF und I. WEBER durchgeführt, die Mitar-
beiter am Institut für Medizinische Soziologie der Universität
Marburg waren oder sind. Weiterhin war H. WEIDEMANN - bis 1978
ärztlicher Direktor des Herz-Kreislauf-Rehabilitationszentrums
Rotenburg/Fulda, z.Z. Abteilungsleiter im Rehabilitationszentrum
Bad Krozingen - an der Untersuchung beteiligt. Die eigenen Ar-
beiten aller Beteiligten flossen in diesen Beitrag ein. Die
Gruppe wurde für die hier geschilderten Forschungen mit dem
Hans-Roemer-Preis für psychosomatische Forschung 1979 ausgezeich-
net.

Unsere Forschungsarbeit unterscheidet sich von vielen anderen
Studien zum Zusammenhang von Stress und Herzinfarkt in dreierlei
Hinsicht:
- Erstens haben wir nur männliche Patienten mit klinisch gesichertem ersten Herzinfarkt einer bestimmten Altersgruppe
  (30-55 Jahre) in die Untersuchung einbezogen und damit eine
  relativ homogene, durch das niedrige Durchschnittsalter als
  Risikogruppe zu betrachtende Population ausgewählt: diese
  Gruppe wurde einer Herz-Kreislauf-gesunden Kontrollgruppe von
  nach Alter, Geschlecht und beruflicher Stellung parallelisier-
  ten Probanden gegenübergestellt.
- Zweitens zeichnet sich unser Untersuchungsansatz durch eine
  kombinierte Analyse sowohl äußerer Belastungen - in Beruf,
  Familie - als auch individueller Verhaltens- und Einstellungs-
  muster aus.
- Drittens wurde versucht, der Zeitstruktur von Belastungen dadurch Rechnung zu tragen, daß die langandauernden, chronischen
  von den subakuten, im Vorfeld des Krankheitsausbruchs eingetretenen Belastungen unterschieden und getrennt erhoben wurden.

Die Daten stammen aus einer retrospektiven Studie an 380 männlichen Patienten mit klinisch gesichertem, erstem Herzinfarkt im
Alter zwischen 30 und 55 Jahren, die ein Rehabilitationsverfah-
ren durchliefen, und einer gesunden Kontrollgruppe von 190 Män-

nern, die nach Alter und beruflicher Stellung mit der Zufalls-
hälfte der Infarktpatienten vergleichbar waren.

Zusätzlich wurden die 380 Infarktpatienten nach eineinhalb Jahren noch einmal befragt. Sämtliche Untersuchungen wurden vom
Institut für medizinische Soziologie der Universität Marburg
durchgeführt und von der Deutschen Forschungsgemeinschaft finan-
ziell unterstützt.

Es ist uns klar, daß retrospektive Studien nur begrenzte Aussagekraft besitzen. Wir halten sie allerdings für vertretbar,
wenn sie auf dem bisherigen Wissen prospektiver Studien aufbauen
und dies zu differenzieren versuchen, wenn sie durch Zusatzver-
fahren gewährleisten, daß Verzerrungstendenzen der Datenerhebung
durch retrospektive Interpretation soweit wie möglich kontrolliert werden und wenn schließlich Kriteriumsvariable, Untersu-
chungs- und Kontrollgruppe so genau wie möglich definiert sind.
Alle diese Bedingungen versuchten wir zu erfüllen. Darüber hinaus hatten wir den Vorteil, diese Studie unmittelbar in eine
Verlaufsuntersuchung einmünden zu lassen.

Verzerrungseffekte durch die Befragung, durch die Zusammenstellung der Untersuchungsgruppe und so weiter können wir nicht voll
ausschließen. Wir haben sie jedoch soweit wie möglich überprüft.
Die Verweigerungsrate bei Patienten lag unter 5%.

Durch die notwendige Beschränkung auf überlebende Infarktpatienten müssen wir jedoch einen nicht kontrollierbaren Verzerrungs-
faktor hinnehmen, da der Prozentsatz plötzlich Verstorbener bekanntlich beträchtlich hoch ist. Für die Prüfung unserer Hyp-
these ist das deshalb ungünstig, weil offenbar Patienten, die
ohne manifeste Vorkrankheiten an einem plötzlichen Herztod sterben, in der prämorbiden Phase besonders hohe Belastungen aufwiesen.

Der zusammenfassende Abschlußbericht, der auch weiterführende
Literatur enthält, ist inzwischen im Buchhandel erhältlich:
SIEGRIST J, DITTMANN K, RITTNER K, WEBER I (1980) Soziale Bela-
stungen und Herzinfarkt. Enke, Stuttgart

Koronargefährdende Verhaltensweisen und Situationshypertonie – Anmerkungen zu soziobiologischen Aspekten der koronaren Herzkrankheit*

T. H. Schmidt

<u>Risikofaktor Typ-A-Verhalten</u>

Daß Krankheiten Folge spezifischer Verhaltensweisen sein können, hat durch die Untersuchungen zum "Coronary-prone-behavior" (koronargefährdende Verhaltensweisen) besondere Aufmerksamkeit in der Medizin erlangt. Dieser Forschungsrichtung wurde anfänglich – und zum Teil ist dies auch heute noch der Fall – erheblicher Widerstand entgegengesetzt. Trotzdem scheint der Ansatz, Verhalten und seine Beziehung zur Krankheit als Ausgangspunkt zu wählen, erfolgreicher als ältere Bemühungen in der psychosomatischen Medizin, einen Zusammenhang zwischen Persönlichkeitsmerkmalen und Krankheiten zu entdecken. Die umfangreiche Literatur zu diesem Gebiet ist ein Indiz für das wachsende Interesse; sie zeigt gleichzeitig aber auch, welch großer Arbeitsaufwand notwendig war, bis ein komplexes Verhaltensmuster schließlich als Risikofaktor abgesichert werden konnte. Erstmals in der medizinischen Geschichte gelang es, objektiv beschreibbare Verhaltensweisen mit der koronaren Herzkrankheit zu verknüpfen. Ausgehend von Verhaltensbeobachtungen bei Patienten, die an einer koronaren Herzkrankheit litten, ließen sich zunächst in retrospektiven Untersuchungen Arbeitshypothesen aufstellen, die schließlich in viel aufwendigeren prospektiven Untersuchungen, dem wichtigsten und aussagekräftigsten Weg zur Identifizierung von Risikofakto-

---

* Herrn Professor Thure von Uexküll möchte ich für Anregung und
  Kritik bei der Ausarbeitung dieses Beitrages danken sowie
  Herrn Peter Podehl. Herrn Professor Dietrich von Holst danke
  ich für Hilfe bei der Übersetzung des Diagramms von J.P. Henry

ren, überprüft werden konnten (5, 31-33). Vom Beginn der ersten
Untersuchungen an dauerte es mehr als 20 Jahre, bis schließlich
in prospektiven Studien der Nachweis erbracht werden konnte, daß
das als Typ A bezeichnete Verhaltensmuster einen prädiktiven
Wert für das zukünftige Auftreten einer koronaren Herzkrankheit
in den USA - vielleicht muß man genauer sagen: in San Franzisko
und in Framingham - besitzt. Damit reiht sich dieses Verhaltensmerkmal als wichtiger Risikofaktor in die Reihe der bisher bekannten "klassischen" Risikofaktoren ein.

Die Entdecker dieses Verhaltensmusters nehmen an, daß es über-
all wirksam ist, wo die koronare Herzkrankheit auftritt, also
nicht nur in San Franzisko und Framingham. Die mit Fragebogen-
methoden außerhalb der USA durchgeführten Untersuchungen, die
in der Übersicht von JENKINS (unveröffentlicht) (39) dargestellt
sind, legen einen solchen Zusammenhang nahe. Andere retrospektive Untersuchungen außerhalb des angelsächsischen Sprachgebie-
tes liefern hingegen widersprechende Ergebnisse (51). Einfache
Übersetzungen der bekannten Fragebögen (JAS) erscheinen nicht
unbedingt geeignet, das Typ-A-Verhaltensmuster außerhalb des
englischen Sprachraums genügend genau zu erfassen. So müssen geeignete Fragebogenmethoden erst für jeden Sprachraum neu entwickelt werden, wozu es Ansätze auch für das deutsche Sprachge-
biet gibt (46) (SIEGRIST et al. 1979, Lebensverändernde Ereignisse, psychosoziale Dispositionen und Herzinfarkt, unveröffentlicht). Zur Zeit allerdings ist die Situation außerhalb der USA
einschließlich Deutschland noch vergleichbar mit der in den USA
vor den prospektiven Studien; einige retrospektive Untersuchungen zeigen positive, einige negative Ergebnisse. Zu diesem Zeitpunkt gilt als noch nicht widerlegte Nullhypothese, daß außerhalb der USA kein Zusammenhang zwischen Typ-A-Verhalten und
koronarer Herzkrankheit besteht. Diese Nullhypothese sollte bis
zu ihrer Widerlegung eine Herausforderung an alle mit diesen
Fragen Beschäftigten darstellen, den Nachweis eines Zusammenhan-
ges in prospektiven Studien mit geeigneten Methoden zu erbringen.
Dabei scheint die Interviewtechnik ein geeigneteres Instrument
zu sein als Fragebögen, da sie sich als besserer Prädiktor für
die koronare Herzkrankheit erwiesen hat (54). Dies ist auch ver-

ständlich, da ein komplexes, objektives, beschreibbares Verhaltensmuster untersucht wird und das Interview eher ein Verhaltenstest, eine Verhaltensbeobachtung durch eine andere Person ist; bei der Beantwortung von Fragebögen beurteilt der Befragte hingegen nur sein eigenes Verhalten, was viele Fehlerquellen enthalten kann. Möglicherweise spielen Sprachbarrieren bei einem Verhaltenstest auch eine geringere Rolle als beim Fragebogen.

Aufgrund der prospektiven Western Collaborative Group Study lassen sich rund 30% der Varianz der koronaren Herzkrankheit mit dem Typ-A-Verhalten erklären (5); das bedeutet, daß dieser eine Risikofaktor in Zusammenhang mit dem Auftreten von knapp einem Drittel aller Erkrankungsfälle steht. Bei einem so hohen Anteil gewinnt die Frage nach den Mechanismen, über die dieses Verhalten zur koronaren Herzkrankheit führt, besondere Bedeutung. Diese Frage ist so wichtig, weil Risikofaktoren allein oft nicht mehr als statistische Scheinbeziehungen darstellen, wenn der Beweis eines die Korrelate verbindenden biologischen Mechanismus fehlt. Die Beseitigung des Risikofaktors muß nicht notwendigerweise zu einer Reduktion der Erkrankungshäufigkeit führen, ähnlich wie die Senkung der Blutlipide ja keinen nennenswerten prophylaktischen Wert, zumindest bei Patienten ohne familiäre Hyperlipoproteinämie, hat (11). Eine Korrelation wird also nur aussagekräftig, wenn man die Ursache-Wirkung-Beziehung zwischen ihren Komponenten herstellen kann. Die Klärung dieser Fragen ist eine wichtige Voraussetzung für eine gezielte und ökonomische Prävention. Die relative Unabhängigkeit von den klassichen Risikofaktoren wie Hypertonie, Höhe des Serumcholesterinspiegels etc. erscheint zunächst verwirrend (4, 5); denn sie bedeutet, daß das Typ-A-Verhalten nicht über diese Mechanismen zum Risikofaktor wird. Es handelt sich also entweder um unbekannte, noch nicht identifizierte Mechanismen oder - wofür es auch Hinweise gibt - um dynamische Aspekte dieser Größen, d.h. situativ stärkere Reaktionen, die einen pathogenetischen Einfluß ausüben könnten. Typ-A-Personen reagieren in spezifischen Testsituationen mit stärkeren Veränderungen von Blutdruck und Herzfrequenz als Typ-B-Personen (14) (DEMBROSKI et al., s. S. 193). Entsprechend lassen sich im Blut auch stärkere Anstiege von Noradrenalin in vergleichbaren derartigen Situationen sowie eine größere Ausscheidung von Noradrenalin im Urin während des Tages, nicht aber während der Nacht nachweisen (8, 25). Die Untersuchung situativer Veränderungen des Kreislaufverhaltens einschließlich der steuernden neurohumoralen Funktionen und der metabolischen Folgen erscheint deswegen in größerem Umfang dringend erforderlich und nach zunächst orientierenden retrospektiven Fragestellungen werden auch hier prospektive Studien notwendig.

Situationshypertonie, ein Risikofaktor?

Das Kreislaufverhalten steht unter neurohormonaler Kontrolle und ist in starkem Maße umgebungs- bzw. situationsabhängig. In bezug auf den engen Zusammenhang zwischen emotionalem Geschehen und Blutdruckverhalten prägte von UEXKÜLL den Begriff der Situationshypertonie (66). Als auslösende Situation sind dabei nicht nur die augenblicklichen Umgebungsbedingungen zu verstehen, sondern auch die "inneren Faktoren". Damit ist gemeint, wie eine Person die Umgebung aufgrund ihrer emotionalen Verfassung interpretiert. Die Koppelung von emotionalen Zuständen mit Umgebungssituationen ist in starkem Maße auch durch Lernvorgänge beeinflußbar; das besagt, daß die Art und Weise, wie eine Person die augenblicklichen Umgebungsbedingungen als Situation erlebt, auch von ihrer "Lerngeschichte" abhängt. Diesen Zusammenhang kann man in Kurzform als "innere Reaktionsbereitschaft" bezeichnen. Umgebungsbedingungen und innere Reaktionsbereitschaft bauen also erst zusammen die Situation auf, bilden gewissermaßen in wechselseitiger Abhängigkeit einen "Situationskreis" (65).

In diesem Zusammenhang erhebt sich die Frage, inwieweit und in welchem Ausmaß gibt es überhaupt situative Einflüsse, z.B. auf den alltäglichen Blutdruckverlauf? Abbildung 1 zeigt das Verhalten von Blutdruck und Herzfrequenz bei einem 31jährigen hypertonen Patienten über 24 h bei Bettruhe. Diese Kurven wurden gewonnen, indem alle 15 min aus der fortlaufenden intraarteriellen Druckmessung über ein Intervall von 10 Herzaktionen Mittelwerte für Blutdruck und Herzfrequenz gebildet wurden. Die starken

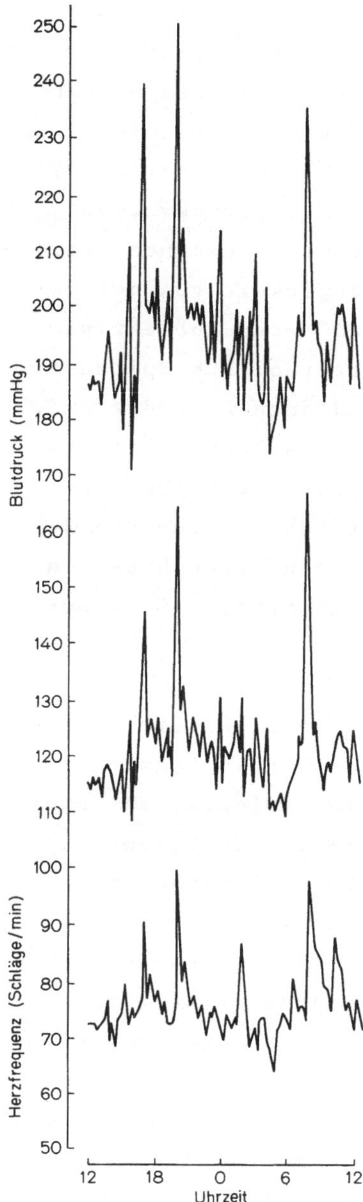

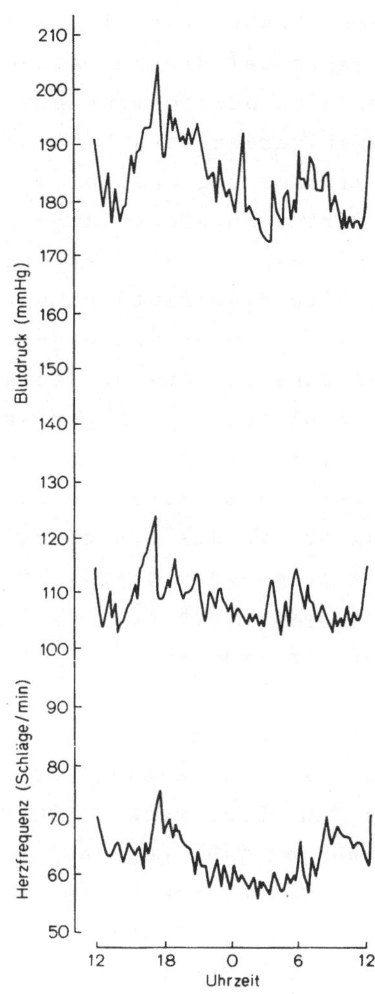

Abb. 1

Abb. 2

Abb. 1. Tagesperiodischer Verlauf von Blutdruck und Herzfrequenz eines 31jährigen unbehandelten Hypertonikers bei Bettruhe

Abb. 2. Mittlerer tagesperiodischer Verlauf von Blutdruck und Herzfrequenz von 10 unbehandelten Hypertonikern bei Bettruhe

Druckschwankungen sind offensichtlich .situationsabhängig und
betragen bei diesem Patienten im Verlaufe von 24 h systolisch
bzw. diastolisch mehr als 80/50 mm Hg. Diese situativen Schwankungen werden verschleiert, wenn man von mehreren Patienten eine
gemeinsame tagesperiodische Mittelwertskurve berechnet (Abb. 2).
Es wird dann ein relativ glatter zirkadianer Blutdruckverlauf
vorgetäuscht (59). Das liegt daran, daß bei den einzelnen Patienten situative Blutdruckspitzen eben in Abhängigkeit von den jeweiligen momentanen Umgebungsbedingungen und deren subjektiver
Bedeutung zu verschiedenen Tageszeiten auftreten. Die Spitzenwerte pfropfen sich gewissermaßen der zirkadianen Periodik auf,
aber infolge ihrer zeitlichen Variabilität verschwinden sie beim
Mittel von mehreren Personen. Die maximale natürliche Schwan-
kungsbreite des Blutdrucks - in der beschriebenen Weise bei Bettruhe gemessen - betrug im Mittel bei 10 unbehandelten Hypertonikern systolisch bzw. diastolisch 62/42 mm Hg und bei 10 Normotonikern immerhin auch 52/39 mm Hg.

Haben derartige Situationshypertonien aber nun irgendeine pathogenetische Bedeutung? Stellt man den beträchtlichen Schwankungen
des "Ruheblutdrucks" die Ergebnisse der epidemiologischen Untersuchungen (48) gegenüber, die eine kontinuierliche Zunahme der
kardiovaskulären Mortalität in Abhängigkeit von Erhöhungen des
diastolischen Blutdrucks schon bei einmaliger (ungenauerer Man-
schetten-) Messung in Schritten von 10 bzw. 5 mm Hg nachweisen
(Abb. 3), dann läßt sich ahnen, welche pathogenetische Wirksamkeit auch diesen "normalen" situativen Blutdruckschwankungen zu-
kommen muß. Der systolische Blutdruck steht in seiner prädiktiven Aussagekraft dem diastolischen kaum nach. Labilität des Blutdrucks ist nach der Framinghamstudie mit einem erhöhten kardiovaskulären Risiko innerhalb der nächsten 12 Jahre verbunden, wobei die Spitzenwerte ausschlaggebend sind (41). Die weitgehende
Vernachlässigung dynamischer Aspekte bei der bisherigen Konzeption der Risikofaktoren beruht wohl weniger darauf, daß ihnen
eine geringe Bedeutung zugemessen wurde, als vielmehr auf den
methodischen Schwierigkeiten, die eine erforderliche kontinuierliche Messung der kritischen Größen unter natürlichen Bedingungen mit sich bringt. Die wichtigen, unter Alltagsbedingungen so

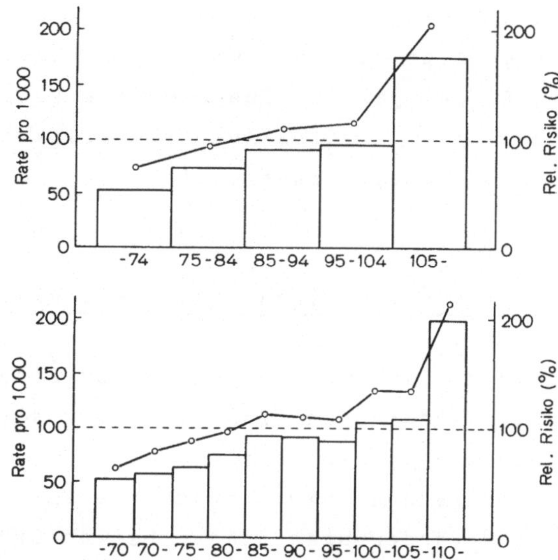

Abb. 3. Zwölfjahresraten an Herzinfarkt und kardiovaskulären Todesfällen pro 1000 nach diastolischem Blutdruck, berechnet nach dem Pooling-Projekt. Die Erhöhung des Risikos für Herzinfarkt und kardialen Tod mit zunehmendem diastolischen Druck bei der Erstuntersuchung wird deutlich. Werden die diastolischen Werte von 10 zu 10 mm Hg zusammengefaßt, zeigt sich ein kontinuierlicher Anstieg des Risikos mit zunehmender Blutdruckhöhe; werden die Daten in Gruppen von 5 zu 5 mm Hg angeordnet, steigt das Risiko erst bei diastolischen Werten von 100 mm Hg stärker an. (Nach PFLANZ (50))

schwer zu erfassenden Variablen sind dabei Höhe, Dauer und Häufigkeit der reaktiven Veränderungen, die im Verdacht stehen, das Risiko zu vermehren.

Die Reagibilität kardiovaskulärer und neurohormonaler Parameter läßt sich im Laborexperiment hingegen sehr gut untersuchen. Auch wenn die Laborsituation nicht unbedingt als repräsentativ für den Alltag angesehen werden kann, selbst wenn Alltagssituationen simuliert werden, könnten jedoch als wichtige Parameter zumindest Höhe und Dauer relevanter Reaktionen erfaßt werden. Da der kardiovaskulären Reaktionsbereitschaft als einer Grundlage für die alltäglich tatsächlich auftretenden, möglicherweise pathogenen Reaktionen vermutlich eine große Bedeutung zukommt und sie für einige Größen auch leicht bestimmbar ist, sollte ihre Erfas-

sung unbedingt auch für zukünftige prospektive Untersuchungen
herangezogen werden, zumal Sprachbarrieren hier eine untergeordnete Rolle spielen. Insbesondere sollten Parameter untersucht
werden, die zu situativen Blutdruckanstiegen beitragen und die
den myokardialen Sauerstoffbedarf vermehren.

Mechanismen der Situationshypertonie

Welche Mechanismen führen nun zu situativen Blutdruckanstiegen?
Druckveränderungen sind dem Ohm-Gesetz entsprechend abhängig von
Veränderungen des Herzminutenvolumens oder des totalen peripheren Widerstands bzw. verschiedenen Kombinationen von gleichzeitigen Veränderungen dieser beiden Größen. Am folgenden Beispiel
einer hämodynamischen Untersuchung bei Hypertonikern und Normotonikern in verschiedenen Aufgabensituationen können die Mechanismen veranschaulicht werden (44, 58, 60, 67).
In den vier unterschiedlichen Aufgabensituationen wurden bei 30
Patienten - 10 Normotonikern mit funktionellen Herzbeschwerden,
10 (Grenzwert-) Hypertonikern mit erhöhtem Herzminutenvolumen
und 10 Hypertonikern mit erhöhtem totalen peripheren Widerstand -
in einminütigen Abständen aus der fortlaufenden Registrierung
der arterielle Mitteldruck (intraarterielle Messung in der arte-
ria brachialis) sowie das Herzminutenvolumen (Thermodilution)
bestimmt; aus diesen beiden Größen wurde der totale periphere
Widerstand berechnet. Die vier in der Reihenfolge randomisier-
ten Aufgabensituationen bestanden im Beobachten stroboskopischer
Lichtblitze (mit einer Frequenz von 10 Hz), im Suchen eines feh-
lenden Bildbestandteiles auf einem Diapositiv, entnommen aus
einem Intelligenztest (HAWIE), im Lösen einer Rechenaufgabe und
im Bilden eines Satzes aus fünf Wörtern, die alle mit dem gleichen Buchstaben beginnen. Zu jeder Aufgabensituation wurden vier

---

Abb. 4. Reaktionen der wichtigsten hämodynamischen Parameter ▶
als Mittel von 30 Patienten in 4 verschiedenen Aufgabensituatio-
nen (ST, Stroboskop; FB, Fehlerbild; RA, Rechenaufgabe; SB,
Satzbildung) vor und nach der intravenösen Injektion von 2 mg
Propranolol

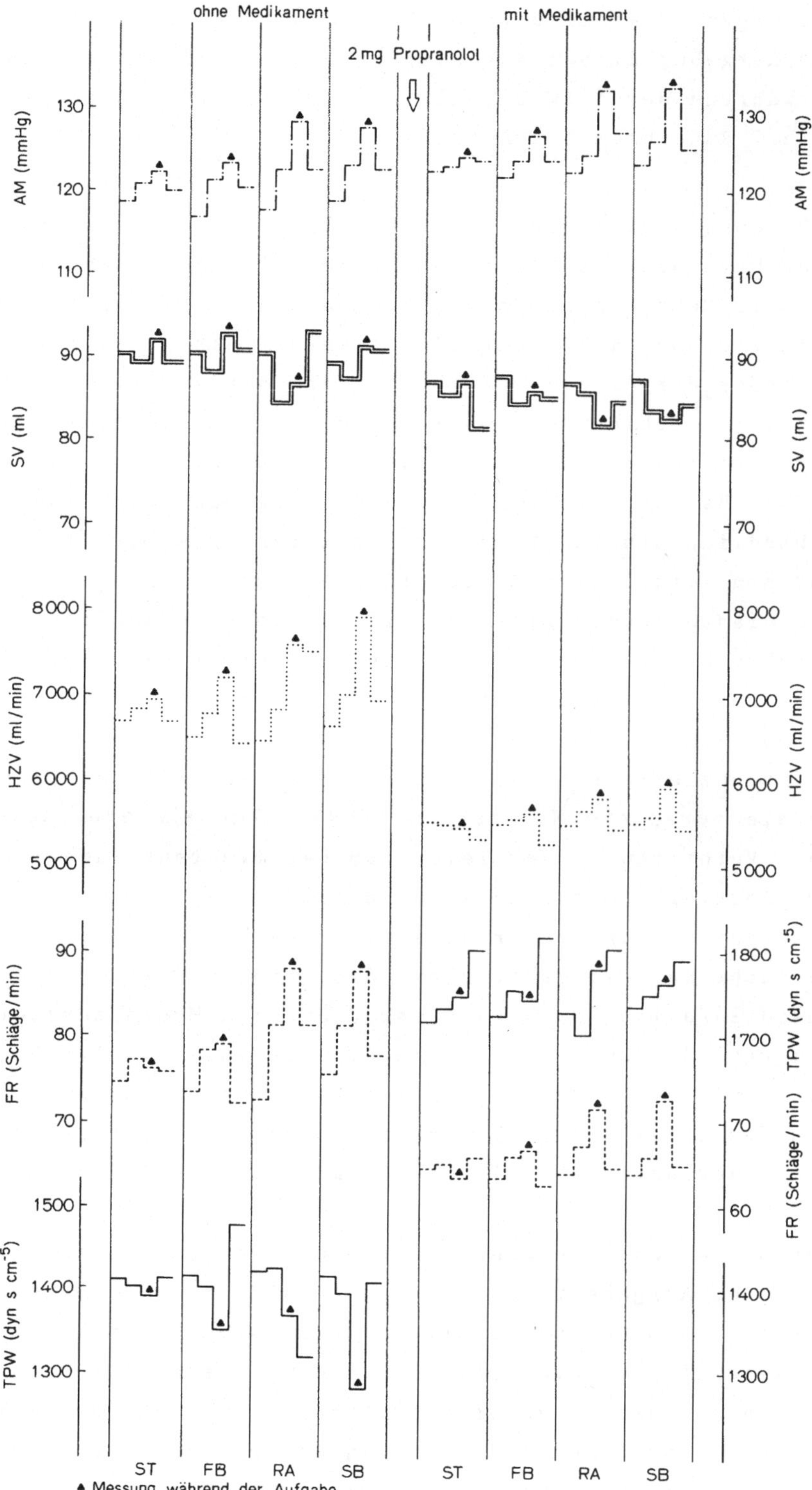

ohne Medikament
mit Medikament
2 mg Propranolol
AM (mmHg)
130
120
110
SV (ml)
90
80
70
HZV (ml/min)
8000
7000
6000
5000
FR (Schläge/min)
90
80
70
TPW (dyn s cm^{-5})
1500
1400
1300
AM (mmHg)
130
120
110
SV (ml)
90
80
70
HZV (ml/min)
8000
7000
6000
5000
TPW (dyn s cm^{-5})
1800
1700
FR (Schläge/min)
70
60
1400
1300
ST
FB
RA
SB
ST
FB
RA
SB
Messung während der Aufgabe

138

Messungen in einminütigem Abstand durchgeführt: 1. bei Ruhe vor
der Aufgabe, 2. bei Ankündigung der Aufgabe (über Diapositiv),
3. während der Aufgabe, die über Diapositiv dargeboten wurde und
4. bei Ruhe nach der Aufgabe.

Abbildung 4 gibt eine Übersicht über die Reaktionen der wichti-
sten untersuchten Variablen in den vier Aufgabensituationen mit
je vier Meßzeitpunkten vor und nach der intravenösen Gabe von
2 mg Propanolol bei den 30 Patienten. Als Mittelwerte sind unter-
einander dargestellt die Reaktionen des arteriellen Mitteldrucks
(AM), des Schlagvolumens (SV), des Herzminutenvolumens (HZV),
der Herzfrequenz (FR) und des totalen peripheren Widerstands
(TPW). Es kommt in den einzelnen Aufgabensituationen zu unterschiedlich starken Blutdruckanstiegen (p < 0,001), was sowohl
für den arteriellen Mitteldruck als auch für den systolischen
und diastolischen Blutdruck gilt. Die unterschiedlichen Blutdruckreaktionen werden bei gleichzeitiger Hemmung des Barorezep-
torenreflexes durch unterschiedlich starke Anstiege des Herzminutenvolumens (HMV) hervorgerufen, die wieder durch entsprechend
differenzierte Anstiege der Herzfrequenz (FR) entstehen. Der
totale periphere Widerstand (TPW) zeigt ein etwa spiegelbildli-
ches Verhalten im Vergleich zum Herzminutenvolumen, wobei ein
HMV-Anstieg einem Widerstandsabfall entspricht. Das hämodynamische Verteilungsmuster derartiger Reaktionen wurde von BROD untersucht (6, 7); dabei führt das erhöhte Herzminutenvolumen durch
Vasodilatation immer zu einer stärkeren Muskeldurchblutung, wohingegen die Durchblutung in den Nieren, im splanchnischen Gebiet und in der Haut durch Vasokostriktion abnimmt; das Verhalten des totalen peripheren Widerstandes resultiert dann aus der
Summe der unterschiedlichen Reaktionen der Teilwiderstände.

Bei der anschließenden Wiederholung der Untersuchung mit den
gleichen Aufgabentypen anderen Inhalts nach Blockierung der sympathischen β-Rezeptoren mit 2 mg Propranolol i.v. finden sich
im wesentlichen die gleichen, den unterschiedlichen Aufgabentypen zugeordneten, unterschiedlich starken Blutdruckreaktionen.
Herzminutenvolumen und Herzfrequenz werden durch Propranolol um
20% bzw. 16% gesenkt (p < 0,001); außerdem werden die starken

reaktiven Anstiege bei Rechenaufgabe und Satzbildung stärker gesenkt als die schwachen bei Stroboskop und Fehlerbild (p < 0,005) sowie die länger anhaltende Reaktion bei der Rechenaufgabe verkürzt (p < 0,005). Die jetzt noch vorhandenen Reaktionen von Herzminutenvolumen und Herzfrequenz müssen vorwiegend durch Änderungen des vagalen kardialen Einflusses bestimmt sein, da Propranolol die Wirkung der Katecholamine an den Betarezeptoren kompetitiv hemmt. Im Gegensatz zur Untersuchungsphase ohne Betablockade kommt es jetzt auch zu situativen Anstiegen des totalen Widerstands (p < 0,001). Damit überwiegt die alphaadrenerge Vasokonstriktion gegenüber der durch Betarezeptoren vermittelten Vasodilatation. Der Widerstandszunahme während der Aufgabensituationen, die durch die über Alpharezeptoren vermittelte Vasokonstriktion zustande kommt, entspricht quantitativ offensichtlich genau die durch Blockade der kardialen Betarezeptoren vermittelte Hemmung situativer Anstiege des Herzminutenvolumens, da die unterschiedlich starken Reaktionen des Blutdrucks in den einzelnen Aufgabensituationen auch im zweiten Versuchsdurchgang nach Propanololgabe unverändert wieder auftreten. Das bedeutet aber, daß das Ausmaß der sympathisch vermittelten Herzminutenvolumenanstiege hier jeweils genau der sympathisch vermittelten Vasodilatation angepaßt ist; das auf diesem Wege erhöhte Herzminutenvolumen wird also wohl für eine vermehrte Muskeldurchblutung bereitgestellt. Der Effekt der vermehrten Stimulation der kardialen Betarezeptoren, der in einer Erhöhung des Herzminutenvolumens besteht, würde somit von der sympathisch vermittelten Vasodilatation in der quergestreiften Muskulatur aufgefangen, womit er keinen gesonderten Beitrag zum Druckanstieg leisten würde. Der Druckanstieg muß infolgedessen einmal über eine Verminderung der vagalen Hemmung des Herzens mit Erhöhung des Herzminutenvolumens zustande kommen, zum anderen trägt eine erhöhte sympathische alphaadrenerge Vasokonstriktion einiger Gefäßgebiete mit einer im Verhältnis zum erhöhten Herzminutenvolumen relativen Zunahme des Gesamtwiderstandes zu den situativen Blutdruckanstiegen bei.

Das hämodynamische Reaktionsmuster während der Aufgabensituationen steht in Übereinstimmung mit der aus tierexperimentellen

Untersuchungen bekannten, im Hypothalamus koordinierten Abwehrreaktion, die sowohl durch Umgebungsreize und damit über den
Kortex als auch durch direkte elektrische Stimulation der hypothalamischen Abwehrzone ausgelöst werden kann. Diese hypothalamische Abwehrreaktion umfaßt differenzierte neurohormonale Ent-
ladungsmuster, die einer motorischen Reaktion vorausgehen und
die als Vorbereitung des Organismus auf Kampf oder Flucht interpretiert werden (1, 17). Sie bestehen in einer zentral ausgelö-
sten vagalen kardialen Hemmung, verbunden mit einem vermehrten
sympathischen Einfluß auf Herz, Venensystem und die meisten Gefäßgebiete, was mit Ausnahme der Skelettmuskulatur zu einer Vasokonstriktion führt; in den Muskelgefäßen tritt vielmehr eine
starke Vasodilatation auf (21). Die humoralen Reaktionen bestehen in einer Freisetzung von Adrenalin aus dem Nebennierenmark
(30), einer Aktivierung des ACTH-Kortikosteroid-Systems in Hypo-
physe und Nebennierenrinde (22) sowie in einer neurogenen Renin-
freisetzung und damit Beteiligung des Angiotensin-Aldosteron-
Mechanismus (13, 69).

Exkurs über Konrad LORENZ und die Frage "Wozu"?

Wie LORENZ wiederholt betont hat und in seinem jüngsten Buch:
"Vergleichende Verhaltensforschung: Grundlagen der Ethologie"
ausführt, ist jeder lebende Organismus in buchstäblich jedem einzelnen seiner Bau- und Funktionsmerkmale vom Gang des Evolutions-
geschehens bestimmt (47). Der Gang, den die Evolution genommen
hat, läßt sich mitunter auch bis zu einem bescheidenen Grade re-
konstruieren. Bei der Analyse von Form und Funktion lebender
Systeme stellen sich zwei Aufgaben: einmal die Beschreibung des
Systems, wie es im augenblicklichen Zustand ist, und zum anderen
der Versuch, verständlich zu machen, wieso dieses System so und
nicht anders geworden ist.

Der Biologe VON UEXKÜLL (64) - ein Wegbereiter der modernen Verhaltensforschung - nannte diese beiden Aufgaben "Naturmechanik"
und "Naturtechnik"; er selber beschäftigte sich vor allem mit
dem ersteren Themenkreis und wies auf die außergewöhnliche Plan-

mäßigkeit biologischer Organisationsformen hin. Schon bevor die Hauptursachen aller Anpassung, nämlich Erbänderung (Mutation) und natürliche Auslese (Selektion), entdeckt waren, fiel Forschern auf, daß die Konstruktion organischer Systeme auf spezielle und oft geradezu erstaunliche Weise dazu eingerichtet ist, das Leben des Individuums, seiner Nachkommen und damit seiner Art zu erhalten. DARWIN hat die Vorgänge von Erbänderung und natürlicher Auslese als erster erkannt und beschrieben - Vorgänge, die den Organismen ihre im Sinn der Arterhaltung ausreichende Zweckmäßigkeit verleihen (12). Mutation und Selektion sind die beiden großen Baumeister der Evolution, d.h. rein zufällige Veränderungen im genetischen Code bzw. Neukombinationen von Erbanlagen und Ausschaltung schlecht angepaßter Arten. Der "blinde" Zufall ist dabei, wie der Molekulargenetiker EIGEN sagt, in merkwürdiger Weise gezähmt (zitiert nach (47)). Ändern sich Umweltbedingungen, so fördert die Selektion manche der vorhandenen genetischen Varianten innerhalb einer Art und unterdrückt andere; nach einem entsprechenden Zeitraum ist eine neue, bessere genetische Anpassung an die eingetretenen Bedingungen erreicht.

Die Gesetzmäßigkeiten von Mutation und Selektion bewirken aber auch, daß sich nicht nur zweckmäßige Struktur- und Funktionsmerkmale vererben, sondern es werden vielmehr auch alle Merkmale von Generation zu Generation mitgeschleppt, die nicht so unzweckmäßig sind, daß sie zur Ausrottung ihres Trägers führen. Oft handelt es sich um "Anpassungen von gestern".

Eine wichtige biologische Fragestellung ist in diesem Zusammenhang, die Frage nach dem "Wozu", nach der Zweckmäßigkeit einer organischen Form oder Funktion; es ist die Frage nach dem Arterhaltungswert. "Wozu hat die Katze spitze, krumme, einziehbare Krallen?" fragt LORENZ. Die Antwort: "Zum Mäusefangen" zeigt die besondere Leistung, deren Arterhaltungswert den katzenartigen Raubtieren diese Form von Krallen angezüchtet hat. Um diese Betrachtungsweise der arterhaltenden Zweckmäßigkeit scharf von einer mystischen Teleologie zu unterscheiden, hat PITTENDRIGH (52) den Begriff "Teleonomie" geprägt, in Analogie zu den Begriffen Astrologie und Astronomie.

Teleonomie oder "Anpassung von gestern?"

Eine Fülle von Reizsituationen ist geeignet, über die hypothalamische Abwehrreaktion situative Blutdruckerhöhungen hervorzurufen. Es handelt sich hierbei eigentlich um ein Programmpaket von
Einzelreaktionen, die sich unter einem teleonomen Aspekt zu einer
einheitlichen Antwort ordnen lassen, wenn man sie als Bereitstel-
lung des Organismus für eine zu erwartende motorische Auseinandersetzung mit der Umgebung betrachtet (9). Die Aktivierung der
Muskulatur ist mit einer starken Vasodilatation ihrer Gefäßgebiete verbunden; diese Bereitstellungsreaktion garantiert im Be-
darfsfalle eine bessere Versorgung der Muskulatur und verhindert
einen plötzlichen Blutdruckabfall durch die bei einer motorischen
Reaktion auftretende Vasodilatation. Hierdurch wird auch verständlich, daß zahlreiche Umgebungsreize geeignet sind, diese
Reaktion hervorzurufen. Die Umgebung muß gewissermaßen fortlaufend auf die Möglichkeit bzw. die Wahrscheinlichkeit von Gefahren hin analysiert werden, auf die der Organismus sofort mit
einer stärkeren motorischen Antwort zu reagieren imstande sein
muß. Dabei wird offensichtlich in Kauf genommen, daß die Abwehrreaktion und die mit ihr verbundene Druckerhöhung oft umsonst
ausgelöst wird, nämlich immer dann, wenn die motorische Reaktion
nicht erforderlich geworden ist; eine starke motorische Antwort
ohne vorherige ausreichende kardiovaskuläre Bereitstellungsreaktion müßte einen akuten Blutdruckabfall zur Folge haben, was in
einer derartigen Situation für den Organismus fataler wäre.
Die Zweckmäßgikeit, d.h. die teleonome Bedeutung dieses Reaktionsmusters wird hierdurch deutlich und es ist zu verstehen,
daß der Organismus hiermit auch eher ein Zuviel an situativen
Blutdruckanstiegen in Kauf nehmen muß, d.h. Anstiege trotz Aus-
bleibens der motorischen Reaktion, als den umgekehrten Fall.

Die hypothalamische Abwehrreaktion wird insbesondere gerade
durch Artgenossen ausgelöst. Damit unterliegt sie der intraspe-
zifischen Selektion, d.h. von Artgenossen ausgehende Schlüsselreize und Auslösbarkeit des Reaktionsmusters müssen sich im
Laufe der Evolution in gegenseitiger Abhängigkeit entwickelt
haben. Die intraspezifische Selektion treibt oft seltsame Blü-

ten; durch die "intraspezifische Konkurrenz" können extreme Formen und Funktionen angezüchtet werden, die für das Bestehen der
betreffenden Art ungünstig sind.
LORENZ nennt als Beispiel die im Dienste bestimmter Balzbewegun-
gen spezialisierten Schwingen des Argusfasans, die ihn zum Flie-
gen fast untauglich machen. Die hypothalamische Abwehrreaktion
ist sehr anfällig, unter entsprechenden Bedingungen der sozialen
Umwelt so häufig ausgelöst zu werden, daß pathologische Folgeer-
scheinungen chronische Hypertonie und Koronarsklerose auftreten
können wie tierexperimentell gezeigt wurde (37).

Phylogenetisch ererbte Strukturen sind gemäß den Gesetzlichkei-
ten des Evolutionsprozesses durch eine ausgeprägte Konservativi-
tät gekennzeichnet. Eben selbst dann, wenn der ursprüngliche
arterhaltende Wert im Laufe der Evolution verlorengegangen ist,
wird ein genetisch vererbtes morphologisches Merkmal starr von
Generation zu Generation weitergegeben. Das gleiche gilt für angeborene Verhaltensmerkmale (47) oder allgemein für genetisch
festgelegte physiologische Reaktionsmuster, die z.B. durch spezifische Schlüsselreize auslösbar sind.

Nun stellt die hypothalamische Abwehrreaktion beim Menschen sicherlich nicht nur eine "Anpassung von gestern" dar, sondern besitzt wohl auch heute einen Selektionsvorteil für ihn; ihre Koppelung mit neuen Schlüsselreizen ist sinnvollerweise von Lern-
vorgängen abhängig, wodurch sie auch als bedingte Reaktion auslösbar wird. Die Auslösebedingungen sind aber offensichtlich so
allgemein gehalten oder - insofern ihre Koppelung mit bestimmten
Schlüsselreizen gelernt ist - so löschungsresistent, daß das
Auftreten der Abwehrreaktion in vielen Situationen nicht mehr
sinnvoll und verständlich erscheint (26). So könnte es zu den
Blutdruckanstiegen in unseren Aufgabensituationen kommen, also
in Situationen, die nicht mit einer größeren motorischen Reaktion verbunden sind, wenngleich sich auch eine Zunahme des Mus-
kelruhetonus in vergleichbaren derartigen Situationen nachweisen
läßt (15). Das phylogenetisch alte Reaktionsmuster für Kampf und
Flucht würde dann in diesem Zusammenhang wohl aufgrund der Prü-

fungssituation aktiviert, also durch die vom Artgenossen (Prüfer) ausgehenden Reize bzw. die sie ersetzenden Symbole.

LACEYS Konzept der Stimulusbarriere

Die Veränderungen kardiovaskulärer Reaktionen bei der Auseinandersetzung eines Organismus mit seiner Umgebung sollten aber nicht nur als Schlußglied einer Ereigniskette angesehen werden. Veränderungen des peripheren vegetativen Aktivitätsniveaus wie z.B. Änderungen der Partialdrucke für Sauerstoff und Kohlendioxid infolge veränderter Atmungsaktivität (28, 40) oder auch Blutdruckänderungen beeinflussen die neurohumorale Rückkoppelung zum Zentralnervensystem und die Aktivität in einigen seiner Strukturen. So bewirken Blutdruckerhöhungen, die von den druckempfindlichen Rezeptoren im Carotis-Sinus registriert werden, ein Absinken des zentralen Vigilanzniveaus (3, 42). Situative Blutdruckanstiege, wie sie für die Abwehrreaktion typisch sind, könnten somit eine, wie LACEY es nennt, Stimulusbarriere für die Wahrnehmung von Umweltreizen aufbauen (45). Somit könnten sie auch eine Schutzfunktion für den Organismus darstellen, indem sie ihn in spezifischen Situationen gegen ein Überflutetwerden mit neuen Umweltreizen abschirmen. Je nach den individuellen Fähigkeiten und Möglichkeiten des Einzelnen, mit bestimmten Problemsituationen umzugehen, käme es dann zu unterschiedlich starken Blutdruckreaktionen von unterschiedlicher Dauer, wobei die Hypertonie eine Entlastungsfunktion für das psychische Geschehen hätte (39). Hier könnten durchaus Konditionierungsvorgänge wirksam werden, indem Blutdruckerhöhungen die Wahrnehmung aversiver Reize beeinträchtigen oder verhindern. Somit bestünde eine neue, vom ursprünglichen Kampf-Flucht-Verhalten losgelöste oder auch mit ihm kombinierte Funktion in Veränderungen von Wahrnehmungsschwellen für Umgebungsreize. Wenngleich die wichtigsten physiologischen Grundlagen und Gesetzmäßigkeiten abgesichert sind, so erscheint doch das komplexe Zusammenspiel von Wahrnehmung, Verhalten und physiologischen Reaktionen im neuroendokrinen und kardiovaskulären System noch zu wenig differenziert untersucht, um Funktion und Bedeutung dieser Regelmechanismen wirklich ausreichend zu verstehen.

Was wird geregelt: Durchblutung oder Blutdruck?

Zweifellos dienen die als Kreislaufregulation bezeichneten Vorgänge einer Anpassung des Organismus an die wechselnden Bedürfnisse der Gewebe; deshalb handelt es sich eigentlich nicht um eine Regulation des Kreislaufs, sondern vielmehr um eine Regulation der Gewebsversorgung (43). Voraussetzungen hierfür sind ein den Erfordernissen angepaßtes Blutvolumen sowie ein ausreichendes Druckgefälle zwischen Arterien und Venen. Die wechselnden Leistungsanforderungen der Gewebe verlangen ein komplexes Regelsystem, das die Gesamtstromstärken im Kreislauf und die relativen Stromstärken in verschiedenen Gefäßgebieten verändern kann. Situative Blutdruckanstiege vergrößern für den Zeitraum ihrer Dauer das Druckgefälle, d.h. sie ermöglichen den Transport des gleichen Volumens pro Zeiteinheit durch ein engeres Röhrensystem bzw. gegen einen höheren Widerstand.

Wie wir gesehen haben, führen unterschiedliche Aufgabensituationen zu unterschiedlich starken Blutdruckreaktionen, die sich jeweils aus unterschiedlich starken Herzminutenvolumenreaktionen sowie aus einer vasodilatatorischen und einer vasokonstriktorischen Komponente zusammensetzen. Die intravenöse Gabe von Propranolol schneidet dieses Regelsystem zur Leistungsanpassung durch seine kompetive Hemmung spezifischer Katecholaminwirkungen gewissermaßen an der Stelle auf, wo zentrale sympathische Steuerimpulse auf die β-Rezeptoren z.B. in Herz und Gefäßen übertragen werden. Das Herzminutenvolumen, d.h. die Gesamtstromstärke, wird hierdurch verringert und damit die Durchblutung; der Widerstand nimmt zu, das Druckgefälle verändert sich kaum. Während der Bereitstellungsreaktionen bei den einzelnen Aufgaben wird am meisten Volumen in den Situationen eingespart, in denen vorher am meisten Volumen pro Zeiteinheit für die Durchblutung mobilisiert wurde. Die vasokonstriktorische Komponente überwiegt jetzt die vasodilatatorische, so daß der Gesamtwiderstand in den Aufgabensituationen im Gegensatz zur vorherigen Untersuchungsphase ansteigt. Die Ausschaltung des β-sympathischen Systems verringert also nicht nur die Durchblutung, sondern sie beeinträchtigt auch die Spielbreite ihrer Regulationsmöglichkeit. Damit sind gleichzeitig Prozesse der Energiebereitstellung und des Energieverbrauchs betroffen. Die Beteiligung der über β-Rezeptoren vermittelten Katecholaminwirkung an der Beeinflussung von Stoffwechselvorgängen wird hier deutlich.

Von den drei Komponenten der Leistungsanpassung Druck, Volumen und Frequenz wird während situativer Bereitstellungsreaktionen der Druck offenbar mit einer gewissen Unabhängigkeit von den anderen beiden Größen geregelt. Es ist sogar so, daß die Volumenbereitstellung über das β-sympathische System hier im zeitlichen Verlauf so mit der Vasodilatation einiger Gefäßgebiete abgestimmt zu sein scheint, daß man ihr zumindest in unseren Aufgabensituationen keine zusätzliche druckerhöhende Wirkung zuschreiben kann.
Somit bleibt die Frage offen: Warum, oder besser: Wozu treten die situativen Blutdruckerhöhungen auf, wenn sich eine Erhöhung der Stromstärke und damit der Durchblutung auch ohne Druckerhöhung erreichen läßt? Ein größeres Druckgefälle ermöglicht, wie gesagt, den Transport des gleichen Volumens pro Zeiteinheit gegen einen höheren Widerstand. Somit konzentriert sich die Fragestellung jetzt auf die Reaktion des Widerstands bzw. auf die vasokonstriktorische Komponente.

Hypertonieentwicklung und kardiovaskuläre Reagibilität

Der Vasokonstriktion kommt auch eine spezielle Bedeutung bei der Hypertonieentwicklung zu. Das kapilläre Gefäßgebiet wird vor einem erhöhten Druck geschützt, unabhängig davon, wie er entstanden ist. Dies gilt sowohl für situative Blutdruckspitzen als auch für länger anhaltende Blutdruckerhöhungen. Diese Schutzfunktionen übernehmen die präkapillären Widerstandsgefäße, in denen der stärkere Druckabfall im Kreislaufsystem stattfindet. Zunächst reagieren sie mit einer aktiven Vasokonstriktion (20). Treten Blutdruckerhöhungen sehr häufig und lang anhaltend auf, so setzt ein Anpassungsprozeß mit Hypertrophie der glatten Muskulatur in der Media insbesondere der Widerstandsgefäße ein, wodurch sich je nach Höhe, Dauer und Häufigkeit der Druckerhöhungen das Lumen der Widerstandsgefäße im Vergleich zu ihrer Wandstärke einengt. Diese Vergrößerung des Wand/Lumen-Verhältnisses bewirkt eine enorme Verstärkung reaktiver Widerstandsanstiege. Beträgt unter maximaler Vasodilatation bei einem Radius von 1 das Wand/Lumen-Verhältnis 0,2, so steigt der Widerstand bei einer Verkürzung der glatten Muskulatur um 30% von 1,0 auf 14. Eine geringe Veränderung des Wand/Lumen-Verhältnisses unter maximaler Vasodilatation auf 0,3 bei einem Lumenradius von 0,9 bewirkt bei 30% Verkürzung der glatten Muskulatur einen Widerstandsanstieg von 1,4 auf 72 (23). Dieser normale physiologische Adaptationsprozeß des Gefäßsystems auf Druckimpulse, die sogenannte "strukturelle Autoregulation", spielt eine wichtige Rolle bei der Hypertonieentwicklung; er ist offensichtlich schon bei einem sehr frühen Hypertoniestadium, z.B. bei jungen Wehrpflichtigen mit grenzwertig erhöhtem Blutdruck nachweisbar (55). Die Hypertrophie der glatten Media-Muskulatur in den Widerstandsgefäßen ist noch voll reversibel, wenn die Druckerhöhungen ausbleiben; bleiben sie jedoch weiter bestehen, wird als weitere Reaktion Bindegewebe in die Gefäßwand eingelagert, ein Vorgang, der nicht mehr reversibel erscheint, auch wenn die pressorischen Reize ausbleiben - der arteriosklerotische Prozeß beginnt (59).

Eine Ursache für die bei Hypertonikern oft bestätigte Blutdruckhyperreaktivität liegt in dieser strukturellen Autoregulation (20, 23). Ein gleicher nervaler oder humoraler pressorischer Reiz wird einen um so stärkeren Blutdruckanstieg hervorrufen, je größer das Wand/Lumen-Verhältnis der Widerstandsgefäße ist. Damit leistet ein peripherer Mechanismus, nämlich die morphologischen Veränderungen an den Widerstandsgefäßen, einen wichtigen Beitrag zur kardiovaskulären Reagibilität, die natürlich auch von zentralen Mechanismen, dem Ausmaß der Veränderungen der sympathischen und vagalen Aktivität, beeinflußt wird.

Das Herz und die Situationshypertonie

Für das Herz sind Veränderungen im Energie- und Sauerstoffbedarf des linksventrikulären Myokards entscheidende Parameter. Sympa-

thische Stimulation bewirkt eine Erhöhung des Sauerstoffbedarfs
durch eine erhöhte Herzfrequenz sowie durch eine erhöhte Inotro-
pie des Herzens, die sich in einer erhöhten Kontraktionsgeschwin-
digkeit des linken Ventrikels äußert; hierdurch wird die systolische Auswurfzeit verkürzt und der systolische Spitzendruck erhöht. Die Vasokonstriktion der Arteriolen bewirkt eine Zunahme
des systolischen Drucks in der Aorta, wodurch die Arbeit des
linken Ventrikels und damit sein Sauerstoffbedarf weiter erhöht
wird; dabei kostet Druckarbeit mehr als Volumenarbeit (27).
Schon in Ruhe wird das arterielle Sauerstoffangebot bei Durch-
lauf des Blutes durch die Kapillaren des Myokards weitgehend
ausgeschöpft. Da das Herz keinen Sauerstoffmangel erträgt, kann
ein höherer Sauerstoffbedarf nur durch eine Zunahme der Koronardurchblutung gedeckt werden, was beim gesunden Herzen kein Problem darstellt. Bei einer obstruktiven Koronarerkrankung jedoch
ist es um so schwieriger, ein Gleichgewicht zwischen myokardialem
Sauerstoffbedarf und Koronardurchblutung herzustellen, je stärker der sympathische Reiz ist, bzw. je weiter die Erkrankung
fortgeschritten ist. Die gestörte Bilanz zwischen Blutzufuhr und
Sauerstoffbedarf führt zu einer Abnahme der Kontraktilität bei
gleichzeitiger Erhöhung der linksventrikulären Arbeit und des
Sauerstoffbedarfs. Durch die Ischämie werden Veränderungen in
der elektrischen Stabilität der myokardialen Zellmembranen ausgelöst, was eine vermehrte Erregbarkeit, Verkürzung der Refrak-
tärphase und eine Herabsetzung der Flimmerschwelle bewirkt. Mit
der Sympathikusstimulation verbundene metabolische Effekte wie
Erhöhung der Plasmalipide und Beeinträchtigung der Glukoseutili-
sation des Myokards können diese Situation noch weiter ver-
schlechtern; sie vermindern ebenfalls die Kontraktionskraft des
Myokards (10, 34, 62). Es ist deswegen anzunehmen, daß diese
Veränderungen bei vorgeschädigtem Herzen zu Rhythmusstörungen,
Kammerflimmern und plötzlichem Herztod führen können. Die Auslösung dieser physiologischen Bereitstellungsmuster durch entsprechende Umgebungsreize - sei es nun, daß eine wirkliche Kampf-
oder Fluchtreaktion stattfindet mit entsprechender Muskelarbeit
oder sei es, daß "nur" Problemsituationen auftreten, die nicht
über ein derartiges Verhalten gelöst werden können - muß je nach
ihrem Ausmaß zu einer mehr oder weniger starken kardialen Bela-

stung führen, die beim vorgeschädigten Herzen einen akuten Sauerstoffmangel hervorrufen kann.

Der Sauerstoffverbrauch des Myokards korreliert sehr eng mit dem Produkt aus arteriellem Mitteldruck und Herzminutenvolumen bzw. dem Produkt aus Herzfrequenz und systolischen Blutdruck (27). Diese Größen stellen somit wichtige Parameter für Messungen der kardiovaskulären Reagibilität dar; das Druckfrequenzprodukt ist dabei auch durchaus ohne invasive Meßtechnik bestimmbar und damit auch für epidemiologische Untersuchungen geeignet.

Grenzwerthypertonie und Typ-A-Verhalten

Normotoniker, Grenzwerthypertoniker mit erhöhtem Herzminutenvolumen und Widerstandshypertoniker sind durch eine unterschiedliche Reagibilität dieser auf die Herzleistung bezogenen Größen gekennzeichnet (Abb. 5). In den vier beschriebenen Aufgabensituationen zeigen beide Hypertonikergruppen (H1 und H2) im Vergleich zu den Normotonikern (N) neben höheren Ausgangswerten (p 0,001) auch noch stärkere reaktive Anstiege (p 0,001). Trotz höherer Ausgangswerte (p 0,025) reagieren die Grenzwerthypertoniker mit erhöhtem Herzminutenvolumen (H1) zusätzlich mit stärkeren Anstiegen (p 0,005) als die im Durchschnitt 15 Jahre älteren Widerstandshypertoniker (H2), bei denen vermutlich infolge des höheren Blutdrucks und des höheren Widerstands die strukturelle Autoregulation weiter fortgeschritten ist. Diese erhöhte Reagibilität der Grenzwerthypertoniker ist deswegen vor allem einem stärkeren sympathischen Einfluß auf das kardiovaskuläre System zuzuschreiben. Demgemäß läßt sich eine vermehrte kardiale sympathische Stimulation bei den Herzminutenvolumenhypertonikern gegenüber den Widerstandshypertonikern durch einen stärkeren Abfall des Herzminutenvolumens nach Propranololgabe nachweisen (p 0,001).

Nachdem die unter neurohormonaler Kontrolle stehende kardiovaskuläre Hyperreaktivität ein gemeinsames Merkmal für Typ-A-Personen und für Grenzwerthypertoniker mit erhöhtem Herzminutenvolumen

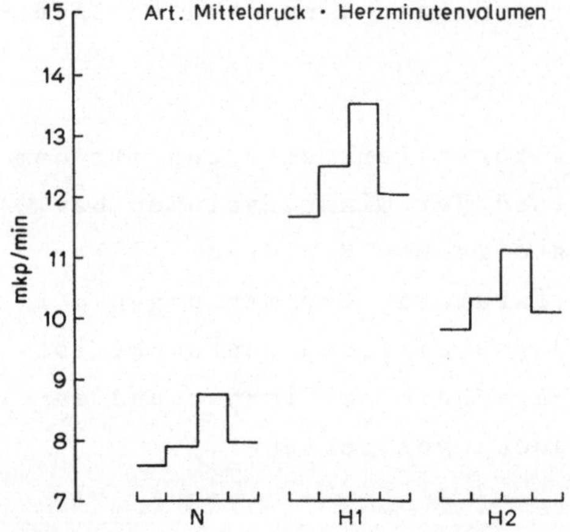

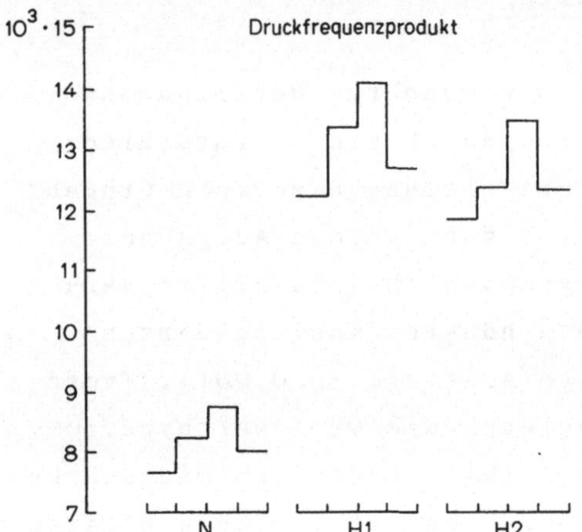

Abb. 5. Mittlere reaktive Veränderungen des Produktes aus arteriellem Mitteldruck und Herzminutenvolumen (AM x HMV) sowie aus systolischem Blutdruck und Herzfrequenz (Druckfrequenzprodukt) bei 10 Normotonikern (N), 10 Hypertonikern mit erhöhtem Herzminutenvolumen (H1) und 10 Hypertonikern mit erhöhtem totalen peripheren Widerstand (H2) gemittelt über je 4 Aufgabensituationen vor und nach intravenöser Propranololgabe

zu sein scheint, erhebt sich die Frage, inwieweit nicht überhaupt ein engerer Zusammenhang zwischen diesen beiden Gruppen besteht. Die auf Verhaltensebene beschreibbaren Merkmale der Typ-A-Personen: ständige latente Feindseligkeit, starke Neigung zum Rivalisieren, übermäßiges berufliches Engagement, fortwährende Zeitnot sollten auf physiologischer Ebene vermehrt zu den typischen Bereitstellungsreaktionen für eben diese Verhaltensweisen führen, die wie bei der Grenzwerthypertonie in einer vermehrten sympathischen Aktivierung des Herzkreislaufsystems bestehen. Es fehlen hier Untersuchungen über Häufigkeit und Neigung zur Situationshypertonie. Ein solcher Zusammenhang zwischen Grenzwerthypertonie und Typ-A-Verhalten würde erklären, daß

trotz einer nur schwach positiven Korrelation zwischen Blutdruckhöhe und Typ-A-Verhalten dieses Verhaltensmerkmal seine Hauptwirkung in bezug auf die Vorhersage der koronaren Herzkrankheit
unabhängig von der durchschnittlichen Blutdruckhöhe entfaltet;
es würde bedeuten, daß das Typ-A-Verhalten seine meisten koronaren Opfer durchaus im grenzwertigen Blutdruckbereich finden und
gerade hier seine volle Wirkung in der exzessiven Strapazierung
von Herz- und Gefäßsystem in spezifischen Situationen zur Gel-
tung bringen könnte.

Weiterführendere Fragen müssen in diesem Zusammenhang aber dif-
ferenzierter und zugleich allgemeiner gestellt werden: Wie hängen einzelne Komponenten des "Coronary-prone-behavior" mit einzelnen Komponenten der Bereitstellungsmuster zusammen? Welche
Wirkung haben Ausführung oder Unterdrückung einer emotionalen
Verhaltensweise auf die physiologischen Reaktionen? Wie lassen
sich Wahrnehmung und Verarbeitung auslösender Reizsituationen
beeinflussen?
Wenn bestimmte emotionale Verhaltensweisen oder auch nur Verhaltensbereitschaften potentielle pathogene Auswirkungen auf das
Herz haben, muß zumindest eine relative, d.h. zeitweise Koppelung bestehen zwischen Außenreiz, emotionaler Empfindung als
dessen subjektiver Deutung, daraus resultierendem Verhalten und
den jeweiligen physiologischen Bereitstellungsreaktionen im neuroendokrinen und kardiovaskulären System.

Außenreiz, Emotion und kardiovaskuläre Reaktion

Wie schnell und durch welche geringen Außenreize bei entsprechender innerer Bereitschaft auch in scheinbarer Ruhe beträchtliche
kardiovaskuläre Reaktionen ausgelöst werden können, soll das folgende Beispiel einer 24jährigen Patientin zeigen; bei ihr wurde
zur Abklärung unklarer Bewußtseinsverluste über einige Tage eine
kontinuierliche Blutdruckmessung durchgeführt. Die fortlaufende
i.a. Messung wurde alle 15 min für 15 s auf Papierstreifen registriert, wozu automatisch mit leisem Summton ein Schreiber
eingeschaltet wurde, der neben dem Bett der Patientin stand. Die

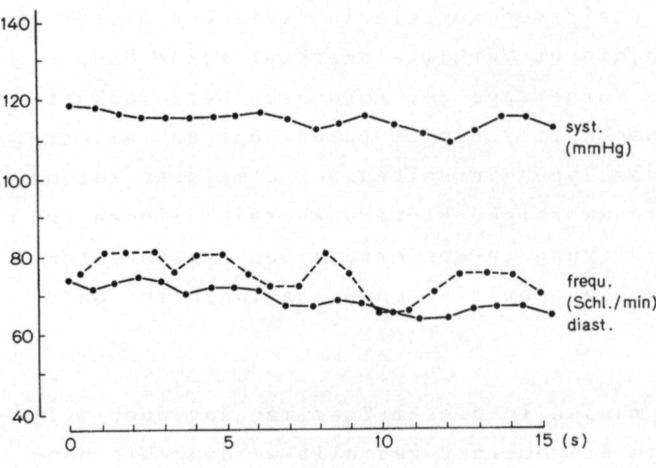

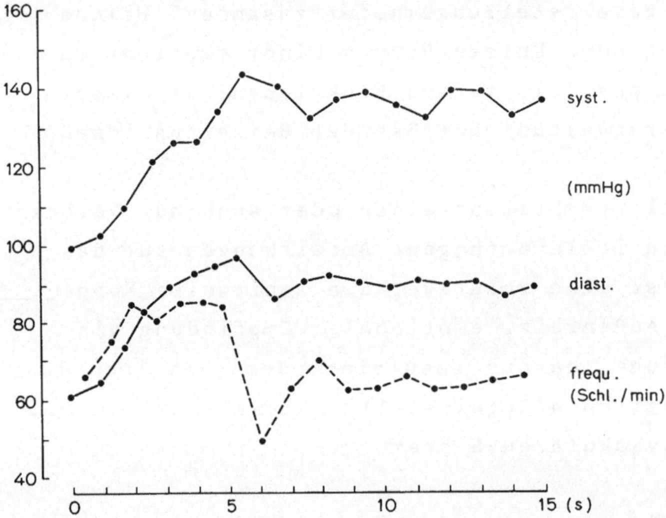

*Abb. 6. Schlag-zu-Schlag-Analyse von Blutdruck und Herzfrequenz
über einen Intervall von jeweils 15 s bei einer 24jährigen Patientin in Bettruhe. Oberes Diagramm: Tagsüber zeigen sich keine
wesentlichen Veränderungen dieser Größen während der regelmäßig
in viertelstündlichen Abständen durchgeführten automatischen
Registrierungen der intraarteriellen Druckkurve. Unteres Diagramm: Nachts in ängstlicher Stimmung löst der leise Summton
während der Registrierung regelmäßig alle 15 min stereotype Reaktionen von Blutdruck und Herzfrequenz aus*

Blutdruckmessung wurde am Vormittag begonnen; tagsüber zeigten

sich keine Besonderheiten (Abb. 6). Kurz nach 21 Uhr wollte die

Patienten schlafen; sie war in ängstlicher Stimmung und beschäf-

tigte sich mit der Frage, ob ihre Blutdruckwerte wohl gut seien.
Um 21.15 Uhr schaltete sich der Schreiber mit leisem Summton ein.
Es kommt zu einem Blutdruckanstieg innerhalb von 7 Herzaktionen
von systolisch mehr als 40 mmHg und diastolisch 35 mmHg; die
Herzfrequenz steigt ebenfalls sehr schnell um 20 Schläge/min,
fällt jedoch wieder auf das Ausgangsniveau ab, sobald der maximale Druckanstieg erreicht ist. Diese kardiovaskulären Reaktionen wiederholen sich im gleichen Ausmaß stereotyp alle 15 min.
Das Registriergeräusch gewinnt nachts eine spezifische Bedeutung
für die Patientin: In ängstlicher Stimmung wird es zum quälenden
Weckreiz mit den begleitenden physiologischen Veränderungen.
Schließlich werden der Patientin die vergeblichen Einschlafbe-
mühungen "zu dumm", um 0.30 Uhr beginnt sie zu lesen, die Blut-
druck- und Frequenzanstiege bleiben aus. Ein erneuter Schlafver-
such zwischen 3 und 5 Uhr führt wiederum zu viertelstündlichen
stereotypen Blutdruck- und Frequenzanstiegen innerhalb weniger
Sekunden um mehr als 40 mmHg systolisch - in der gesamten Nacht
mehr als 20 mal. Die Patientin entschließt sich endlich, die
Schlafversuche aufzugeben und "wach zu sein": Die Blutdruck- und
Herzfrequenzreaktionen bleiben aus. In den folgenden Nächten, in
denen die Patientin schläft, treten diese Reaktionen nicht wieder auf. Inzwischen hatte der Arzt mit ihr über die schlaflose
Nacht gesprochen, wodurch sie wieder beruhigt werden konnte.

Die UEXKÜLL-Modelle: Situationskreis und Funktionskreis

In diesem Beispiel können die verschiedenen Aspekte der "Situation" im Von UEXKÜLL beschriebenen Sinne genauer skizziert werden. Der "Situationskreis" läßt sich folgendermaßen beschreiben:
Ein geringer Außenreiz - der durch den Meßvorgang hervorgerufene
leise Summton - vermag eine deutliche Kreislaufreaktion hervorzurufen, allerdings nur im Zusammenhang mit der subjektiven Bedeutung des Reizes wie beim Versuch, nachts zu schlafen; verliert der Reiz seine spezifische, angstauslösende Bedeutung wie
während des Lesens nach dem Entschluß, "wach zu sein" oder wie
überhaupt am Tage, verliert er auch seine kreislaufspezifischen
Wirkungen. Die emotionale Verfassung eines Menschen deutet die

Umgebung eben nicht nur für sein Erleben in entscheidender Weise, sondern auch für seine physiologischen Reaktionen. Der Zusammenhang zwischen emotionaler Empfindung, ihrem Ausdruck in Mimik, Haltung und Gestik als Signal, das die Mitmenschen über die momentanen eigenen Verhaltensbereitschaften informiert, und den physiologischen Bereitstellungsreaktionen für die zu erwartenden spezifischen Verhaltensmuster macht deutlich, daß es sich hier um ein kompliziertes Regelsystem zwischen Individuum und seiner sozialen Umwelt handelt.

Von UEXKÜLL (63) hat bereits 22 Jahre vor dem Beginn der kybernetischen Ära in seinem Funktionskreismodell für die Biologie die Beziehung zwischen Individuum und seiner Umwelt als Regelkreis beschrieben. In diesem Modell wird angenommen, daß definierte biologische Bedürfnisse als Sollwertverstellungen Regelmechanismen einklinken, in denen die Umgebung unter dem Aspekt dieser Bedürfnisse interpretiert wird. Von UEXKÜLL hat vier über das Verhalten geregelte Hauptfunktionskreise beschrieben: Beute, Geschlecht, Feind und Medium (der Fortbewegung wie z.B. Wasser, Erde, Luft). Die moderne Verhaltensforschung hat als wichtige Ergänzung und Erweiterung dieses Modells insbesondere die Funktionsbereiche des Territorialverhaltens und der Ranghierarchie sozial lebender Tiere untersucht. Setzt man diese als biologische Grundbedürfnisse in ein Modell für menschliches Verhalten, muß man sich klarmachen, daß beim Menschen diese Funktionskreise auf einer spezifisch menschlichen Stufe sozialisiert sind; die Wortsprache spielt hier eine wichtige Rolle.

Das Modell des Situationskreises stellt eine Differenzierung des Funktionskreises dar; in ihm sind emotionales Erleben der Umgebung und Verhalten aufgrund der Annahme verbunden, daß spezifische Verhaltensprogramme auf angeborener Basis im Laufe der Sozialisation durch Lernen differenziert werden (65). Das bedeutet, daß das menschliche Verhalten durch seinen biologischen Ursprung an angeborene, archaische, physiologische Reaktionsmuster gekoppelt ist, z.B. im neuroendokrinen und kardiovaskulären System.

HENRYS ethologischer Ansatz

HENRY u. STEPHENS beschreiben in ihrem Buch "Stress, Health and
the Social Environment - a Sociobiologic Approach to Medicine"
derartige Funktionskreise als wichtige Grundlage sozialen Verhaltens jeder Säugetiergesellschaft einschließlich der menschlichen (36). Die soziale Ranghierarchie mit Gliederung in ranghohe
und rangniedere Individuen ist ein Beispiel dafür; ein anderes
betrifft die Unterscheidung der Geschlechtsrollen, indem weibliche Individuen die Bevorzugung anderer Verhaltensweisen erkennen lassen als männliche (attachment behavior bzw. Territorial-
verhalten). Ein weiteres Beispiel betrifft die Unterscheidung
von Jungen und Alten in der sozialen Gruppe. Spezifische Muster
der sozialen Organisation spiegeln gewissermaßen angeborene
Grundregeln (biogrammar) der Spezies wider, die durch Struktur
und Funktion des Säugetiergehirns bestimmt sind. Brechen die
natürlichen Funktionen dieser sozialen Organisationsmuster zusammen, treten auch anhaltende Störungen in neurohormonalen Regelmechanismen auf, wie z.B. im sympathischen Nebennierenmark-
system und im Hypothalamus - Hypophysen - Nebennierenrindensy-
stem. Die durch anhaltende Stimulationen dieser Systeme hervorgerufenen Regulationsstörungen, wie sie bei sozialer Desorganisa-
tion auftreten, haben weitreichende Konsequenzen für die Pathogenese chronischer Krankheiten wie Hypertonie, koronare Herzkrankheit, Ulkus und viele andere.

In einem Diagramm (Abb. 7) beschreibt HENRY (35) die verschiedenen Aspekte zweier wichtiger komplexer Reaktionsmuster: Psychosoziale Reize, die von einem Säugetier wahrgenommen werden und die
nicht auf höherer zentralnervöser Ebene durch den Einfluß spe-
zieller Bewältigungsmuster oder spezifischer sozialer Interak-
tion unterdrückt werden, führen zu Antwortreaktionen im limbischen System und im Verhalten.

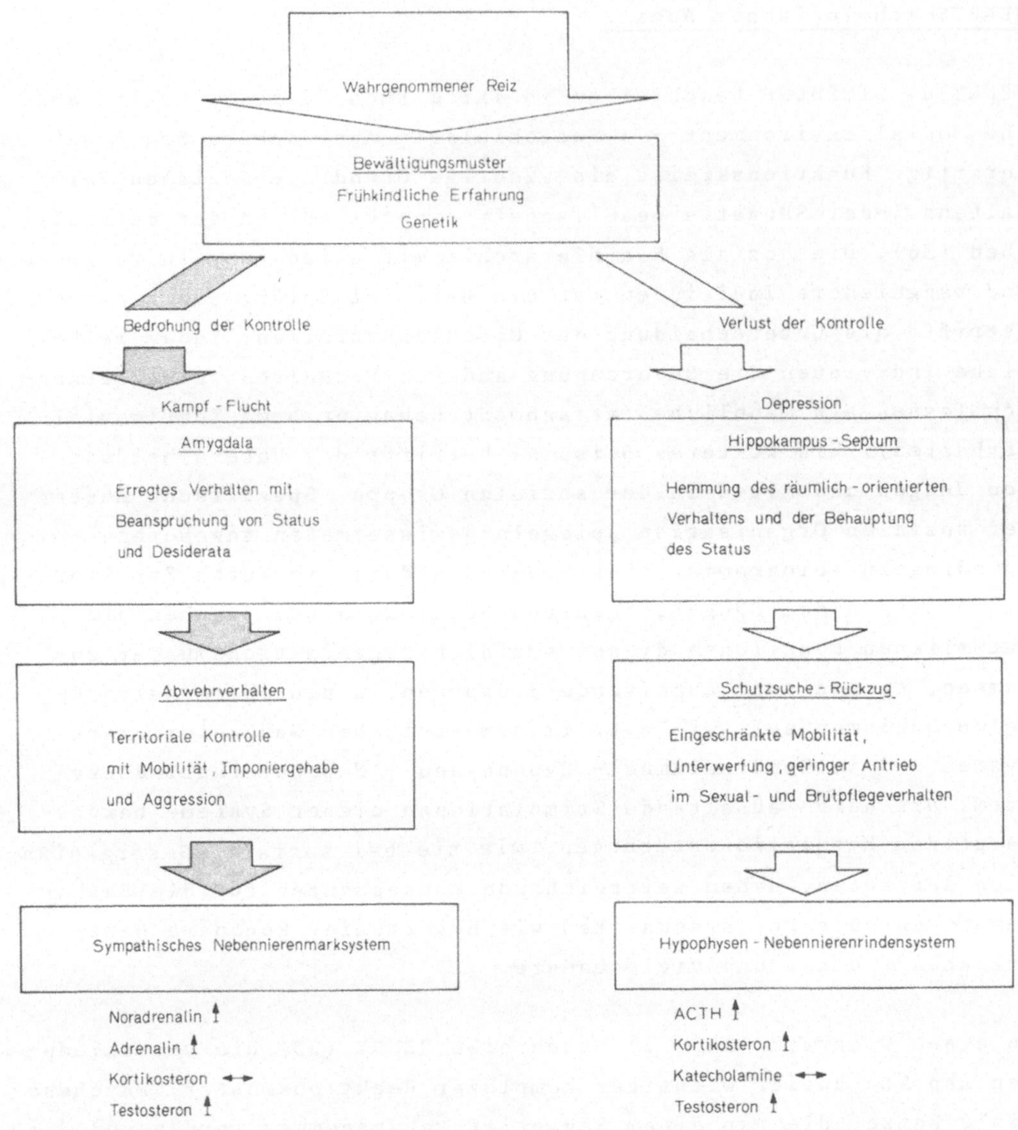

Abb. 7. Dieses Diagramm faßt HENRYS ethologischen Ansatz bei der Beschreibung soziobiologischer Grundlagen für die Medizin zusammen. Auf verschiedenen Ebenen – der psychologischen, der neuroanatomischen, der neuroendokrinen und Verhaltens-Ebene – kontrastiert er zwei grundlegende psychobiologische Reaktionsmuster: 1. Kampf-Flucht (CANNON) und 2. Rückzug-Depression. (Nach HENRY 1976 (35))

Kampf - Flucht

Bei Bedrohung des Territoriums wird das von CANNON (9) beschriebene Kampf-Flucht-Muster ausgelöst. Der Begriff des Territoriums
ist beim Menschen dabei so komplex wie die Gesellschaft selbst
und schließt auch abstrakte intellektuelle Anschauungsformen und
Begriffe wie z.B. Arbeitsgebiet oder auch das Ausmaß der Möglichkeit sozialer Kontaktpflege ein. Auf neuroanatomischer Ebene ist
der mit dem frontalen Kortex in Verbindung stehende nucleus
amygdalae beteiligt; unter seiner Kontrolle stehen niedere Zentren einschließlich das sympathische System. Läsionen des nucleus
amygdalae erschweren die Auslösung neuer Verhaltensweisen, das
Bindungsverhalten (attachment behavior) ist gestört und der Verlust von kompetitivem Verhalten führt zu einem Statusverlust in
der sozialen Ranghierarchie. Außerdem aktiviert der nucleus
amygdalae die hypothalamischen Strukturen, die für den Ausdruck
von Emotionen verantwortlich sind. Darüber hinaus steht er mit
Verstärkungsmechanismen in Verbindung, die für das normale Verhalten notwendig sind. Nimmt der Organismus z.B. wahr, daß der
Zugang zu für ihn wertvollen Gütern im Territorium bedroht ist,
wird die Amygdalae Kampfverhalten auslösen mit dem Ziel, den Zugang zu den begehrten Objekten wie Futter oder Junge anhaltend
zu sichern. Ihre Aufgabe ist es demnach, den Hypothalamus zu
stimulieren, wenn die äußeren Umstände geeignet erscheinen bzw.
es erfordern. Die daraus resultierenden Verhaltensweisen haben
zum Ziel, die Kontrolle über das Territorium zu erhalten oder
auszuweiten; sie erfordern Beweglichkeit und aggressives Verhalten. Die physiologischen Bereitstellungsreaktionen für dieses
Verhalten bestehen in der hypothalamischen Abwehrreaktion mit
Stimulierung des sympathischen Nebennierenmarksystems und Erhöhung der Katecholamine.

Rückzug - Depression

Kommt es aber zu einem Verlust der territorialen Kontrolle und
werden die Erwartungen nicht erfüllt, tritt das Hippokampus-Hypo-
physen-Nebennierenrindensystem in Aktion, mit dessen Stimulierung

die von ENGEL u. SCHMALE beschriebenen Verhaltensmuster von Rückzug und Depression (conservation - withdrawal) verbunden sind
(19). Der Hippokampus, der wie der nucleus amygdalae mit spezifischen Gebieten im frontalen Kortex in Verbindung steht, kontrolliert die kortikotropin-produzierenden Zellen im Hypothalamus in Situationen der Unsicherheit, wenn z.B. die Kontrolle
über das Territorium verloren gegangen ist. Führen alte Antwort-
muster nicht mehr zur erwarteten Belohnung und ist die so lebens-
notwendige Kontrolle über die Umgebung verloren gegangen, kommt
es zur depressiven Reaktion und zur Freisetzung von ACTH und
Aktivierung der Nebennierenrindenhormone. Viele Untersuchungen
bei Mensch und Tier weisen darauf hin, daß dies passiert, wenn
Bewältigungsversuche mißlingen und wenn eine potentiell außer-
ordentlich bedrohliche Situation erlebt wird, vor der es kein
Entrinnen gibt (36).

Insbesondere Konflikte, die durch Änderung der sozialen Ranghierarchie in bezug auf Dominanz und Submission entstehen, können diese physiologischen und biochemischen Reaktionsmuster sowohl bei Nagern und Primaten als auch beim Menschen auslösen.
HENRYS klassische Untersuchung mit sozial unerfahrenen, isoliert
aufgezogenen Mäusen ist ein Beispiel dafür: Werden diese Tiere
in ein Käfigsystem gesetzt, das durch seine Konstruktion zwangs-
läufig zu häufigen Konfrontationen auf dem Weg zu Futter, Wasser
oder Weibchen führt, also in eine Situation sozialer Konflikte,
so kommt es vermehrt zu Kämpfen, ohne daß sich eine stabile Rangordnung ausbilden kann. Funktion der Rangordnung ist es gerade,
den Zugang zu den Gütern des Territoriums und der Sozietät mit
dem geringst möglichen Ausmaß an beschädigender Aggression zu
regeln. Ist dieses empfindliche Regelsystem durch frühkindliche
Isolierung, vermutlich durch den Mangel an Möglichkeit, "attachment behavior" in sensiblen Phasen zu erfahren und zu üben, gestört, wird der Artgenosse zum angst- und aggressionauslösenden
Reiz. Eine weitere Folge der sozialen Instabilität und der vermehrten Beschädigungskämpfe ist, daß die Weibchen keine Jungen
mehr großziehen können und es kommt zum Kannibalismus. Die ständige Auslösung der Verhaltensmuster "Kampf" und "Flucht" führt
zu einer anhaltend vermehrten sympathischen Aktivität, nachweis-

bar durch den vermehrten Gehalt der Nebennieren an adrenalin-
und Noradrenalin synthetisierenden Enzymen. Die anfängliche Blut-
druckerhöhung wird bald zur fisierten Hypertonie, in deren Ge-
folge koronare Herzkrankheit, Aortensklerose und hypertensive
Nierenerkrankung stehen (37).

Das Typ-A-Verhalten stellt sich für HENRY als Ausdruck des Territorialverhaltens der Säugetiere dar, einen bevorzugten Platz in
der sozialen Hierarchie zu bekommen. Beim Menschen äußert sich
dies in einem chronischen, aggressiven Kampf, viel zu erreichen,
an zu vielen Ereignissen teilzunehmen; im Gefühl der Sicherheit
tritt dieses Verhalten nicht offen zutage, jedoch aber sofort
bei Bedrohung der Rangposition; Typ-A-Personen fühlen sich ihrer
Position nicht sicher und erleben ihre Umgebung herausfordernder,
rivalisierender und sozial instabiler als andere.

HENRY kommt zu diesen Schlußfolgerungen aufgrund der Verhaltens-
beschreibungen sowie infolge übereinstimmender physiologischer
Unterschiede zwischen dominanten und submissiven Tieren und Typ-
A- bzw. Typ-B-Personen (36). Danach entsprechen die höheren reaktiven Anstiege von Noradrenalin im Blut während kompetitiver Auseinandersetzungen und die erhöhte Noradrenalinexkretion im Urin
während des Tages bei Typ-A-Personen (8, 25) hormonellen Veränderungen bei dominanten Mäusen. In den ersten Wochen während der
Ausbildung der Ranghierarchie bei größtem sozialen Wettbewerb
findet sich in den Nebennieren ein höherer Gehalt an Tyrosinhydroxylase (TH), dem Noradrenalin synthetisierenden Enzym, als
bei rangniederen Tieren; von Anfang an besteht ein niedrigerer
Kortikosteronspiegel. Diese Unterschiede verschwinden später bei
zunehmender Stabilisierung der sozialen Hierarchie (Abb. 8). Der
Gehalt der Nebennieren an Adrenalin systhetisierender Phenyl-N-
methaltransferase (PNMT) steigt bei dominanten und rangniederen
Tieren rasch an, nachdem die Tiere zum ersten Male zusammen in
das Boxensystem gesetzt worden sind; bei den rangniederen Tieren
fällt der PNMT-Gehalt nach 14 Tagen wieder ab, bei den dominanten Tieren steigt er noch weiter an und bleibt erhöht; ebenfalls
steigt der Blutdruck dieser Tiere in den grenzwertigen Bereich
an (Abb. 8). Diese Tiere kontrollieren das größte Territorium,

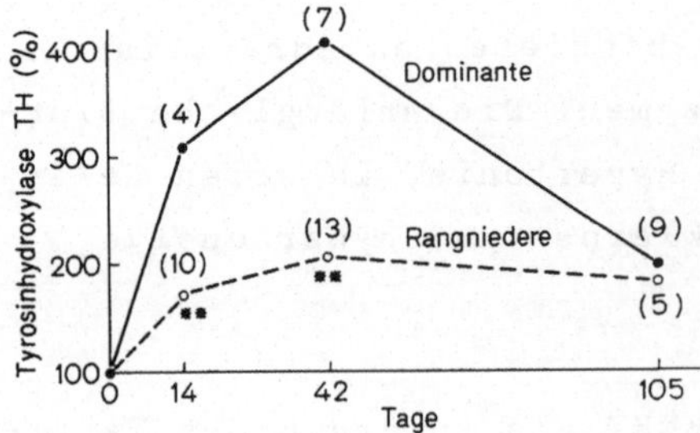

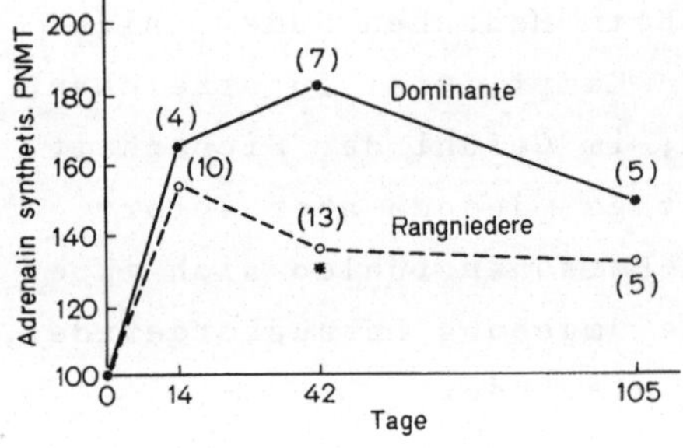

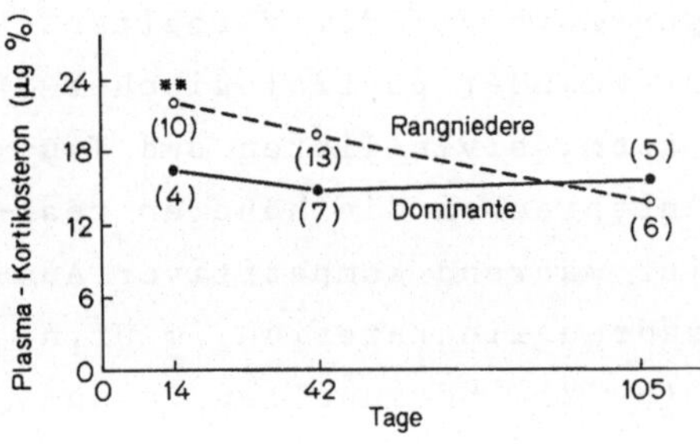

Abb. 8. Entwicklung des Nebennierenmarkgehaltes an Tyrosinhydroxylase (TH), dem Noradrenalin synthetisierenden Enzym, sowie des Plasma-Kortikosterons bei dominanten (durchgezogene Linien) und rangniederen (unterbrochene Linien) männlichen Mäusen im Laufe der Hierarchiebildung. Die Abszisse gibt den Zeitverlauf in Tagen wieder; die Messungen wurden am 14., 42. und 105. Tag durchgeführt. In Klammern ist die Anzahl der zum jeweiligen Zeitpunkt untersuchten Tiere angegeben. (Nach HENRY et al. 1974 (38))

was auch zur Erkennung ihrer Rangposition herangezogen wird; sie haben den leichtesten Zugang zu den begehrenswerten Dingen des Mäuseterritoriums: zu Futter und Wasser und zu den Weibchen. Sind im Territorium mehrere Plätze für Futter und Wasser vorhanden, sind sie ständig mit Patrouillieren beschäftigt, um mögliche Konkurrenten fernzuhalten. Die Vorteile des größeren Territoriums und des leichteren Zugangs werden je nach den ökologischen und sozialen Bedingungen mit entsprechenden pathophysiologischen Veränderungen erkauft.

Eine weitere Übereinstimmung betrifft Funktionsänderungen der Hypophysen-Nebennierenrinden-Achse. Typ-A-Personen zeigen eine

geringere Reaktion der Nebennierenrindenhormone nach Stimulation
mit ACTH als Typ-B-Personen (24). Das gleiche gilt für dominante
Rhesusaffen wie auch für dominante Mäuse im Vergleich zu rangniederen Tieren (36, 56). Der Verlust sozialer Bindungen oder
auch der Verlust der sozialen Rangposition führt zu einer starken Stimulation der ACTH-Sekretion (56); dieses Hormon beeinflußt
wahrscheinlich den Hippokampus im Sinne einer Aggressionshemmung
und erleichtert dem "depressiven" Tier das Erlernen neuer Verhaltensmuster, insbesondere Vermeidungsverhalten (57). Damit kommt
dieser mit depressivem Verhalten gekoppelten neurohormonalen Reaktion, d.h. der vermehrten Stimulation von ACTH und Nebennieren-
rindenhormonen, eine wichtige biologische Funktion bei der Stabilisierung der sozialen Ranghierarchie zu und damit ein besonderer Selektionswert (36). Nach einer Hypothese von PRICE stellt
das psychophysische Reaktionsmuster "Depression" einen Anpas-
sungsmechanismus zur Stabilisierung von Veränderungen in der sozialen Rangordnung dar (53).

Pathologische Auswirkungen dieses Reaktionsmusters lassen sich
in besonderen Situationen demonstrieren: Werden ehemals dominante
Mäuse als Eindringlinge in eine fremde Kolonie gesetzt, werden
sie von den anderen Tieren angegriffen, sind selber als Ausdruck
der "depressiven" Reaktion aber immobil und nicht aggressiv. Der
Gehalt der Nebenniere an Noradrenalin systetisierender Tyrosinhydroxylase nimmt ab, womit das fehlende Kampfverhalten korre-
spondiert; der Gehalt an Adrenalin synthetisierender PNMT bleibt
unverändert; im Blut findet sich eine starke Zunahme des Kortikosteronspiegel sowie ein deutlicher Blutdruckanstieg (Abb. 9).

Die Einschätzung eigener Fähigkeiten und Möglichkeiten in bezug
auf die jeweilige Problemsituation bestimmt das Verhalten, das je
nach den Gegebenheiten in gleitendem Übergang, Überspringen oder
Wechsel von Kampf und Behauptung bis hin zu Flucht, Rückzug, Depression und Totstellreflex wohl jederzeit abrufbar ist. Es ist
anzunehmen, daß dementsprechend auch auf neuroendokriner Ebene
vielfältige Gradierungen und verschiedene Zusammensetzungen der
einzelnen Reaktionsmuster einander ablösen können. Nach tierexperimentellen Untersuchungen von SELYE werden Ratten außerordent-

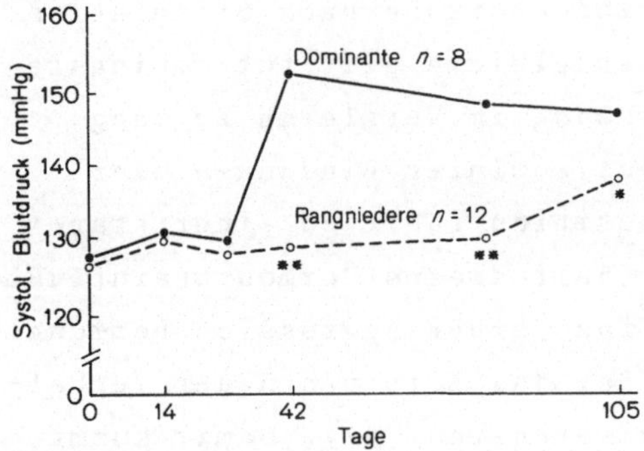

Abb. 9. Entwicklung des systolischen Blutdrucks im Verlaufe der Hierarchie- bildung bei dominanten (durchgezogene Linie) und rangniederen (unterbro- chene Linie) Tieren. (Nach HENRY et al. 1974 (38))

lich empfänglich für nicht obstruktive Myokardnekrosen nach Vor- behandlung mit Gluko- und Mineralokortikoiden, wobei eine Ver- minderung des Kalium und eine Vermehrung des Natrium im Myokard nachgewiesen werden können. Auslösende Situationen für diese "Elektrolyt-Steroid-Kardiopathie" sind dann vielgestaltig (for- cierte körperliche Belastung, kaltes Wasserbad, Immobilisierung, Injektion von Adrenalin oder Noradrenalin und orale Verabrei- chung von Triglyzeriden). SELYE vermutet, daß die gleichzeitige Aktivierung von Nebennierenrinde und Nebennierenmark für das Auftreten der Myokardnekrosen verantwortlich ist (61).

Vielleicht stellen derartige neurohormonale Reaktionen auch den pathophysiologischen Hintergrund für die erhöhte kardiovaskuläre Mortalität dar, die beim Verlust von nahestehenden Personen nachgewiesen werden kann. So ist die kardiovaskuläre Mortalität bei Witwern nach dem Tod ihrer Ehefrauen um 40% gegenüber einer altersgleichen Kontrollgruppe erhöht (49). ENGEL (18) beschreibt aus klinischen Beobachtungen die Lebenssituationen, in denen plötzlicher Tod auftritt. Eine wichtige auslösende Situation ist der Verlust oder die drohende Möglichkeit des Verlustes einer nahestehenden Person. Der Tod kann in der Trauerphase oder am Jahrestag eines solchen Verlustes auftreten; persönliche drohen- de Gefahren sind zusätzlich wirksam. Das Gefühl der Hilflosig- keit, der Verlust einer nahestehenden Person bzw. einer engen emotionalen Bindung oder der Verlust der Kontrolle in einer Situation könnten demnach beim Menschen wie auch bei Tieren wichtige, pathogenetisch bedeutsame Faktoren sein. Vor allem

der Wechsel bzw. das Übergehen der Verhaltensmuster von Kampf-
Flucht zu Rückzug-Depression ist nach ENGELS Ansicht besonders
anfällig für tödliche kardiale Ereignisse.
Die Eingliederung des Typ-A-Verhaltens in den größeren biologischen Rahmen des Territorialverhaltens und der sozialen Hierarchiebildung, Verhaltensmerkmale, die allen sozial lebenden Säu-
gern gemein sind, erscheint sehr sinnvoll und plausibel. Es
bleibt die Frage, warum diese phylogenetisch alten Verhaltensmuster gerade heute bei den Menschen des 20. Jahrhunderts pathogene Auswirkungen in großem Ausmaß zeigen.

Schlußbemerkung

Arteriosklerose gab es schon im alten Ägypten (2). Sind lediglich die diagnostischen Methoden der Erkennung verbessert worden oder kommt die kardiovaskuläre Mortalität in unserem Jahrhundert nur so stark zum Zuge, weil der erfolgreiche Kampf gegen
Epidemien und Infektionen in den westlichen Ländern die durchschnittliche Lebenserwartung von 40 auf 70 Jahre erhöht hat (2)
und es einfach mehr alte Menschen gibt? Oder spielen die enormen
Veränderungen, die der zivilisatorische Prozeß in der Umwelt des
Menschen und gerade auch in seinen sozialen Strukturen innerhalb
der letzten Generationenfolgen bewirkt hat, eine entscheidende
Rolle, indem vermehrt psychophysiologische Reaktionsmuster sti-
muliert werden mit pathologischen kardiovaskulären Folgen?

Zumindest scheint die sogenannte "kulturelle Evolution", die
zwar auf der biologischen Evolution aufbaut, aber in kürzeren
Zeiträumen wirksam werden kann, und die der Menschheit die "Ver-
erbung erworbener Eigenschaften" in ungeheurem Ausmaß ermöglicht, keine Garantie für eine optimale "vernünftige" Anpassung
zu sein. Vielmehr gibt es hier ebenso wie auch in der biologischen Evolution Fehlentwicklungen und Sackgassen, die keine
Chance haben, dem dauernd wirkenden Selektionsdruck biologischer
Erfordernisse standzuhalten. Sie fallen Selektionsprozessen zum
Opfer, wenn nicht ein Lernprozeß durch Versuch und Irrtum schnell
genug zu besseren Anpassungen führt.

Von unserer genetischen Ausstattung her sind wir wohl am ehesten
dem Stadium der menschlichen Entwicklung angepaßt, in der die
Menschheit die längste Zeit vor dem nur wenige Generationen umfassenden Prozeß der Zivilisation verbracht hat, nämlich der
Jäger- und Sammler-Stufe; das betrifft die körperlichen Strukturen und Merkmale ebenso wie die physiologischen Funktionen und
die Steuerung des sozialen Zusammenlebens durch emotionales Verhalten. Die durch den Menschen manipulierten Veränderungen in
seiner Umwelt und Sozietät sind so schnell und überstürzend ab-
gelaufen, daß die Selektionsprozesse der Evolution, die nur über
viele Generationen hinweg wirksam werden können, natürlich keine
Chance haben, einen Anpassungsvorgang auf genetischer Basis einzuleiten. Nach TINBERGEN ist der Mensch das einzige Wesen, das
seiner eigenen Gesellschaft nicht angepaßt ist! Bewältigungsstra-
tegien, die genügend schnell wirksam werden könnten, sind nur im
kulturellen Bereich vorstellbar. Sie könnten eine echte Chance
haben, wenn sie von den biologischen Gegebenheiten der menschlichen Entwicklung ihren Ausgangspunkt nehmen, d.h. wenn sie der
Soziobiologie des Menschen gerecht werden.

Literatur

1. Abrahams VC, Hilton SM, Zbrozyna A (1960) Active muscle vasodilatation produced by stimulation of the brain stem: Its
   significance in the defence reaction. J Physiol (Lond)
   154:491-513

2. Ackerknecht EH (1977) Geschichte der Medizin, 3. Aufl. Enke,
   Stuttgart

3. Bonvallet M, Dell P, Hiebel G (1954) Tonus sympathique et
   acitivité électrique corticale. Electroenceph alogr Clin
   Neurophysiol 6:119

4. Brand RJ (1978) Coronary-prone behavior as an independent
   risk factor for coronary heart disease. In: Dembroski TM,
   Weiss SM, Shields JL, Haynes SG, Feinleib M (eds) Coronary-
   prone behavior. Springer, New York Heidelberg Berlin,
   pp 55-69

5. Brand RJ, Rosenman RH, Sholtz RI (1976) Multivariate predic-
   tion of coronary heart disease in the Western Collaborative
   Group Study compared to the findings of the Framingham Study.
   Circulation 53:348-355

6. Brod J (1974) Die Hämodynamik bei der essentiellen Hypertonie
   und beim emotionellen Stress. Therapiewoche 24:1737-1749

7. Brod J, Fencl V, Hejl A, Jirka J (1959) Circulatory changes underlying blood pressure elevation during acute emotional stress (mental arithmetic) in normotensive and hypertensive subjects. Clin Sci 18:269

8. Byers SO, Friedman M, Rosenman RH, Freed SC (1962) Excretion of 3-methoxy-4-hydroxymandelic acid in men with behavior pattern associated with high incidence of coronary artery disease. Fed Proc Fed Am Soc Exp Biol (Suppl 11) 21:99-101

9. Cannon WB (1953) Bodily changes in pain, hunger, rage and fear. Bradford, Boston

10. Challoner DR, Steinberg D (1966) Effect of free fatty acid on the oxygen consumption of perfused rat heart. Am J Physiol 210:280

11. Coronary Drug Project Research Group (1975) Clofibrate and niacin in coronary heart disease. J Am Heart Assoc 231:360

12. Darwin C (1859) Orgin of species. Murray, London

13. Davies JO (1973) The control of renin release. Am J Med 55:333-350

14. Dembroski TM, MacDougall JM, Shields JL (1977) Physiologic reactions to social challenge in persons evidencing the Type A coronary-prone behavior pattern. J Human Stress 3:2-9

15. Eiff AW von (1967) Essentielle Hypertonie, Klinik, Psychophysiologie und Psychopathologie. Thieme, Stuttgart

16. EK L, Åblad B, Borg K-O, Carlsson E, Lisander B, Martner J (1975) Hemodynamic effects of β-blockade during defence reaction in the dog. In: VIth Int. Congr. Pharmacol., Helsinki, Finland

17. Eliasson S, Folkow B, Lindgren P, Uvnäs B (1951) Activation of sympathetic vasodilator nerves to the skeletal muscles in the cat by hypothalamic stimulation Acta Physiol scand 23:333-351

18. Engel GL (1971) Sudden and rapid death during psychological stress. Folklore or folk wisdom? Ann Intern Med 74:771-782

19. Engel GL, Schmale AH (1972) Conservation-withdrawal: A primary regulatory process for organismic homeostasis. Ciba Found Symp 8:57-76

20. Folkow B (1975) Vascular changes in hypertension - review and recent animal studies. In: Berglund G, Hansson L, Werkö L (eds) Pathophysiology and management of arterial hypertension. Lindgren, Mölndal (Sweden) pp 95-113

21. Folkow B, Neil E (1971) Circulation. Oxford University Press, London New York Toronto

22. Folkow B, Hedner P, Lisander B, Rubinstein E (1967) Release of cortisol upon stimulation of the hypothalamic defence area in cats.

23. Folkow B, Hallbäck M, Lundgreen Y, Weiss L (1971) Renal vascular resistance in spontaneously hypertensive rats. Acta Physiol Scand 83:96

24. Friedman M, Rosenman RH, St George S (1969) Adrenal response to excess corticotropin in coronary-prone men. Proc Soc Exp Biol Med 131:1305-1307

25. Friedman M, Byers SO, Diamant J, Rosenman RH (1975) Plasma catecholamine response of coronary-prone subjects (type A) to a specific challenge. Metabolism 24:205-210

26. Gantt WH (1960) Cardiovascular component of the conditional reflex to pain, food and other stimuli. Physiol Rev (Suppl 40) 266

27. Gauer OH (1972) Kreislauf des Blutes. In: Gauer Kramer Jung (Hrsg) Physiologie des Menschen, Bd 3. Urban & Schwarzenberg, München

28. Gellhorn E (1972) Experimental contribution to the duplicity theory of consciousness and perception. Pfluegers Arch 255:75

29. Glass DC (1977) Behavior patterns, stress and coronary disease. Erlbaum, Hillsdale NJ

30. Grant R, Lindgren P, Rosen A, Uvnäs B (1958) The release of catechols from the adrenal medulla on activation of the sympathetic vasodilator nerves to the skeletal muscles in the cat by hypothalamic stimulation. Acta Physiol Scand 43:135-154

31. Haynes SG, Levine S, Scotch N, Feinleib M, Kannel WB (1978) The relationship of psychosocial factors to coronary heart disease in the Framingham Study. Part I: Methods and risk factors. Am J Epidemiol 107:362-383

32. Haynes SG, Levine S, Scotch N, Feinleib M, Kannel WB (1978) Part II: Prevalence of coronary heart disease. Am J Epidemiol 107:362-383

33. Haynes SG, Feinleib M, Kannel WB (1978) Prospective study of psychosocial factors and coronary heart disease in Framingham. Am J Epidemiol 108:229

34. Henderson AH, Most AS, Parmley WW, Gorlin R, Sonneblick EH (1970) Depression of myocardial contractility in rats by free fatty acids during hypoxia. Circ Res 26:439

35. Henry JP (1976) Mechanisms of psychosomatic disease in animals. Adv Vet Sci Comp Med 20:115-145

36. Henry JP, Stephens PM (1977) Stress, health and the social environment - A sociobiological approach to medicine. Springer, Berlin Heidelberg New York

37. Henry JP, Ely DL, Stephens PM, Ratcliffe HL, Santisteban GA, Shapiro AP (1971) The role of psychosocial factors in the development of arteriosclerosis in CBA mice. Observations on the heart, kidney and aorta. Atherosclerosis 14:203-128

38. Henry JP, Ely DL, Stephens PM (1974) The role of psychosocial stimulation in the pathogenesis of hypertension. Verh Dtsch Ges Inn Med 80:107-111, 1724-1740

39. Hermann JM, Rassek M, Schäfer N, Schmidt T, Uexküll T von (1976) Essential hypertension, problems, concepts and an attempted synthesis. In: Hill O (ed) Modern trends in psychosomatic medicine. Butterworth, Boston

40. Hugelin A, Bonvallet M, Dell P (1959) Activation réticulaire et corticale d'origine chémoceptive au cours de l'hypoxie. Electroenceph alogr Clin Neurophysiol 11:325

41. Kannel WB, Dawber TR (1974) Hypertension as one ingredient of cardiovascular risk profile. Br J Hosp Med 11:508-523

42. Koella WP, Smythies JR, Levy CK, Czicman JS (1960) Modulatory influence on cerebral corticaloptic response from the carotid sinus area. Am J Physiol 199:381

43. Koepchen HP (1972) Kreislaufregulation. In: Gauer Kramer Jung (Hrsg) Physiologie des Menschen, Bd 3. Urban & Schwarzenberg, München, S. 327-406

44. Krull F (1976) Psychophysiologische Untersuchung zur Situationsstereotypie des Kreislaufverhaltens bei Normotonikern und essentiellen Hypertonikern verschiedener Hämodynamik. Dissertation, Universität Ulm

45. Lacey JI, Lacey BC (1970) Some automatic central nervous system interrelationship. In: Black P (ed) Physiological correlates of emotion. Academic Press, New York

46. Langosch W, Prokoph JH, Brodner G (im Druck) Der psychologische Screeningbogen für Patienten mit Myokardinfarkt (PSM) bei verschiedenen kardiologischen Diagnosegruppen. In: Mahler E, Faßbender CF (eds) Der Herzinfarkt als psychosomatische Erkrankung in der Rehabilitation. Boehringer, Mannheim

47. Lorenz K (1978) Vergleichende Verhaltensforschung: Grundlagen der Ethologie. Springer, Wien New York

48. Lundgren Y (1974) Adaptive changes of cardiovascular design in spontaneous and renal hypertension. Acta Physiol Scand (Suppl) 91:408

49. Parkes CM, Benjamin B, Fitzgerald RG (1969) Broken heart: A statistical study of increased mortality among widowers. Br Med J I:740-743

50. Pflanz M (1977) Epidemiologie des essentiellen Hochdrucks. Verh Dtsch Ges Kreislaufforsch 43:20-27

51. Pflanz M (1978) Diskussionsbemerkung anläßlich des 3. Werkstattgespräches über "Psychosozialen Stress und koronare Herzkrankheit", Höhenried, Juli 1978

52. Pittendrich CS (1958)Perspectives in the study of biological clocks. In: Perspectives in marine biology. Scripps, La Jolla

53. Price J (1967) The dominance hierarchy and the evolution of mental illnes. Lancet II:243-246

54. Rosenman R (1978) The interview method of assessment of the coronary-prone behavior pattern. In: Dembroski TM, Weiss SM, Shields JL, Haynes SG, Feinleib M (eds) Coronary-prone behavior. Springer, Berlin Heidelberg New York, pp 55-69

55. Sannerstedt R, Sivertsson R, Lundgren Y (1976) Haemodynamic studies in young men with mild blood pressure elevation. Acta Med Scand (Suppl) 602:61-67

56. Sassenrath EN (1970) Increased adrenal responsiveness related to social stress in rhesus monkeys. Horm Behav 1:238-299

57. Sassenrath EN (1977) Weaning strategies and behavioral sequelae in colony-born rhesus infants (abstract). First Annual Meeting of the American Society of Primatologists, Seattle, Washington, April 16-19 (1977)

58. Schmidt TH, Schonecke OW, Herrmann JM, Krull F, Selbmann HK, Schäfer N, Uexküll T von, Werner I (1975) Psychophysiologische Untersuchung zum Verhalten hämodynamischer Kreislaufparameter in verschiedenartigen Aufgabensituationen vor und nach der intravenösen Gabe von Propranolol. Verh Dtsch Ges Med 81:1747-1750

59. Schmidt TH, Schäfer N, Marth H (1979) Vergleich tagesperiodischer Schwankungen blutig gemessener Blutdruckwerte bei Normotonikern und Hypertonikern. Verh Dtsch Ges Inn Med 80:298-300

60. Schmidt TH, Schonecke OW, Herrmann JM, Krull F, Schäfer N, Werner I (im Druck) Stimulusspezifische Reaktionen cardiovasculärer Größen bei Normotonikern und Hypertonikern. II. Sylter Symposium über Stress-Forschung, Klappholttal, 5.-12. Juni 1977: Sozialpolitische Konsequenzen aus der Stress-Forschung. Springer, Heidelberg New York Berlin

61. Selye H (1970) The evolution of the stress concept. Am J Cardiol 26:289-299

62. Shipp JC, Opie LH, Challoner D (1961) Fatty acid and glucose metabolism in the perfused heart. Nature 189:1018

63. Uexküll J von (1921) Umwelt und Innenwelt der Tiere, 2. Aufl. Springer, Berlin

64. Uexküll J von (1973) Theoretische Biologie. Suhrkamp, Frankfurt

65. Uexküll T von, Wesiack W (1979) Psychosomatische Medizin und das Problem einer Theorie der Heilkunde. In: Uexküll T von (Hrsg) Lehrbuch der Psychosomatischen Medizin. Urban & Schwarzenberg, München S 7-21

66. Uexküll T von, Wick W (1962) Die Situationshypertonie. Arch Kreislaufforsch 39:236-261

67. Werner I (1976) Psychophysiologische Untersuchung zur Situationsstereotypie des Kreislaufverhaltens. Dissertation, Universität Ulm

68. Wolinsky H (1972) Long-term effects of hypertension on the rat aortic wall and their relation to current aging changes. Circ Res 30:301-309

69. Zanchetti A, Stella A (1975) Neural control of renin release. Clin Sci Mol Med 48:

Die Modifikation des Typ-A-Verhaltens nach Herzinfarkt*

M. Friedman

<u>Die Rolle der Typ-A-Verhaltensweisen in der Pathogenese der
ischämischen Herzerkrankungen</u>

Es ist ungefähr 18 Jahre her, seit wir zum ersten Mal das Konzept vorgestellt haben (9), daß ein ganz bestimmter Typ von Verhaltensweisen (Typ A) möglicherweise eine Rolle in der Pathogenese der ischämischen Herzerkrankung spielen könnte. Seit dieser Zeit haben wir viele zusätzliche klinische epidemiologische und labormäßige Untersuchungen über diesen möglichen Zusammenhang durchgeführt. Die Resultate der meisten dieser Studien sind in neueren Arbeiten beschrieben worden (10, 11, 16, 26). Auch von einer Reihe von anderen Forschern (1, 3-6, 8, 20, 22-25, 28, 29, 31-35) ist eine Vielzahl von klinischen und epidemiologischen

* Mont Zion Hospital und Medical Center, San Francisco, Californien. Angenommen zur Publikation am 3. November 1978. Sonderdrucke bei M. Friedman, M. D., Mount Zion Hospital und Medical Center, P. O. Box 7921, San Francisco, Californien 94120.
Direktor Harold Brunn Institute, Mount Zion Hospital und Medical Center, San Francisco.
Eine vollständige Definition der Typ-A-Verhaltensweisen kann in den Literaturhinweisen 10, 11 gefunden werden. Hier mag der Hinweis genügen, daß diese Verhaltensweise ein Aktions-Emotions-Komplex ist, der sich bei Individuen findet, die unter einem chronischen Zwang handeln, mehr und mehr Dinge in immer weniger Zeit leisten zu müssen (also an einem Gefühl von ständigem Zeitdruck oder einer "Hetzkrankheit" leiden) und die darüber hinaus gewöhnlich eine Art freiflottierende, häufig aber auf eine sehr elaborierte Art rationalisierte Feindlichkeit zeigen. Diese Feindlichkeit wird als freiflottierend beschrieben, weil sie ständig bereit - auf die kleinsten Anlässe verschiedenster Art reagiert. Eine Person besitzt ein ausgeprägtes Typ-A-Verhalten, wenn sie die beiden eben beschriebenen Komponenten in extremer Weise zeigt

Studien durchgeführt worden, die darauf ausgerichtet waren, herauszufinden, ob die Komponenten, die das Typ-A-Verhaltensspek-
trum ausmachen, an der Entstehung der ischämischen Herzerkrankung beteiligt sein könnten. Fast ohne Ausnahme, wie von JENKINS
(21) vor kurzem festgestellt wurde, weisen diese Studien darauf
hin, daß eine solche Beteiligung existiert.

Obwohl sich inzwischen diese vielfältige Bestätigung von einer
auffallenden Beziehung zwischen dem Typ-A-Verhalten und der Prävalenz wie der Inzidenz der ischämischen Herzerkrankung ergeben
hat, existieren bisher nur wenige oder fast gar keine Untersuchungen, die das zweite Konzept, das wir ebenfalls vorgestellt
haben, entweder bestätigen oder widerlegen, ein Konzept, das besagt, daß das Typ-A-Verhalten ebenfalls einige Phänomene produzieren kann, die gegenwärtig auch als Risikofaktoren für die
ischämische Herzerkrankung angesehen werden.

So haben offensichtlich nur wenige unserer Kollegen unsere Untersuchungen zur Kenntnis genommen, daß das Typ-A-Verhalten nicht
nur das Plasmacholesterin (13), die Triglyzeride (15), Norepinephrin (14, 19), Kortikotropin (17) und die Insulinreaktion auf
Glukose (16) erhöhen kann, sondern ebenfalls die Gerinnungsfähig-
keit des Blutes (9, 13) und das Sludge-Phänomen der Erythrozyten
(15) verstärkt werden können. Außerdem haben sie unseren Unter-
suchungsbefunden, die ausführen, daß starkes Zigarettenrauchen
und die Prävalenz von Hypertension überwiegend bei Typ-A-Patienten vorkommen, nicht sehr viel Aufmerksamkeit geschenkt.

Das Verkennen des möglichen Primats des Typ-A-Verhaltens in der
Entwicklung dieser verschiedenen Abnormitäten (von denen die
meisten heute als koronare Risikofaktoren anerkannt sind) hat
möglicherweise eine geradezu absurde klinische Situation geschaf-
fen, in welcher Versuche unternommen werden, eine beginnende
oder rezidivierende ischämische Herzerkrankung zu verhindern,
dabei aber ihre Hauptursache zu übersehen und sich nur auf das
Verschwinden sekundärer biophysischer oder biochemischer Abnormitäten oder schädlicher Verhaltensweisen (im allgemeinen Zigarettenrauchen und Bewegungsarmut) zu konzentrieren, die mögli-

cherweise durch die schon einmal übersehene Ursache zustande gekommen sind. Daß dieser gleiche übersehene Kausalfaktor möglicherweise seine pathogenetisch wirksamen Effekte über multiple biochemische Abläufe wirksam werden läßt, könnte ebenfalls zu einem zweiten, ziemlich irrationalen klinischen Sachverhalt führen, wo nämlich nur die am wenigsten wichtige biochemische Abweichung therapeutische Aufmerksamkeit erfährt.

Eine solch gezielte Aufmerksamkeit auf eine einzelne biochemische Abweichung (unter Ausschluß von anderen, sehr viel wichtigeren Abweichungen) kann besonders leicht dort geschehen, wo diese Abweichung einfach gemessen werden kann. Beispielsweise kann das Typ-A-Verhalten sowohl chronische, zu hohe Produktion von Norepinephrin (19) wie auch chronische Erhöhung des Plasmacholesterinspiegels produzieren (9, 11). Aber bis vor kurzem konnte nur die letztere Substanz relativ einfach gemessen werden. Das mag einer der Gründe sein, warum so viele Untersuchungen, die die mögliche Rolle des Cholesterins, und nur eine kleine Handvoll von Untersuchungen, die diejenige des Norepinephrins in der Pathogenese der ischämischen Herzkrankheit betreffen, unternommen worden sind. Die totale prophylaktische Unwirksamkeit, die auf der chemischen Herabsetzung des Plasmacholesterinspiegels beruhte, die im National Coronary Drug Project (7) zu beobachten war, gab einen Hinweis darauf, daß eine solche Ausrichtung unserer Bemühungen sich als ein erheblicher Mißgriff herausstellen kann.

Gegenwärtige Schwierigkeiten bei der Modifikation von Typ-A-Verhaltensweisen bei Personen, die noch frei von klinischen Zeichen der ischämischen Herzerkrankung sind

Ein Arzt kann, selbst wenn er sich darum bemüht, ausgeprägtes Typ-A-Verhalten bei seinen Patienten zu beeinflussen, kaum darauf hoffen, signifikante Verhaltensänderungen bei seinen Patienten zu erzielen, es sei denn, diese hätten bereits einen Myokardinfarkt gehabt. Warum ist das so?

Die folgenden Gründe sind dafür maßgeblich:
Erstens - und wahrscheinlich am wichtigsten - ist das Verfügen über diese speziellen Verhaltensweisen nicht nur eine Quelle von Stolz[1] für die meisten dieser Patienten, sondern diese Verhaltensweisen vermitteln ihnen in gewisser Weise auch Sicherheit. Erstaunlicherweise machen sie fast immer gerade diese Verhaltensweisen für fast all ihren sozioökonomischen und beruflichen Erfolg, den sie z.Z. haben, verantwortlich. Dementsprechend leisten sie Widerstand gegenüber jeder Bemühung, die darauf abzielt, entweder ihr Gefühl, unter Zeitdruck zu stehen, oder ihre freiflottierende Feindseligkeit, also jene zwei Komponenten des Typ-A-Verhaltens, zu verändern.

Zweitens ist es sehr schwer für eine Typ-A-Person, die recht pragmatisch ist, zu verstehen, wieso eine abstrakte Angelegenheit wie das Typ-A-Verhalten zu einer Läsion einer Arterie führen kann. Trotzdem sind Typ-A-Menschen durchaus bereit, übermäßige Aufnahme von Cholesterin in der Nahrung, Rauchen und Hypertonie als Vorläufer einer koronaren Herzerkrankung anzuerkennen, obwohl wir Ärzte keineswegs so sicher sind, wie diese "Risikofaktoren" tatsächlich die ischämische Herzerkrankung verursachen.

Drittens glauben Menschen mit sehr ausgeprägtem Typ-A-Verhalten - selbst wenn sie davon überzeugt werden könnten, daß diese Verhaltensweisen zu einem frühen Auftreten von klinisch manifesten, ischämischen Herzerkrankungen führen können - dennoch in den meisten Fällen, daß es die anderen Menschen mit Typ-A-Verhalten und nicht sie selbst sein werden, die vorzeitig von einem Infarkt ereilt werden.

---

1 Die Mehrheit der Typ-A-Personen macht kein Geheimnis aus dem Faktum, daß sie glauben, das Typ-A-Verhalten habe die Vereinigten Staaten zu dieser großen und bedeutenden Nation gemacht. Darüber hinaus drücken sie häufig Verachtung für Typ-B-Personen aus. Erstaunlich ist, daß der Hinweis auf bedeutende militärischpolitische, industrielle oder sonstige berufliche Führerpersönlichkeiten, die Typ-B-Verhalten zeigen, sozusagen auf taube Ohren fällt

Viertens erfahren gegenwärtig die sehr wenigen Kardiologen, die sich darum bemühen, das Typ-A-Verhalten zu verändern, nicht nur heftigen Widerstand und sogar Feindlichkeit von seiten ihrer Typ-A-Patienten, sondern ebenso manchmal von einigen ihrer Kollegen. In der Tat hat, wie LAUBHORN und seine Kollegen in einem Brief an den Herausgeber der "Annals of Interny Medicine" unterstrichen haben, die Mehrheit der Kardiologen nicht genügend Geduld, die anderen koronaren Risikofaktoren (Ernährung, Rauchen, Bewegungsverhalten) zu verändern oder aus der Welt zu schaffen.[1] Wie würden diese Kardiologen dann unter einer Therapieweise leiden müssen, welche Verhaltensveränderungen beinhaltet, die nicht nur viele Stunden der Zeit ihrer Patienten, sondern auch ihrer eigenen erfordert? Und gerade die Veränderung des Typ-A-Verhaltens erfordert vom Kardiologen erheblichen Zeitaufwand.

Und schließlich ist es nicht einfach, unbegrenzt eine Behandlung aufrechtzuerhalten, die niemals einen positiven oder uneingeschränkten Nachweis ihrer möglichen prophylaktischen Effektivität liefern kann. Das ist insbesondere der Fall bei der Behandlung von ungeduldigen Typ-A-Patienten.

Veränderungen von Typ-A-Verhalten bei Infarktpatienten

Gründe, warum Verhaltensveränderung bei den meisten Infarktpatienten erreicht werden kann

Im Hinblick auf die oben beschriebenen, nahezu unüberwindbaren Schwierigkeiten, Typ-A-Verhalten bei anscheinend gesunden Patien-

---

1 Blankenhorn et al. (2) schlagen in ihrem Brief an den Herausgeber der "Annals of Internal Medicine vor, daß die Patienten die lernen, ihr risikoreiches Diätverhalten und ihre Rauchgewohnheiten zu verändern, besser von paramedizinischem Personal betreut werden sollten als von Kardiologen mit Typ-A-Verhalten. Ich glaube jedoch nicht, daß dieser Vorschlag das Problem lösen kann, denn nach meiner Erfahrung können Kardiologen mit Typ-A-Verhalten eigentlich nur mit paramedizinischem Personal auskommen und es trainieren, das ebenfalls Typ-A-Verhaltensweisen zeigt

ten zu verändern, glauben einige Kardiologen[1], daß es gleichermaßen unmöglich ist, Typ-A-Verhalten bei Patienten, die bereits einen Infarkt gehabt haben, zu verändern. Diese Kardiologen haben jedoch eine falsche Auffassung. Unglücklicherweise werden aber die meisten von ihnen wahrscheinlich an ihrem Glauben weiter festhalten, weil sie nicht bereit sind, sich die Zeit zu nehmen (und auch die erforderlichen Kenntnisse zu erwerben), um zumindest einen Versuch zu unternehmen, das Typ-A-Verhalten bei ihren Infarktpatienten zu verändern.

Warum kann nun das Typ-A-Verhalten bei Infarktpatienten verändert werden, wenn es doch so schwierig erscheint, diese Veränderung bei gesunden Personen zu erzielen? Hier gibt es mehrere Gründe.

Erstens finden viele dieser Patienten in ihrer Rekonvaleszenz nach dem Infarkt vielleicht zum ersten Mal in vielen Jahren die Zeit, sich mit ihrer Lebensweise in der Vergangenheit, insbesondere aber mit dem Zeitabschnitt unmittelbar vor dem Eintritt des Infarktes auseinanderzusetzen. Während eines solchen Durchdenkens werden manche dieser Patienten bemerken, daß sie den Infarkt bekommen haben, obwohl sie sich cholesterinarm, aber reich an ungesättigten Fettsäuren ernährten, weder geraucht haben noch unter Bluthochdruck oder Diabes litten und darüber hinaus regelmäßig ausreichendes Körpertraining hatten.

Solche Gedankengänge lassen bei den Patienten die Idee aufkommen, daß die vielen Artikel, die sie vorher gelesen haben, und ebenso die Ratschläge, die sie von ihren Ärzten bekommen haben, offensichtlich einen "anderen Risikofaktor" nicht in Betracht gezogen haben. Gerade dieser "andere Risikofaktor" wird besonders wichtig für diese Infarktpatienten, da sie über genügend gesunden

---

1 Es sollte eigentlich nicht erstaunen, daß viele der Kardiologen, die jetzt glauben, das Typ-A-Verhalten sei im wesentlichen unveränderbar, genau die gleichen Kardiologen sind, die vor ungefähr 10 Jahren die mögliche Rolle des Typ-A-Verhaltens in der Pathogenese der klinisch-ischämischen Herzerkrankung bestritten haben

Menschenverstand verfügen, um den Schluß zu ziehen, daß es genau
dieser "andere Risikofaktor" gewesen sein muß, der für ihren
eigenen Herzinfarkt verantwortlich ist. Bei dem Versuch, diesen
anderen Risikofaktor herauszufinden, landen sie widerstrebend,
aber unvermeidbar auch bei der wahrscheinlichen Tatsache, daß
es sich dabei um irgendeine Form von emotionalem Stress handeln
muß. Und dann erinnern sie sich, wie oft sie bei Familienmitglie-
dern oder Freunden vor ihrem akuten Infarktereignis gewarnt worden waren und daß sie in ihren Aktivitäten zu angespannt und zu
ruhelos waren. Tatsächlich beschließen dann auch einige dieser
rekonvaleszenten Patienten, nicht wieder versuchen zu wollen,
so viel in so wenig Zeit zu schaffen. Aber ob sie nun zu einem
solchen Schluß kommen oder nicht, es ist diese Art von Introspek-
tion, die sie um vieles empfänglicher macht für eine später er-
folgende Veränderung ihres Typ-A-Verhaltens.

Ein zweiter Grund, daß Typ-A-Verhaltensweisen bei Infarktpatienten eher verändert werden können, ist, daß diese Patienten sich
nicht mehr länger selbst betrügen können mit der Annahme, das
Typ-A-Verhalten verursache die ischämische Herzerkrankung nur
bei anderen Personen, nicht aber bei ihnen selbst. Sie haben
einen schmerzlichen Hinweis auf das Nichtvorhandensein ihrer subjektiv empfundenen Immunität erhalten. Sie wollen in Zukunft
nicht mehr länger von einem solch "subjektiven Glück" abhängig
sein.

Ein dritter Grund, warum solche Typ-A-Infarktpatienten häufiger
zu Verhaltensänderungen bereit sind, hängt damit zusammen, daß
sie häufiger ängstigende Symptome (Angina pectoris, Dyspnoe,
schnell auftretende Müdigkeit) verspüren, wenn sie sich in Tätigkeiten hereinziehen lassen, in denen sie entweder gegen die Uhr
oder gegen andere Personen ankämpfen müssen. Entsprechend ist
beim Einhalten von Behandlungsrichtlinien, um das Typ-A-Verhalten zu beeinflussen, häufig das Auftreten von einigen der früheren Symptomen notwendig. Der Therapeut kann dann nämlich seinen
Infarktpatienten therapeutische Belohnungen auf Grund der Verhaltensänderung anbieten, welche den symptomlosen und sich
scheinbar gut fühlenden Typ-A-Menschen nicht offeriert werden
können.

*Auswahl von Infarktpatienten, die für eine Veränderung ihres
Typ A-Verhaltens geeignet sind*

Bevor man versucht, das Typ-A-Verhalten bei Infarktpatienten[1]
zu verändern, ist es wichtig herauszufinden, ob
1. beide Komponenten des Typ-A-Verhaltens vorhanden sind und
2. in welchem Ausmaß jede dieser beiden Komponenten vorhanden
   ist. Das kann in der Regel sehr leicht mit einem ca. 15minü-
   tigen standardisierten und strukturierten Interview bei diesen Patienten geklärt werden.

Das Interview gibt dem Untersucher vor allem Gelegenheit, psychomotorische Manifestationen seines Patienten sowie seine Reaktionen zu einem direkt verhaltensorientierten Test zu beobachten.

Tabelle 1. Diagnostische Indikatoren von Typ-A-Verhalten

Zeitdruck (Komponente 1)
Psychomotorische Manifestation:
1. Charakteristische Starre der Gesichtszüge, die Spannung und
   Angst ausdrücken
2. Schnelle horizontale Augapfelbewegungen während des normalen
   Gesprächs
3. Schneller Lidschlag (über 40mal pro min)
4. Kniewackeln oder schnelles Klopfen mit den Fingern
5. Schnelle, häufig unrhythmische Sprache mit Verschlucken von
   Endworten und Sätzen
6. Anschlagen der Zunge an die Frontzähne während des normalen
   Sprechens

---

1 Ungefähr 80% der Infarktpatienten unter 65 Jahren zeigen Typ-
  A-Verhalten (18). Obwohl wir in unserer prospektiven epidemiologischen Untersuchung beobachteten (27), daß ischämische Herzerkrankung auch bei einer Reihe von Personen auftrat, die wir
  1960/61 als Typ-B-Personen eingeordnet hatten, glaube ich, daß,
  wenn wir damals gewußt hätten, was wir heute über die Erkennung
  des Typ-A-Verhaltens wissen, fast jeder dieser Patienten 1960/
  61 als Typ A bezeichnet worden wäre. Das kommt daher, weil
  fast die Hälfte der psychomotorischen Manifestationen, die wir
  heute für die Bestimmung einer der beiden Komponenten des Typ-
  A-Verhaltens benutzen, erst in den letzten 10 Jahren herausgefunden worden sind (s. Tabelle 1)

Direkt verhaltensorientierte Tests (Fragen, die während des gesamten Interviews zwischengeschoben werden):
7. Der Interviewer stellt eine Frage, deren Antwort sich schon
   klar vom Kontext her ergibt; er zögert, macht einen zunehmenden unkonzentrierten Eindruck oder wiederholt die Frage
   und beginnt zu stottern. Unterbricht die Testperson mit ihrer
   Antwort?
8. Gleiche Prozedur mit einer zweiten Frage
9. Gleiche Prozedur mit einer dritten Frage

Signifikante biographische Inhalte:
10. Die Testperson berichtet, daß sie häufig mehrere Tätigkei-
    ten gleichzeitig ausübt (z.B. diktieren während des Fahrens
    oder lesen beim elektrischen Rasieren etc.)
11. Die Testperson berichtet, daß sie während des Gesprächs mit
    anderen Menschen gleichzeitig über andere Sachverhalte nach-
    denkt und selten einer anderen Person ihre ungeteilte Auf-
    merksamkeit gibt
12. Die Testperson berichte, daß sie schnell ißt und geht und
    nach dem Essen ungern weitere Zeit am Tisch verliert
13. Die Testperson weist darauf hin, daß sie immer verläßlich
    und unter allen Umständen pünktlich ist
14. Die Testperson berichtet, daß sie es schwierig findet, her-
    umzusitzen und mal nichts zu tun
15. Die Testperson berichtet, daß seine Frau ihm geraten hat,
    sich in seinen Arbeits- und Lebensgewohnheiten ruhiger und
    langsamer zu verhalten
16. Die Testperson substituiert sehr oft normale Sprache durch
    Abkürzungen

Feindseligkeit (Komponente 2)

Psychomotorische Manifestationen:
1. Typischer Gesichtsausdruck, der Aggression und Feindseligkeit ausdrückt (Augen- und Kiefermuskulatur)
2. Typisches tickähnliches Grinsen
3. Feindseliges, irritierendes Lachen
4. Geballte Hände, Auf-den-Tisch-Schlagen oder sonstiger ex-
   zessiver Gebrauch von Händen und Fingern
5. Explosive stakkatoartige, häufig unangenehm klingende Stimme
6. Häufiger Gebrauch von obszönen Wörtern
7. Die Testperson zeigt Irritation und Wut, stellt Fragen über
   vergangene Vorfälle, bei denen sie sich geärgert hat

Direkte verhaltensorientierte Tests:
8. Der Interviewer greift direkt die Validität von Äußerungen
   oder Verhaltensformen an, die die Testperson geäußert hat.
   Reagiert die Testperson in einer feindlichen oder unangenehmen Art und Weise?
9. Der Interviewer fragt die Testperson über ihre persönlichen
   Ansichten über Politik, Rassen, Frauen, Wettbewerbe. Antwor-
   tet die Testperson mit absoluten, meistens ärgerlichen Ge-
   neralisierungen?

Signifikante, biographische Inhalte:
10. Die Versuchsperson berichtet über ihre leichte Erregbarkeit,
    wenn sie aus irgendwelchen Gründen warten muß oder wenn sie

> hinter einem anderen Auto fahren muß, das sich ihrer Ansicht
> nach zu langsam bewegt
> 11. Die Versuchsperson drückt allgemeines Mißtrauen gegenüber
> den Motiven anderer Menschen aus, im allgemeinen Mißtrauen
> gegenüber jedem Altruismus
> 12. Die Versuchsperson berichtet, daß sie fast immer bei jeder
> Art von Spielen (selbst mit den eigenen kleinen Kindern)
> darauf achtet zu gewinnen

Wie aus Tabelle 1 ersichtlich wird, versucht der Interviewer auch, eine Reihe von biographischen Details zu erfahren, aus denen sich mehr diagnostische Relevanz ergibt. Hier ist allerdings Vorsicht geboten! Wenn ein Patient nicht sowohl ein oder mehrere psychomotorisch manifeste Zeichen zeigt als auch positiv auf eine oder mehrere der direkten verhaltensorientierten Testsituationen reagiert, sollte die Diagnose des Typ A nicht unabhängig vom biographischen Inhalt seiner Antworten gemacht werden, mit anderen Worten: Die endgültige Diagnose eines Typ-A-Verhaltens hängt in erster Linie vom Herausfinden, Beobachten und Herausarbeiten von objektiven Phänomenen ab.

Ich möchte jedoch unterstreichen, daß wenige Typ-A-Personen alle psychomotorischen Manifestationen aufweisen, positiv auf alle verhaltensorientierten Tests reagieren oder ein komplettes Spektrum von biographischen Indikatoren, wie in Tabelle 1 erläutert, anbieten. So mag vielleicht nur eine von zwanzig Typ-A-Personen schnelles Augenblinzeln haben, eine von zehn ständig mit den Knien wackeln oder eine von fünf mit der Zunge ständig an die Frontzähne stoßen etc. Wenn aber auch nur eines von diesen Zeichen während des Interviews beobachtet werden kann, sollte der Arzt sich ernsthaft überlegen, ob es sich hier um ein Typ-A-Verhalten handelt. Tatsächlich wird ein Typ-A-Mensch ziemlich selten nur eine oder zwei der in Tabelle 1 erläuterten diagnostischen Indikatoren zeigen. Normalerweise kann man damit rechnen, daß die Hälfte der Indikatoren, die in jeder der drei Kategorien aufgeführt sind, während eines 15minütigen, strukturierten Interviews beobachtet werden können.

Nach meiner Erfahrung ist es sehr schwer, bei einem Infarktpatienten, der einen erheblichen Grad von Feindlichkeit aufweist

(d.h. wenn er die meisten der psychomotorischen Manifestationen
hat, darüber hinaus positiv auf die verhaltensorientierten Tests
reagiert und das Vorhandensein von biographischen Indikatoren,
wie sie in Tabelle 1 aufgeführt sind, bestätigt), nicht nur diese Komponente der Feindseligkeit in seinem Verhalten zu verändern, sondern ebenso sein Empfinden, immer unter extremem Zeitdruck zu stehen.

Ich weiß nicht genau, wie hoch der Prozentsatz von Infarktpatienten mit einer derartig starken Feindseligkeit ist; aber ich
könnte mir vorstellen, daß vielleicht 20-30% einer beliebigen
Reihe von nacheinander untersuchten Infarktpatienten eine solche
Verhaltensweise zeigen. Mit Sicherheit kann ich sagen: Je früher
der Infarkt aufgetreten ist, um so schwerwiegender ist in der
Regel die Feindseligkeitskomponente, die dabei gefunden werden
kann. Das impliziert auch, daß es in der Altersgruppe von 30-65
Jahren um so schwieriger ist, das Typ-A-Verhalten bei Infarktpatienten zu verändern, je jünger der jeweilige Patient ist. Be-
dauerlicherweise haben wir bei unseren Untersuchungen genau dies
herausgefunden.

Es gibt aber auch Infakrtpatienten, deren Typ-A-Verhalten nicht
wesentlich verändert werden kann, obwohl bei ihnen weder die
eine noch die andere Komponente des Typ-A-Verhaltens ausgeprägt
ist; diese stellen einen zweiten Typ dar. Bei ihnen handelt es
sich im allgemeinen um Personen, deren allgemeine Intelligenz
so schwach ausgeprägt ist, daß die Kommunikationen mit abstrak-
ten, figurativen oder symbolischen Gehalten nur wenig klar verstehen können. Durch dieses Handikap können solche Personen kaum
die Beratung verstehen, die eine effektive Therapie erfordert.
Noch einmal klarer ausgedrückt: Nur genau formulierte Hinweise,
die aufgenommen, verstanden und von den Patienten befolgt werden,
können bei dem Versuch, das Typ-A-Verhalten zu ändern, gebraucht
werden. Weder mit dem Skalpell noch mit Arzneimitteln kann man
diese Verhaltensänderungen erzielen.

Trotzdem glaube ich, daß die meisten Infarktpatienten vom Typ A
zu einer Verhaltensmodifikation geführt werden können. Wie schon

ausgeführt, kann das Verhaltensspektrum von älteren Patienten
einfacher modifiziert werden. Auch wenn bei Infarktpatienten
vom Typ A das Gefühl, unter Zeitdruck zu stehen, stärker ausgeprägt ist als ihre freiflottierende Feindlichkeit, kann ihr Verhaltensspektrum in der Regel verändert werden. Ihr Typ-A-Verhalten kann möglicherweise modifiziert werden, auch wenn sie in
einer Umgebung gearbeitet haben oder einem Milieu ausgesetzt
waren, in dem das Entstehen oder die Intensivierung von Typ-A-
Verhalten begünstigt wurde. Ich habe das insofern bestätigt gefunden, als Typ-A-Verhalten häufig nur dann auftritt, wenn eine
bestimmte Person (Typ-A-Persönlichkeitsstruktur) einem entsprechenden Milieu ausgesetzt ist und auf bestimmte provokative An-
stöße und Reize aus diesem Milieu reagiert. Das ist insofern ein
wichtiger Hinweis, weil in manchen Fällen Typ-A-Verhalten nicht
erfolgreich verändert werden kann, es sei denn, daß die entsprechenden Personen entweder ihr Milieu vermeiden oder es lernen,
den Inhalt, die Relevanz oder die Bedeutung von gewissen Faktoren in ihrem Milieu anders zu bewerten.

Das Typ-A-Verhalten bei Infarktpatienten, die nicht völlig ego-
zentrisch in ihren Beziehungen zu anderen Individuen sind, ist
durchaus veränderbar. Es ist beinahe ein Axiom, daß Infarktpatienten um so einfacher dazu in der Lage sind, ihr Typ-A-Verhalten zu modifizieren, je mehr sie an Personen, Dingen und Ereignissen selbst interessiert sind. Sicherlich ist eines der am
hoffnungsvollsten zu beurteilenden Zeichen des Fortschritts eines Patienten beim Ändern seines Verhaltens seine wachsende
Fähigkeit, ein aufmerksames und aktives Interesse an Aktivitäten
zu haben, das keine direkte Relation zu seinen eigenen Aktivitäten hat. Bemerkt der Therapeut hingegen, daß Aufmerksamkeit und
Interesse seines Patienten unausweichlich und sehr schnell immer
wieder zu seinen eigenen Abhängigkeiten zurückkehrt, unabhängig
von dem Wert, dem Interesse und der Bedeutung von anderen Dingen,
mit denen er ihn konfrontiert hat, dann kann er daraus schließen,
daß es bisher nur zu einer ganz geringen Verhaltensänderung gekommen ist. Es ist auf eine sehr reale Weise die Egozentrik des
Typ-A-Menschen, die ihn in das Gefühl von Zeitdruck und freiflot-
tierender Feindseligkeit einkapselt und die eine Verhaltensände-

rung so schwierig werden läßt. Deshalb muß diese Einkapselung, wenn sie bemerkt wird, aufgebrochen werden.

Letztlich sind jene Typ-A-Patienten am meisten zu Verhaltensveränderungen bereit, die nicht nur das Gefühl haben, daß irgendetwas in ihrer Persönlichkeit und in ihrem Leben nicht stimmt, sondern die auch ehrlich etwas daran verändern wollen. Erstaunlicherweise sind solche Infarktpatienten nicht einmal selten. Wenn sie aber Hilfe bei ihren Kardiologen suchen, so sind diese ziemlich inadäquate Helfer bei solchen Verhaltensänderungen. Die Konsequenz daraus ist, daß die Mehrheit der Patienten mit ihren gefährlichen Gewohnheiten in ihrem Handlungs- und Gefühlsbereich genauso weitermacht. Einige wenige suchen und finden jedoch selbständig schließlich ein wenig innere Ruhe. Und diese innere Ruhe ist in der Tat das Gegenteil des Typ-A-Verhaltens.

Veränderung von Typ-A-Verhalten bei Infarktpatienten

Die Notwendigkeit der Motivation. Bevor ich die Wege beschreibe, die ich für die Verhaltensänderung von Typ-A-Verhalten brauchbar finde, will ich noch darauf hinweisen, daß Infarktpatienten nicht versuchen werden, ihr Typ-A-Verhalten zu verändern, es sei denn, sie wurden erheblich dazu motiviert. Das geschieht aber nicht durch die Warnung, sie würden, wenn sie ihr Verhalten nicht verändern, einen zweiten Herzinfarkt erleiden. Tatsächlich bewirkt eine solche Warnung manchmal geradezu das Gegenteil. Warum ist das so? Weil manche dieser Patienten, lange bevor sie an ihrem akuten Infarkt erkrankten, etwas in sich gespeichert haben, was man als eine Art von Freud'schem Todeswunsch bezeichnen kann.[1]

---

1 Obwohl ich diese Neigung bei einer Reihe von Infarktpatienten beobachten konnte, die mir typische ausgeprägte Typ-A-Persönlichkeiten zu sein schienen, ist diese psychiatrische Abweichung und ihre mögliche Beziehung zur koronaren Herzerkrankung bisher in keiner unserer beiden Monographien, die das Typ-A-Verhalten beschreiben, aufgeführt, weil dieses Phänomen sich einer quantitativen Beschreibung entzieht. Immerhin haben uns einige ausgesprochen kluge Laien, die akute Infarkte erlitten

Fortsetzung Seite 182

Was kann der Arzt tun, um Infarktpatienten zu motivieren, eine
Therapie zu beginnen, die darauf abzielt, ihr Typ-A-Verhalten
zu verändern? Er muß zwei Dinge tun. Erstens muß er solche Patienten davon überzeugen, daß sowohl ihr Gefühl für Handeln unter
Zeitdruck als auch ihre freiflottierende Feindlichkeit nicht maßgeblich waren für alle ihre Erfolge in der Vergangenheit, sondern im Gegenteil eher wesentlich an allen ihren Mißerfolgen beteiligt waren. Weiterhin muß den Patienten gezeigt werden, daß
entweder eine oder beide Komponenten des Typ-A-Verhaltens (Hetze
und Feindlichkeit) möglicherweise das Ausmaß vergangener Erfolge
stärker behindert als gefördert haben.

Die Mehrzahl der Typ-A-Infarktpatienten muß davon überzeugt werden die Ursache für fast alle ihre erzielten Erfolge und ihre
erreichte sozioökonomische Sicherheit auf ihr Gefühl, unter
Zeitdruck zu stehen (ihre Ungeduld) und ihre freiflottierende
Feindlichkeit (ihre schnell reagierende Irritabilität und ihr
Ärger) zurückzuführen. In den meisten Fällen ist das eine falsche
Verknüpfung, denn die meisten Erfolge und die Sicherheit, die
diese Patienten erzielt haben, haben sie primär deswegen erhalten, weil sie über Fähigkeiten wie gute Urteilskraft beim Fällen
von Entscheidungen, Formulierung von originellen und kreativen
Ideen in ihrer industriellen, kaufmännischen oder professionellen Umwelt und über Verläßlichkeit, Integrität und gute kaufmännische Eigenschaften etc. verfügen. Es ist unbedingt notwendig, daß der Arzt seinen Infarktpatienten genauestens über die
tatsächliche Bedeutung dieser Eigenschaften bei seinen Erfolgen
"aufklärt" und diese Aufklärung muß in häufiger Wiederholung
über mehrere Monate immer wieder erfolgen. Das ist notwendig,

---

haben, kritisiert (und ich glaube aus gutem Grund), daß wir
diese emotionale Tendenz hätten mit einschließen sollen. Auf
den ersten Blick jedoch erschien mir die Gegenwart eines so
unbewußten Todeswunsches bei einer Gruppe von Menschen, die
nach außen hin so engagiert und begierig nach unbeschränktem
Leben erschien, paradox. Das ist zwar noch immer so, aber
nichts desto weniger bin ich heute sicher, daß ein solches Verlangen bei vielen Infarktpatienten existiert. Es ist sicherlich wichtig, dies zu beachten, wenn es um Maßnahmen geht, wo
es auf Compliance ankommt

denn es ist nicht einfach für einen Therapeuten, einen Menschen
davon zu überzeugen, daß eine Verhaltensweise, die er früher als
Grundlage seiner sozioökonomischen Anstrengungen idealisiert
hat, nun als die Ursache von zukünftigem Versagen und von Fru-
strationen betrachtet werden soll. Aber es ist kein total hoff-
nungsloses Unternehmen, auch Typ-A-Infarktpatienten dazu zu bewegen, die Wahrheit anzuerkennen. Sie brauchen nur lange Zeit,
um diese Fähigkeit zu entwickeln.

Der zweite Schritt, den ein Therapeut bei der Motivierung seiner
Infarktpatienten, ihr Typ-A-Verhalten zu verändern, unternehmen
kann ist, solche Patienten auf die Facetten ihrer Persönlichkeit
aufmerksam zu machen, die sie bei der zunehmenden Unterwerfung
unter die enormen Anforderungen ihres Typ-A-Verhaltens verloren
haben, die sie aber dennoch wieder zurückgewinnen können. Sehr
oft sind sich solche Infarktpatienten gar nicht darüber im klaren, daß sie durch die vielen Jahre "Hetzkrankheit" (12) und
ihre freiflottierende Feindlichkeit schrittweise ihre früheren
Fähigkeiten an gemächlicher, freundschaftlicher, warmer und nicht
unbedingt zielgebundener Bewegung, mit alten Freunden Freude zu
haben, völlig verloren haben; dazu gehört auch das entspannte
und glückliche Lesen von lohnenden Büchern und Zeitschriften,
der Besuch von Konzerten, Theater und Museen mit Interesse oder
sogar Begeisterung, Freude und Erholung in einem oder mehreren
Hobbys zu finden oder auch nur in ihrem Sprachverhalten schrift-
lich wie mündlich mit Freunden und Bekannten Raum für eine vielfältige Darstellung zu lassen, anstatt sich immer nur knapp und
präzise ausdrücken.

Die Entdeckung dieser wachsenden Verarmung ihrer gesamten Persönlichkeit überkommt den Typ-A-Infarktpatienten fast immer wie
ein Schock. Das ist insbesondere dann der Fall, wenn solche Patienten nach außen hin eher stolz auf ihre sozioökonomischen
oder professionellen Leistungen sind. Aber wenn der Therapeut
die Aufmerksamkeit dieser Patienten auf die spezifische Armut
ihrer Gesamtpersönlichkeit ungeachtet ihrer möglicherweise wort-
reichen Äußerungsformen lenkt, geben sie meist traurig zu, daß
eine solche Verarmung tatsächlich existiert. Darüberhinaus stim-

184

men sie zu, daß jeder Schritt, der diesen degenerativen Prozess
umkehren könnte, vollzogen werden sollte.

Das sind also die zwei Schritte, die unbedingt unternommen werden müssen, um Infarktpatienten zu dem Versuch zu motivieren,
einige der schädlichsten Typ-A-Verhaltensweisen loszuwerden.
Wenn man solchen Patienten zeigen und sie davon überzeugen kann,
daß Verhaltensweisen, denen sie fälschlicherweise ihre vergange-
nen Erfolge zugeschrieben hatten, tatsächlich ihre Karriere behindert und sicherlich ihre Persönlichkeit verarmt haben, dann
werden sie sicher offener für Empfehlungen, gerade diese Verhaltensweisen zu verändern. Ich kann nicht genug betonen, daß diese
Motivierung kontinuierlich unterstützt werden muß, sonst ist jegliche physiologische und psychologische Maßnahme, emotionalen
Stress und Anstrengungen des Typ-A-Verhaltens zu erleichtern oder
zu vermindern, unausweichlich ohne Nutzen. Das hängt damit zusammen, daß alle erfolgreichen Maßnahmen auf kontinuierlichem Interesse und Anteilnahme der betroffenen Personen beruhen, und das
ist genau das, was unmotivierte Typ-A-Infarktpatienten gegenüber
solchen Maßnahmen nicht aufbringen. Diese einfache Wahrheit wird
leicht von jenen Therapeuten vergessen, deren Interesse stärker
an Techniken als an Reaktionen ihrer Patienten gebunden ist.

Die Einbeziehung von philosophischen und geistigen Wertvorstellungen. Die Motivation für Verhaltensänderung, wie sie gerade
beschrieben wurde, beruht in einem erheblichen Maß auf einer
Reihe von Diskussionen mit Infarktpatienten, die überwiegend
philosophischer und sogar spiritueller Natur sind. Ich weiß, daß
sich heute nur sehr wenige Mediziner und Diskussionsredner die
Mühe machen, Zeit für die Diskussion von so unquantifizierbaren,
wissenschaftlich nebulösen Angelegenheiten wie philosophische
und geistige Probleme aufzubringen. Weil ich mir dieses Widerstandes einiger meiner medizinischen Kollegen gegen eine Form
von Therapie, in der philosophische und geistige Dinge mit behandelt werden, bewußt bin habe ich lange gezögert, das offenzule-
gen, was wir 15 Jahre Erfahrung in dem Versuch, Typ-A-Verhalten
zu verändern, zunehmend klar gemacht haben: daß Personen, die
dieses Verhalten in einer ausgeprägten Form haben, im Grunde ge-

nommen <u>seelisch</u> krank sind. Ich möchte hinzufügen, daß ich mich nicht erinnern kann, jemals einen Typ-A-Infarktpatienten behandelt zu haben, der nicht schließlich zugab, einen solchen Defekt zu haben.[1]

Sogar Wissenschaftler (und ich weiß, daß auch Ärzte dagegen nicht immun sind) können Opfer dieser seltsamen spirituellen Malaise werden. So entdeckte z.B. CHARLES DARWIN, daß er einige von den Dingen, auf die "es eigentlich ankomme", verloren habe bei seiner Jagd nach den Dingen, die für ihn wichtig waren - in seinem Fall der Ruhm, als er in mittlerem Alter herausfand, daß er nicht mehr in der Lage war, Poesie zu lesen und sich an dem Betrachten von schöner Malerei zu erfreuen. Traurig über diese Entdeckung, schrieb er: "Mein Geist scheint so etwas wie eine Maschine für das Herausfinden von allgemeinen Gesetzen aus einer großen Ansammlung von Fakten geworden zu sein, aber warum dadurch es zu einer Atrophie von genau dem Teil des Hirns gekommen ist, mit dem man ästhetisch schöne Dinge wahrnehmen kann, ist mir unverständlich ... Der Verlust dieses Gefühls für die schönen Dinge ... mag möglicherweise schädlich für meinen Intellekt und ... den moralischen Charakter sein, dadurch, daß der emotionale Teil der Natur geschwächt ist." Ich glaube, daß selbst DARWIN nicht zu heftig protestiert hätte, wenn ich in seiner Äußerung das Wort "spirituell" für "emotional" gesetzt hätte. Um Infarktpatienten zu helfen, gewisse philosophische und geistige Werte in ihrem Leben wiederzuentdecken bzw. wiederherzustellen, müssen die Bemühungen des Therapeuten die üblichen Grenzen von medizinischer Behandlung überschreiten. Die besonderen Maßnahmen, die ich als brauchbar empfunden habe bei dem Versuch, Typ-A-Infarktpatienten zu helfen, gewisse philosophische und geistige Werte wieder in ihr tägliches Leben zu integrieren, sind in relativ detaillierter Form in einer unserer neueren Publikationen beschrieben (12). Ich kann den Gebrauch dieses Buches jedem Arzt, der daran interessiert ist, bei seinen Patienten Typ-A-Verhalten zu verändern,

---

1 Dieser Hinweis kommt im allgemeinen dann von Patienten, wenn sie erhebliche Fortschritte in der Modifizierung ihres Präinfarkt-Typ-A-Verhaltens gemacht haben

sehr empfehlen. Hier mag der Hinweis genügen, daß Patienten spezifische und ausführliche Anweisungen benötigen, um in einem ersten Schritt ihr vergangenes Leben - sowohl in konkreter wie auch in abstrakter Hinsicht - zu reflektieren und darauf aufbauend eine neue Art von Leben zu konstruieren, in welchem so abstrakte Werte wie Freundschaft, Zuneigung und Freude als die neuen Zentren für viele ihrer Aktivitäten dienen sollte. Natürlich können solche Veränderungen nicht in einem Tag, einer Woche oder einem Monat vor sich gehen, aber ich konnte beobachten, daß sie schließlich doch noch stattfinden. Allerdings habe ich auch beobachtet, daß keinerlei signifikante oder andauernde Veränderung im Verhaltensspektrum möglich ist, wenn diese geistigen Umstellungen nicht stattfinden.

<u>Neustrukturierung des Alltagslebens.</u> Obwohl philosophische und geistige Umstellung eine Voraussetzung für Verhaltensänderung ist, werden Typ-A-Infarktpatienten weiterhin intensiv an den Schwierigkeiten leiden, die ihnen ihr ständiges Hetzen aufzwingt, wenn sie nur in diesem Bereich Veränderungen vollziehen. So habe ich z.B. mehrere Mönche behandelt, deren Typ-A-Verhalten sich keineswegs von einem Fehler in ihrem philosophischen oder geistigen Wertsystem ableiten läßt, sondern von ihrem geradezu dämonischen Drang, viel zu viel Dinge in viel zu wenig Zeit erreichen zu wollen. Mit anderen Worten: Der Tagesplan von Infarktpatienten muß so verändert werden, daß sie genügend Zeit für die Durchführung ihrer Aufgaben haben, so daß sie sich nicht zu irgend einer Tageszeit unter dem Gefühl von Zeitdruck befinden. Das allerdings erfordert fast immer, daß diese Patienten willentlich auf eine Reihe von Aktivitäten verzichten, die sie früher normalerweise jeden Tag absolviert haben. Häufig bedeutet das, sich von verschiedensten Komitees, Klubs und Organisationen zurückzuziehen, sich weniger in kommunalen, sozialen oder sportlichen Aktivitäten zu engagieren bzw. sich sogar mit weniger Aktivität im eigenen Geschäft oder Beruf zu betätigen.

Ich glaube in der Tat, daß in einigen Fällen Verhaltensveränderung nur dann möglich ist, wenn bestimmte Patienten sich weitgehend aus ihren Präinfarkttätigkeiten zurückziehen. Es ist für mich z.B. schwer zu verstehen, wie ein Infarktpatient, der vorher Zeitungsherausgeber, Fernsehproduzent oder Manager war, zu solchen Funktionen wieder zurückkehren und trotzdem sein Verhalten verändern kann. Glücklicherweise sind viele Berufe und Positionen nicht so extrem wie die vorgenannten.

Der Arzt, der seinen Patienten bei der Restrukturierung seines Lebens berät, muß sehr beharrlich sein, diesen zur Aufgabe einer Vielzahl früherer Aktivitäten zu bewegen, unabhängig davon, wie stark der mögliche Widerstand des Patienten auch immer ist! Ich sage das, weil eine Vielzahl von Typ-A-Infarktpatienten eine Therapie, die sie manchmal beschreiben als "in immer mehr Zeit immer weniger tun", nur sehr wenig akzeptieren können. Die meisten von ihnen haben sich an diese Zeithetze nämlich über Jahrzehnte gewöhnt und es ist nicht nur eine Gewohnheit, sondern ein Lebensstil geworden, den sie als eminent wichtig und lobenswert ansehen. So ist es für sie nicht nur eine Schwierigkeit, sich aus dieser Gewohnheit zu lösen, sondern es ist darüber hinaus auch schwierig für sie, sich nicht schuldig zu fühlen, wenn sie sich während ihrer Arbeitszeit einfach immer wieder auch einmal ausruhen.

<u>Reduzieren der frei flottierenden F e i n d l i c h k e i t</u>. Das Vorhandensein dieses emotionalen Charakterzugs und die geradezu süchtige Befriedigung, die Personen mit Typ-A-Verhalten daraus erhalten, haben mich vermuten lassen, daß vor allem ein spirituelles Defizit eine Rolle in der Entwicklung dieser Verhaltens-Komponente spielt.

Von den zwei Grundkomponenten, die das Typ-A-Verhalten ausmachen, ist sicherlich die freiflottierende Feindlichkeit die am schwierigsten zu verändernde Komponente. Es ist in der Tat ziemlich unwahrscheinlich, wie ich schon vorher angedeutet habe, daß diese Komponente wesentlich vermindert werden kann, wenn sie stark ausgeprägt ist und sehr weitgehend in die tägliche Lebensgestaltung des Patienten hineinwirkt. Glücklicherweise ist aber die Intensität dieser emotionalen Komponente meist nicht übermäßig ausge-

prägt, obwohl die Mehrheit der Infarktpatienten - insbesondere
diejenigen unter 50 Jahren - damit belastet ist.

Auch hier müssen die therapeutischen Bemühungen des Arztes nicht
nur auf Medikamenten, sondern vielmehr auf der direkten Beratung
des Patienten beruhen, wie dieser damit umgehen oder sich möglichst ganz von diesem zerstörerischen Charakterzug trennen kann.
Damit eine solche Beratung Erfolg hat, erfordert sie nicht nur
Erfahrung, sondern auch sehr viel Geduld, denn ein Patient mit
diesem Charakterzug ist vielleicht schon Dutzende von Jahren
daran gewöhnt, diesen Charakterzug zu rationalisieren und sowohl seine versteckte Existenz wie auch sein offenes Auftreten
zu entschuldigen. Entsprechend wird er nur schwer den nahelie-
genden Hinweis annehmen, daß der Charakterzug dieser freiflot-
tierenden Feindlichkeit und ihr häufiges Auftreten etwas mit
Defiziten in der eigenen Persönlichkeit zu tun hat. Wenn er sich
jedoch von dem destruktiven Einfluß dieser Komponente seines
Typ-A-Verhaltens befreien will, dann muß er schließlich erkennen, daß - was auch immer die ursprünglichen Gründe für ihre
Entstehung gewesen sein mögen - diese jetzt ihr Eigenleben führt
und sich was noch schlimmer ist - ständig selbst weiter verstärkt.

Der notwendigerweise langsame Prozeß, in welchem der Therapeut
Patienten, die an dieser chronischen Form von Feindseligkeit
leiden instruiert, wie die Intensität dieser Feindseligkeit ge-
mindert werden kann, enthält eine Reihe von Schritten, die wir
im Detail schon in einer früheren Veröffentlichung beschrieben
haben (12). Sie haben folgende Ziele:
1. Der Patient soll die wahre Natur dieses Charakterzugs erkennen.
2. Er soll Umstände vermeiden, die ihn dazu anregen, diese schäd-
   liche Verhaltensform zu zeigen.
3. Er soll das emotionale Vakuum, das sich ergibt, wenn er nicht
   länger mit Ausbrüchen von Ärger und Gereiztheit auf im Grunde
   banale Angelegenheiten reagiert durch Handlungen substituieren,
   die mehr auf Liebe und Zuneigung beruhen.

<u>Die Notwendigkeit systematischer Einübung.</u> Der möglicherweise
sogar überwiegende Anteil des Gefühls von Zeitdruck im Typ-A-
Verhaltensmuster, hat vermutlich keine genetische Ursache. Stattdessen entwickelt es sich möglicherweise vor allem bei Menschen,
die entweder durch andere dazu gezwungen werden oder sich selbst
aus vielerlei Gründen den Zwang auferlegen, ständig das Schritt-
tempo bei ihren gesamten täglichen Aktivitäten zu erhöhen.[1] Entsprechend ist es ziemlich wahrscheinlich, daß die Geschwindigkeit, mit der die meisten Typ-A-Infarktpatienten denken, sprechen, essen, spazierengehen ect., das Ergebnis eines jahrelangen
Drills ist, die Aktivitäten zu beschleunigen, die nur irgendwie
beschleunigungsfähig sind. Ebenso tief ist in diesen Patienten
die Gewohnheit verankert, ständig zu versuchen, zwei oder mehr
Dinge gleichzeitig zu tun.

Es ist ebenfalls nicht unwahrscheinlich, daß ein Ausbruch von
Feindlichkeit spätere andere, ähnliche Ausbrüche leichter macht;
mit anderen Worten: Ebenso wie das Gefühl, sich ständig hetzen
zu müssen, kann auch diese freiflottierende Feindlichkeit durch
ständiges Training verstärkt werden.

Unabhängig von den jeweiligen Ursprüngen einer dieser beiden
Komponenten weiß ich aus meiner eigenen Erfahrung, daß es zur
Modifizierung von Typ-A-Verhalten bei Infarktpatienten unbedingt
notwendig ist, die Patienten zu instruieren, sich auf tägliches
Verhalten einzustellen, mit dem sie sich sozusagen "einhüllen":
1. ihr gewöhnliches Tempo sowohl von körperlichen wie auch von
   intellektuellen Tätigkeiten herabzusetzen und

---

1 Ein bemerkenswertes Beispiel, wie ein Gefühl für Zeitdruck in
  einem Menschen "gedrillt" werden kann, ist in TERKELS (30) Beschreibung "English Lt. Major" zu finden, der über die emotionale Veränderung einer Person berichtet, die in den privaten
  Handel überwechselt. Nicht zuletzt das Lesen, wie die Wiederholung der gleichen Serie von dringenden Ereignissen bei diesem Mädchen dazu führte, daß es das Typ-A-Verhalten annahm,
  vermittelte mir eher einen positiven Eindruck, weil es nahe-
  legte, daß das, was durch Drill eingeführt und bestärkt werden kann, ebenso wieder vermindert und möglicherweise durch
  eine andere Art von Drill sogar verschwinden kann

2. auf eine bewußte Art und Weise mit Wärme und Toleranz auf Ereignisse zu reagieren, die früher ihre Feindlichkeit hervorgerufen haben.
Auch diese Empfehlungen sind relativ ausführlich in einer früheren Veröffentlichung beschrieben worden (12).

<u>Die Bedeutung der Persönlichkeit des Arztes</u>. Ich habe bereits
betont, wie wichtig die Rolle der Motivation bei den Infarktpatienten ist bei jedem Versuch, ihr Typ-A-Verhalten zu modifizieren. Um jedoch diese Art von Motivation zu erhalten, bedarf es
einer ganz besonderen Persönlichkeit des Therapeuten: Er sollte
entweder selbst kein Typ-A-Verhalten besitzen oder sich wenn er
es doch hat, dessen sehr genau bewußt sein und aktiv versuchen,
es zu modifizieren und in seinen Auswirkungen im Hinblick auf
seine eigenen Lebensverhaltensweisen in engen Grenzen halten.
Ich möchte noch einmal betonen: Eine Gruppe von Blinden kann
nicht erfolgreich durch eine andere Gruppe von Blinden geführt
werden, auch wenn die letzteren Kardiologen sind. Was ich sage,
entspricht genau dem, worauf BLANKENHORN et al. (2) hingewiesen
haben: Ein Kardiologe, der selbst ein schwerer Fall von Typ-A-
Verhalten ist und der sich nicht darum bemüht, es zu verringern,
kann und sollte nicht versuchen, diesen Risikofaktor bei Infarktpatienten verschwinden zu lassen, denn er wird andere nicht überzeugen können, Änderungen vorzunehmen, die er selbst in seinem
Leben nicht bewirken kann oder will. Glücklicherweise braucht
ein Therapeut nicht selbst an einer Herz-Kreislauferkrankung zu
leiden, um sich mit der Modifikation von Typ-A-Verhalten zu beschäftigen. Er muß in der Tat nicht einmal unbedingt bei sich
selbst erfolgreich das Typ-A-Verhalten verändert haben. Was er
hingegen braucht, ist kognitive und emotionale Bewußtheit für
das Vorhandensein, den Charakter und die Tiefe des Durchdrungen-
seins einer Persönlichkeit durch das Typ-A-Verhalten und all
jener wahrscheinlich wirksamen Kräfte, die diese Störung verur-
sacht haben und ihre kontinuierliche Existenz weiter andauern
lassen. Darüber hinaus braucht er eine relativ vielseitig angelegte Persönlichkeit, so daß es ihm möglich ist, seinen Infarktpatienten in Verbindung mit seinen Instruktionen warmherzige Anteilnahme entgegenzubringen. Ich betone das, weil es nicht sehr

wahrscheinlich ist, daß sich Infarktpatienten auf den anfangs sehr steinigen Pfad von Verhaltensänderung begeben werden, wenn sie ihren Therapeuten nicht von ganzem Herzen bewundern und ihm Vertrauen und Zuneigung entgegenbringen können. Ich kenne in der Tat keine andere Krankheit, deren erfolgreiche Behandlung ein engeres Band zwischen Arzt und Patient erfordert.

Literatur

1. Bengtsson C, Hällström T, Tibblin G (1973) Social factors, stress experience, and personality traits in women with ischaemic heart disease, compared to a population sample of women. Acta Med Scand (Suppl) 549:82

2. Blankenhorn DH, Jenkins CD, Insull W Jr, Weiss L (1974) Type A physicians and coronary risk education. Ann Intern Med 81:700

3. Blumenthal JA, Kong Y, Rosenman RH (1975) Type A behavior pattern and angiographically documented coronary disease, presented at the Meeting of the American Psychosomatic Society, New Orleans, March 21 1975

4. Bonami M, Rime B (1972) Approche exploratoire de la personalitè precoronarienne par analyse standardisée de donnèes projectives thematiques. J Psychosom Res 16:103

5. Bruhn JG, Paredes A, Adsett CA (1974) Psychological predictors of sudden death in myocardial infarction. J Psychosom Res 18:187

6. Cohen JB (1974) Sociocultural change and behavior patterns in disease etiology: An epidemiologic study of coronary disease among Japanese American. PhD Dissertation, School of Public Health, University of California at Berkeley

7. The Coronary Drug Project (1975) Clofibrate and niacin in coronary heart disease. JAMA 231:360 (1975)

8. Floderus B (1974) Psychosocial factors in relation of coronary heart disease and associated risk factors. Nord Hyg Tidskr (Suppl) 6

9. Friedman M, Rosenman RH (1959) Association of specific overt behavior pattern with blood and cardiovascular findings. JAMA 169:1286

10. Friedman M, Rosenman RH (1969) Pathogenesis of coronary artery disease. McGraw-Hill, New York

11. Friedman M, Rosenman RH (1971) Type A behavior pattern: Its association with coronary heart disease. Ann Clin Res 3:330

12. Friedman M, Rosenman RH (1974) Type A behavior and your heart. Knopf, New York

192

13. Friedman M, Rosenman RH, Carroll V (1958) Changes in the
    serum cholesterol and blood-clotting time in men subjected
    to clinic variation of occupational stress. Circulation
    17:852

14. Friedman M, St George S, Byers SO, Rosenman RH (1960) Ex-
    cretion of catecholamines, 17-ketosteroids, 17-hydroxy-
    corticoids and 5-hydroxyindole in men exhibiting a particular
    behavior pattern (A) associated with high incidence of clin-
    ical coronary artery disease. J Clin Invest 39:758

15. Friedman M, Rosenman RH, Byers SO (1964) Serum lipids and
    conjunctival circulation after fat ingestion in men exhibit-
    ing type A behavior pattern. Circulation 29:874

16. Friedman M, Byers SO, Rosenman RH, Elevitch FR (1979) Coro-
    nary prone individuals (type A behavior pattern): Some bio-
    chemical characteristics. JAMA 212:1030

17. Friedman M, Byers SO, Rosenman RH (1972) Plasma ACTH and
    cortisol concentration of coronary-prone subjects. Proc Soc
    Exp Biol Med 140:681

18. Friedman M, Manwaring JH, Rosenman RH, Donlon G, Ortega P,
    Grube S (1973) Instantaneous and sudden deaths: Clinical and
    pathological differentiation in coronary artery disease.
    JAMA 225:1319

19. Friedman M, Byers SO, Diamant J, Rosenman RH (1975) Plasma
    catecholamine response of coronary-prone subjects (type A)
    to a specific challenge. Metabolism 24:205

20. Ganelina IE, Kraevsky YM (1971) Premorbid personality pecu-
    liarities in patients with cardiac ischemia. Kardiologiia
    212:40

21. Jenkins CD (1976) Recent evidence supporting psychological
    and social risk factors for coronary disease. N Engl J Med
    294:987, 1033

22. Jenkins CD, Zyzanski SJ, Rosenman RH (1971) Progress toward
    validation of a computer-scored test for the type A coronary-
    prone behavior pattern. Psychosom Med 33:193

23. Jenkins CD, Rosenman RH, Zyzanski SJ (1974) Prediction of
    clinical coronary heart disease by a test for coronary-prone
    behavior pattern. N Engl J Med 290:1271

24. Kenigsberg D, Zyzanski SJ, Jenkins CD (1974) The coronary-
    prone behavior pattern in hospitalized patients with and
    without coronary heart disease. Psychosom Med 36:344

25. Mertens C, Segers MJ (1971) L'influence des facteurs psy-
    chologiques dans la genese des affections coronariennes.
    II. Données experimentales, Bull Acad R Med Belg 11:201

26. Rosenman RH, Friedman M (1974) Neurogenic factors in patho-
    genesis of coronary heart disease. Med Clin North Am
    58:269 (1974)

27. Rosenman RH, Brand RJ, Jenkins CD, Friedman M, Straus R,
    Wurm M (1975) Coronary heart disease in the Western Collab-
    orative Group Study: Final follow-up 8 1/2 years. JAMA
    223:872

28. Shekelle RB, Schoenberger JA, Stamler J (to be published)
    Correlates of the JAS type A behavior pattern score. J
    Chronic Dis

29. Stokols JJ (1973) Life dissatisfaction as a risk factor in
    coronary heart disease. PhD Dissertation, University of North
    Carolina at Chapel Hill, N. Carolina

30. Terkel S (1974) Working. Pantheon, New York pp 29-32

31. Theorell T, Rahe RH (1972) Behavior and life satisfactions
    characteristic of Swedish subjects with myocardial infarc-
    tion. J Chronic Dis 25:139

32. Theorell T, Lind E, Floderus B (1975) The relationship of
    dusturbing life-changes and emotions to the early develop-
    ment of myocardial infarction and other serious illnesses.
    Int J Epidemiol 4:281

33. Thiel HG, Parker D, Bruce TA (1973) Stress factors and the
    risk of myocardial infarction. J Psychosom Res 17:43

34. Wardwell WI, Bahnson CB (1973) Behavioral variables and myo-
    cardial infarction in the Southeastern Connecticut Heart
    Study. J Chronic Dis 26:447

35. Zyzanski SJ, Jenkins CD, Ryan TJ, Flessas A, Everist M (1976)
    Psychological correlates of coronary angiographic findings.
    Arch Intern Med 136:1234

Die Erforschung des Verhaltensmusters Typ-A zur koronaren Herzkrankheit: Eine problemgeschichtliche Literaturübersicht*

T. M. Dembroski, J. M. MacDougall, J. A. Herd, J. L. Shields

Als CELSUS (21) vor mehr als 2000 Jahren (30 v.Chr.) über eine Vielzahl von emotialen Verhaltensweisen schrieb, erkannte er, daß "...baden, körperliches Training, Furcht, Ärger oder eigentlich fast jeder andere Seelenzustand meistens in der Lage sind den Puls aufzuregen". Ähnlich stellte HARVEY (68) 1628 fest: "Jede Beeinflussung des Gemüts, bei der entweder Schmerz oder Freude, Hoffnung oder Furcht mit im Spiele sind, ist die Ursache von Erregung, deren Einfluß bis zum Herzen reicht." Auch HEBER-DEN unterstrich 1772 die Bedeutung von Emotionen als prädisponierende Faktoren bei der Koronarerkrankung und HUNTER, der 1793 kurz nach einer turbulenten und heißen Sitzung im St. Georges Hospital starb, hatte schon früher eine Art sich selbst erfüllender Prophezeiung ausgesprochen: "Mein Leben liegt wirklich in der Hand eines jeden dummen Jungen, der sich vornimmt, mich in Wut zu bringen." Der deutsche Arzt VON BUSCH beobachtete 1860, daß koronargefährdete Individuen immer mit lauter Stimme sprachen und häufig die Nächte durcharbeiteten. Der französische Arzt TROUSSEAU (153) berichtete 1882, daß Ärger Herzkrankheiten so verschlimmern könnte, daß es zu einem frühzeitigen Tod käme. Nicht lange darauf brachte OSLER 1897 die Koronarerkrankung in Zusammenhang mit "der hohen Anspannung, mit welcher die Leute leben, und ihrer Eigenschaft, immer das Maximum aus sich heraus-

* Die Zusammenstellung dieser Übersicht wurde ermöglicht durch die den beiden erstgenannten Autoren gewährte Forschungsbeihilfe HL - 22809 - 01 des National Heart, Lung and Blood Institute of the National Institutes of Health. Sonderdruckwünsche sind an den erstgenannten Autor unter der folgenden Adresse zu richten: Department of Psychology, Eckerd College, Sr. Petersburg, Florida, 33733, USA

zuholen". Die MENNINGERS (108) und andere Psychiater aus den
30er und 40er Jahren verbanden die koronare Herzerkrankung immer
mit zwanghaftem Kämpfen, exzessivem Streben nach Vollkommenheit,
intensivem Konkurrenzverhalten, Aggressivität und ähnlichem (2,
39, 62). Trotz dieser klugen Beobachtungen wurde die Beziehung
zwischen bestimmten Verhaltensweisen und klinischen Manifestationen der koronaren Herzerkrankung (KHK) nicht in einer systemati-
schen und programmatischen Art und Weise bis in die 50er Jahre
hinein untersucht. Erst zu dieser Zeit führten zwei kardiologische Pioniere, die Doktoren FRIEDMAN u. ROSENMAN, das Konzept
des Typ A mit seinen koronargefährdenden Verhaltensweisen ein.
Beim Durchdenken des Problems kam ihnen die Idee, daß die Inzidenz der KHK, die sich in den letzten drei Dekaden zur führenden
Todesursache der Männer in den westlichen Industriegesellschaf-
ten entwickelt hatte, nicht allein durch Veränderungen in der
Ernährung, in der Altersstruktur der Bevölkerung, ihrem Bewegungsverhalten, durch Rauchen, genetische, diagnostische oder
irgendwelche anderen Faktoren, die häufig als Erklärung für die
zunehmende Verbreitung dieser Krankheit gebraucht werden, verur-
sacht sein könnte. Darüber hinaus beobachteten sie manche Frag-
würdigkeiten in der Theorie über die Bedeutung der Lipide bei
dieser Erkrankung, die in jener Zeit sehr an Popularität gewann
vgl. hierzu auch die neuere Diskussion: (25, 65, 66, 80, 89, 90,
92, 99, 110, 121, 164). Ihnen fiel auf, daß eine Parallele zwischen der Entwicklung eines immer hastigeren Lebensstils und dem
vermehrten Auftreten der KHK bestand. Diese Einsicht, verbunden
mit ausführlichen klinischen Beobachtungen von Koronarpatienten
inspirierte sie zur Entwicklung des Konzepts der koronargefährdenden Verhaltensweisen des Typ A, der sich durch sein exzes-
sives Streben, seine Ungeduld, seine ständige Hetzerei, Reizbarkeit und Aggressivität charakterisieren läßt. Darüber hinaus beobachten sie, daß diese Eigenschaften oft durch eine laute Stimme und übertriebene psychomotorische Verhaltensweisen begleitet
wurden, die häufig auftraten, wenn diese Personen von ihrem sozialen Umfeld provoziert oder berührt wurden. Vor allem im Hinblick auf die letzten Beobachtungen entwickelten sie ein strukturiertes Interview, in dem sowohl stimm- und psychomotorische
Aktivitäten als auch Berichte der Versuchspersonen über das Vor-

handensein bzw. die Abwesenheit von Elementen des Typ-A-Verhaltens dazu benützt werden konnten, um Personen entweder dem Typ A oder dem Typ B zuzuordnen. Als A-Typ werden danach alle diejenigen bezeichnet, die ein Übergewicht an Typ-A-Verhaltensweisen zeigen, während hingegen die B-Typen durch entsprechendes Fehlen von Typ-A-Verhaltensweisen charakterisiert sind. Dadurch wurde eine kohärente Definition von koronargefährdenden Verhaltensweisen und ein Instrument, um diese Verhaltensweisen zu messen bzw. operationell zu definieren, vorgegeben. Es war ein wichtiger Schritt, auch wissenschaftlich eine Beziehung zwischen Verhalten und Erkrankung herzustellen.

Als nächstes unternahmen FRIEDMAN u. ROSENMAN eine Prävalenzstudie, in welcher sie zeigen konnten, daß Typ-A-Verhaltensweisen sehr viel charakteristischer für männliche wie weibliche Patienten mit KHK waren als für Personen, die keinerlei Symptome einer KHK aufwiesen (49). Von Kritikern wurde jedoch darauf hingewiesen, daß die Untersuchungsstichprobe zu klein gewesen sei, die Untersucher möglicherweise die Resultate tendenziell beeinflußt haben könnten und die Koronarpatienten selbst sich ihre Typ-A-Verhaltensweisen möglicherweise irrtümlich zuerkannt hätten, nur um eine Erklärung dafür zu haben, warum sie einen Herzanfall hatten!

Einer solchen Kritik kann am besten durch eine prospektive Studie begegnet werden. Grundlegend für eine prospektive Studie ist es nämlich, zunächst eine Reihe potentieller Risikofaktoren bei einer großen Anzahl "Gesunder" zu identifizieren und diese dann über einen bestimmten Zeitraum zu beobachten. Ziel solch einer kostenaufwendigen und schwierigen Untersuchung ist es, jene Faktoren zu isolieren, die eine prospektive Aussage für das spätere Auftreten einer Krankheit erlauben. Da diejenigen, die die anfängliche Beurteilung vornehmen, nicht wissen, bei welchen der in der Studie einbezogenen Personen es später zu einer Erkrankung kommen wird, und andererseits die Personen, welche die klinischen Manifestationen der Krankheiten beurteilen, die frühere Beurteilung der untersuchten Personen nicht kennen, ist mit großer Wahrscheinlichkeit gewährleistet, daß die Ergebnisse unvoreingenommen erhoben werden. Durch eben solche Doppelblindversuche hat man z.B. in der klassischen Framingham-Studie (29, 88) Alter, Serumcholesterinspiegel, systolischen Blutdruck und Zigarettenrauchen als KHK-Risikofaktoren ermitteln können. Ein entscheidender Schritt vorwärts bei der Einstufung des Typ-A-Verhaltensmusters als Risikofaktor für KHK war der Nachweis, daß es gleichermaßen wie die traditionellen Risikofaktoren eine prospektive Aussage über das spätere Auftreten von KHK ermöglichte. Zu diesem Zweck wurde unter der Leitung von ROSENMAN die Western Collaborative Group Study (WCG-Studie) durchgeführt (125).

Im Rahmen dieser Studie wurden Männer im Alter von 39 bis 59 Jahren ohne klinische Manifestationen einer KHK (n = 3,154) 8,5 Jahre lang überwacht. Etwa die Hälfte wurden bei Aufnahme in die Studie aufgrund des strukturierten Interviews als Typ-A-Personen eingestuft. Die Endresultate zeigten, daß die Typ-A-Personen 2,37mal so oft wie die Typ-B-Personen für KHK disponiert waren (129). Dieser Wert gibt das relative Risiko des Typ-A-Patienten an. Die statistische adaptive Auswertung für die vier traditionellen Risikofaktoren (Alter, Cholesterinspiegel, systolischer Blutdruck und Rauchen) mit Hilfe des sog. multiplen logistischen Modells ergab ein relatives Risiko von 1,97 (10). Der geringe Unterschied zwischen adaptierten und nicht adaptierten Ergebnissen (0,40) bedeutet das Ausmaß an Risiko, das durch die traditionellen Risikofaktoren übertragen wird, die mit dem Verhaltensmuster korrelierten. Der signifikante adaptierte Rest (1,97) ist das Ausmaß an Risiko, das unabhängig von den traditionellen Risikofaktoren ist, und kann aus dynamischen – im Gegensatz zu statischen – Aspekten der traditionellen Risikofaktoren oder nichttraditionellen intervenierenden Mechanismen (9) resultieren. Eine oder beider dieser Alternativen erscheinen wahrscheinlich, da der in der WCG-Studie beobachtete Zusammenhang zwischen dem Typ-A-Muster und KHK nicht einfach auf zufällige Fluktuation (sowohl die adaptierte als auch die nicht adaptierte Korrelation war signifikant bei p < 0,0001), ungenaue statistische Analysen, systematische Voreingenommenheit bei der Auswahl oder falsche Klassifizierung der untersuchten Personen zurückzuführen ist (9, 43). Die Richtigkeit der WCG-Studien-Ergebnisse wird weiter-

hin gestützt durch die Tatsache, daß die Risikoquotienten für
die traditionellen Risikofaktoren parallel zu den in der Framingham-Studie festgestellten waren (10). Weiterhin stellte das Typ-
A-Verhaltensmuster einen signifikanten Prädikator für das Entstehen von KHK bei den im Rahmen der WCG-Studie untersuchten Personen dar, die während der ersten 4,5 Jahre der Studie frei von
KHK geblieben waren - trotz der großen Zeitspanne zwischen dem
Ereignis und der anfänglichen Beurteilung des Verhaltensmusters.
Schließlich deutete das Typ-A-Muster auch rezidivierende klinische Ereignisse signifikant an (127, 130).

Zusammenfassend traten also in der WCG-Studie bei Personen vom
Typ-A-Verhaltensmuster klinische KHK-Manifestationen mit etwa
zweimal so großer Wahrscheinlichkeit auf wie bei Typ-B-Personen.
Dieses Risiko entsprach etwa dem bei erhöhten Serumcholesterin-
spiegel und mehreren anderen Risikofaktoren. Anders ausgedrückt:
In der WCG-Studie war das KHK-Risiko bei Personen mit erhöhtem
Serumcholesterin doppelt so hoch. Wenn diese Personen auch noch
das Typ-A-Verhaltensmuster zeigten, verdoppelte sich das KHK-
Risiko noch einmal.

Das der Untersuchungsmethode (strukturiertes Interview (SI) nach
FRIEDMAN) zugrunde liegende Klassifizierungssystem beinhaltete
vier primäre Verhaltensebenen: A_1, A_2, B_3 und B_4. Dabei bezog
sich A_1 auf Personen mit extremem Typ-A-Verhalten und B_4 auf
Personen mit extremem Typ-B-Verhalten. Jedoch konnte keine über-
zeugende lineare Beziehung zwischen diesen Verhaltenspersonen
und der KHK-Häufigkeit in der WCG-Studie festgestellt werden.
Es besteht die Möglichkeit, daß bestimmte Komponenten des Typ-A-
Verhaltensmusters eine stärkere prospektive Aussagekraft als andere haben, ihnen jedoch in der anfänglichen Beurteilung kein
dementsprechendes Gewicht beigemessen wurde. Mit anderen Worten:
Es erscheint sinnvoll, eine Trennungslinie zwischen dem Typ-A-
Verhaltensmuster und dem Verhalten mit Disposition für KHK zu
ziehen, was bedeutet, daß nicht alle Komponenten in der derzeit
geläufigen Definition des Typ A für eine Klassifizierung des
KHK-begünstigenden Verhaltens in Frage kommen und daß andere,
bisher noch nicht erkannte Verhaltensattribute in zukünftigen
Untersuchungen aufgedeckt werden müssen (33).

Eine solche Trennung zwischen den Verhaltensweisen ist von MATTHEWS et al. unterstützt worden (107). Sie führten Komponentenreanalysen von Interviewtonbandaufzeichnungen im Rahmen der WCG-Studie durch, bei denen sie die im Typ-A-Verhalten eingeschlossenen Charakteristika getrennt nach der Methode der Faktorenanalyse bewerteten. Die Ergebnisse zeigten, daß nur die Faktoren "starke Antriebskraft" und "Ungeduld" die Krankheitsfälle signifikant von den Kontrollpersonen unterschieden. Die Schlüsseleigenschaften waren hauptsächlich: Potential für Feindseligkeit, Reizbarkeit, Ungeduld, Rivalitätsverhalten und ausgeprägte stimmliche Ausdrucksmittel.

Diese Ergebnisse lassen nun fragen, ob das Vorhandensein von großem Arbeitseifer, Leistungsorientiertheit und Schnelligkeit in der Erledigung von Dingen ohne gleichzeitiges Vorliegen von übermäßiger und chronischer Rivalität, Feindseligkeit, Ungeduld oder Gereiztheit als disponierendes Verhalten für KHK gelten kann (24). Wenn die Definition des KHK-begünstigenden Verhaltens genauer spezifiziert und erweitert werden soll, sind weitere solcher Komponentenanalysen unerläßlich.

Da die Arteriosklerose am häufigsten mit dem plötzlichen Herztod einhergeht (94), ist es interessant zu wissen, ob diese Krankheit mit dem Typ-A-Verhaltensmuster korreliert. Autopsiebefunden innerhalb der WCG-Studie zufolge lag bei den als Typ A Klassifizierten eine Arteriosklerose in signifikant stärkerem Maße als bei Typ-B-Personen vor (54). Weiterhin ergaben neuere Koronarangiographiestudien, daß die Arteriosklerose bei den Typ-A-Personen unabhängig von den herkömmlichen Risikofaktoren signifikant weiter fortgeschritten war als bei den Typ-B-Personen (5, 45, 105, Anm. 1, Anm. 2).

In einer 1978 durchgeführten Studie konnte jedoch keine signifikante Beziehung zwischen dem mit Hilfe eines strukturierten Interviews (SI) klassifizierten Typ-A-Verhalten und dem Ausmaß einer koronaren Herzkrankheit festgestellt werden (Anm. 3). Bisher hat DIMSDALE aber noch keine Komponentenanalysen des Typ-A-Musters durchgeführt es ist mithin nicht klar, ob einige Kompo-

nenten des Typ-A-Musters in der von ihm untersuchten Gruppe mit
einer Erkrankung in Zusammenhang standen. In den Untersuchungen,
in denen eine positive Beziehung gefunden wurde, haben solche
Komponentenanalysen ergeben, daß ein Potential für Feindseligkeit oder Ungeduld eine stärkere Voraussagekraft für eine schwere
Erkrankung hatte als andere Verhaltenskomponenten (45; Anm. 1,
Anm. 2). Tatsächlich standen im Rahmen der von WILLIAMS et al.
durchgeführten Studie Feindseligkeit (definiert auf der Basis
der MMPI) und Typ-A-Muster unabhängig voneinander in Beziehung
zu Koronarsklerose, und zusammen waren diese Verhaltensfaktoren
am stärksten kennzeichnend für die Gruppe mit der schwersten Erkrankung.

Die zuvor angeführten Ergebnisse bezogen sich auf Personen, die
aufgrund der SI-Beurteilungsmethode als Typ A oder Typ B eingestuft worden waren. Eine andere Möglichkeit zur Beurteilung des
Typ-A-Verhaltensmusters basiert auf einem computerbezogenen Fragebogen, der sog. Jenkins Activity Survey (JAS) (82).

In sieben unabhängig voneinander in den Vereinigten Staaten
durchgeführten retrospektiven Studien sowie einer Untersuchung
in Polen war mit Hilfe der JAS-Typ A/B-Skala eine signifikante
Unterscheidung zwischen Koronarkranken und Kontrollpersonen möglich (ausführliche Übersicht über diese Untersuchungen s. 81,
169). Dabei ist zu bemerken, daß diese Fallkontrollstudien von
verschiedenen Personengruppen durchgeführt wurden und eine Vielzahl von Bevölkerungsgruppen erfaßten. Da Zufallsphänomene gewöhnlich nicht reproduzierbar sind, stützen die Ergebnisse der
JAS den Zusammenhang zwischen Typ-A-Verhaltensmuster und KHK zusätzlich.

Auch in der WCG-Studie wurde die JAS zur Beurteilung des Typ-A-
Musters verwandt. Den Ergebnissen zufolge war damit eine erfolgreiche prospektive Aussage bezüglich des Auftretens von KHK unabhängig von den Standard-Risikofaktoren möglich (11, 84). Jedoch hatte die JAS in der WCG-Studie im Vergleich zu der Inter-
viewmethode die geringere prospektive Aussagekraft hinsichtlich
KHK (11). Interessant in diesem Zusammenhang ist, daß bei der

Analyse der Verhaltenskomponenten bei einigen mit der JAS untersuchten Faktoren ein Zusammenhang in erster Linie mit Angina pectoris festgestellt wurde, während andere stattdessen mit Herzinfarkt in Beziehung standen (87). Allgemein ergab diese Studie, daß die Personen vom Typ A, die eine Tendenz zur Stressverleugnung zeigten, eher zu Herzinfarkt neigten, während solche, die stärker emotional reagierten, mehr für Angina pectoris prädisponiert waren.

Weiterhin erbrachte die WCG-Studie, daß die JAS-Typ-A/B-Skala eine stärkere prospektive Aussagekraft bezüglich der Infarktrezidive als hinsichtlich des Erstinfarktes hatte und zwar im Hinblick auf den Reinfarkt sogar von allen prospektiven Variablen, einschließlich der traditionellen Risikofaktoren, der stärkste Prädiktor war (85). Schließlich ist die JAS auch retrospektiv mit dem Schweregrad angiographisch gesicherter Arteriosklerose in Zusammenhang gebracht worden (170). Jedoch konnte in einer neueren interviewgesteuerten Untersuchung eine solche Beziehung nicht bestätigt werden (37). Dieses negative Ergebnis läßt hinsichtlich einer allgemeinen Gültigkeit der globalen Beziehung zwischen dem Verhaltensmuster und der Arteriosklerose Zweifel gerechtfertigt erscheinen. Es sind daher Untersuchungen im Gange – darunter auch vergleichende Prüfungen der charakteristischen Merkmale der untersuchten Gruppen –, um die Gründe für die fehlende Übereinstimmung zu finden. Es sei hier wiederum darauf hingewiesen, daß DIMSDALE sich nicht auf die JAS-Komponentenanalysen stützte, während Analysen wie die von JENKINS et al. (86) darauf hindeuten, daß das von starker Antriebskraft geprägte Typ-A-Verhalten zusammen mit sozialer Unsicherheit in stärkerer Beziehung zu schwerer Arteriosklerose steht als beide Faktoren für sich allein. Im Rahmen einer Studie untersuchten KRANTZ et al. (Anm. 4) mit Test-Retest das _Fortschreiten_ des arteriosklerotischen Prozesses und kamen zu dem Ergebnis, daß Patienten, deren Krankheit während durchschnittlich 17 Monaten fortgeschritten war, auf der JAS-Typ-A/B-Skala eher in Richtung des Typ-A-Verhaltens zeigten (p < 0,08) als Patienten, deren Krankheit nicht weiter fortgeschritten war. Dies sind die ersten Ergebnisse, die Typ-A-Verhaltensattribute mit dem Fortschreiten arte-

riosklerotischer Herzkrankheit verknüpfen. Bei der Analyse der
einzelnen Faktoren ergab sich, daß Ungeduld und Reizbarkeit stärkere Prädiktoren für das Fortschreiten der Krankheit im Vergleich
zu anderen Faktoren waren.

Zusammenfassend sind also, abgesehen von einigen Ausnahmen,
stichhaltige Nachweise für eine unabhängig von traditionellen
Risikofaktoren existierende Beziehung zwischen dem Typ-A-Muster
und der Verbreitung der KHK, der KHK-Häufigkeit, dem Infarktrezidiv sowie dem Schweregrad der Arteriosklerose erbracht worden.
Darüberhinaus ist die Beziehung zwischen dem Typ-A-Verhalten und
KHK durch zahlreiche retrospektive und prospektive Studien unterstützt worden, in denen die Typ-A-Attribute auch durch andere
Methoden als durch Interview (SI) und computerisierten Fragebo-
gen (JAS) gemessen wurden. So ergab z.B. eine zusammenfassende
Auswertung von 8 Studien zur Krankheitshäufigkeit und 16 Studien
zur Krankheitsverbreitung bei der überwiegenden Mehrzahl dieser
Untersuchungen positive Beziehungen zwischen Typ-A-Verhaltens-
attributen und KHK. Zweideutige Ergebnisse erbrachten nur zwei
Studien und negative Resultate nur eine Studie (80). In diesem
Zusammenhang sei besonders auf eine Reanalyse von Fragebogenan-
gaben im Rahmen der Framingham-Studie verwiesen, bei der sich
eine Untergruppe von speziell zur Beurteilung des Typ-A-Verhaltens ausgewählten Fragen als Prädiktor für die Verbreitung sowie
die Häufigkeit (Beobachtungszeitraum von 8 Jahren) der KHK sowohl bei Männern als auch bei Frauen erwies (69, 70). In der Tat
waren einige in dieser Reanalyse festgestellten Risikoquotienten
stärker als in der WCG-Studie.

1978 wurde vom National Heart, Lung and Blood Institut eine Fach-
diskussion mit über 50 namhaften Wissenschaftlern aus dem Bereich
der Medizin und Verhaltensforschung veranstaltet, um das Bestehen
einer Beziehung zwischen Typ-A-Verhalten und KHK kritisch zu untersuchen. Der Ergebnisbericht jener Diskussion beginnt folgendermaßen: "Wir sind zu dem Schluß gekommen, daß aufgrund der bisher durchgeführten wissenschaftlichen Untersuchungen ein Nachweis für den Zusammenhang zwischen Typ-A-Verhaltensmuster (Klassifizierung gemäß SI, JAS und Framingham-Skala) und einem erhöh-

ten Risiko für klinisch manifeste KHK beim arbeitsfähigen U.S.-
Bürger im mittleren Lebensalter erbracht worden ist. Dieses erhöhte Risiko besteht zusätzlich zu den Risikofaktoren Alter,
systolischer Blutdruck, Serumcholesterinspiegel und Rauchen und
liegt augenscheinlich in der gleichen Größenordnung wie das mit
jedem dieser anderen Faktoren verbundene relative Risiko" (Anm.
5).

Wie von JENKINS (80) hervorgehoben, ist dies das erste Mal in
der Geschichte der Medizin, daß ein nicht unmittelbar mit klinischen Symptomen verknüpftes Verhaltensmuster erfolgreich und
übereinstimmend das Auftreten einer chronischen Erkrankung vor-
herzusagen vermochte. Die Komponentenanalysen des Typ-A-Verhaltensmusters lassen darauf schließen, daß Verhaltensattribute wie
feindseliges Rivalitätsverhalten, Ungeduld, Gereiztheit und gewisse ausgeprägte, stimmliche Ausdrucksmittel stärker zu KHK zu
disponieren scheinen als andere Attribute des Musters. Es besteht außerdem die Möglichkeit, daß einige dieser Attribute unabhängig von anderen ein Risiko beinhalten. Demzufolge könnte
man vermuten, daß verschiedene Verhaltensweisen in gleicher
Weise zu KHK disponieren und eine Kombination bestimmter Verhaltensweisen das KHK-Risiko gemeinsam verstärken. Es sind jedoch
noch sehr viel mehr Untersuchungen nötig, bevor eine endgültige
Aufstellung der KHK-begünstigenden Verhaltensmerkmale möglich
ist. Zur Erreichung dieses Ziels ist auch die sorgfältige Überprüfung der derzeitig angewandten Methoden zur Beurteilung des
disponierenden Verhaltens für KHK von großer Wichtigkeit.

Die Beurteilung des Typ-A-Verhaltensmusters

Zur Beurteilung des Typ-A-Verhaltensmusters sind verschiedene
Methoden herangezogen worden (6, 7, 55, 69, 80, 136, 161,
Anm. 6). Die zwei am häufigsten angewandten und wohl zuverlässig-
sten und allgemein gültigsten sind das strukturierte Interview
("Structured Interview" = SI) nach ROSENMAN et al. (12) und die
von JENKINS et al. (82) entwickelte Aktivitätserfassung ("JENKINS
Activity Survey" = JAS).

204

Das strukturierte Interview (SI)

Das SI klassifiziert Individuen als Typ A oder B in erster Linie aufgrund der stimmlichen und der psychomotorischen Verhaltensweisen, welche die getesteten Personen im Verlauf einer 10-12-minütigen Befragung zeigen. Das SI setzt sich aus einer Reihe Fragen mit Bezug auf Ehrgeiz, Engagement im Beruf, Arbeitsweise, Rivalitätsverhalten, Aggressivität, Ungeduld und Gefühl für Zeitdruck zusammen. In den meisten Fällen wurden die Befrager direkt von ROSENMAN und seinen Mitarbeitern dahingehend ausgebildet, das Interview in standardisierter Weise durchzuführen. Der Hauptzweck des Interviews ist die Feststellung eines relativen Vorhandenseins von Typ-A-charakteristischen stimmlichen und psychomotorischen Verhaltensweisen wie: laute, aufbrausende, schnelle und beschleunigte Sprechweise, Antworten mit kurzer Latenz, angespannte Muskeln und ausgeprägte Gestik, verbales Rivalitätsverhalten und von Reaktionsweisen, die Feindseligkeit kennzeichnen (ausführliche Beschreibung s. ROSENMAN (120). Einige Fragen werden provokativ gestellt und die Versuchsperson wird nach ihrer ersten Reaktion noch zusätzlich ausgefragt. So stellt man häufig stimmliche Typ-A-Ausdrucksweisen z.B. dann fest, wenn die befragten Personen aufgefordert werden zu rechtfertigen, warum sie Wettkampfspiele gewinnen möchten oder warum sie nicht warten können, bis im Restaurant ein Tisch frei wird. Andere Fragen werden zögernd gestellt, um so zu bewirken, daß der Befragte eine passende Antwort vorwegnimmt und auf die Frage schon reagiert, bevor sie vollständig ausgesprochen ist. Obwohl der Aussagegehalt der Fragen auch berücksichtigt wird, basiert die Typ-A-Klassifizierung in erster Linie auf den vorher genannten Kriterien.

Gegenwärtig erfolgt die Klassifizierung auf einer 4-Punkte-Skala:

Extremes Typ-A-Verhalten (A_1), vorwiegendes Typ-A-Verhalten (A_2), unbestimmtes oder gemischtes Verhalten (Typ X) und Typ-B-Verhalten, wenn ein relatives Nichtvorhandensein von Typ-A-Eigenschaften festgestellt wird. Die Übereinstimmung zwischen unabhängigen Bewertern bezüglich der Punktwerte auf der Typenskala schwankt meist zwischen 75 und 90% und liegt gewöhnlich um 85% bei der

einfachen A/B-Dichotomie (30, 120). Die Test-Retest-Zuverlässigkeit der dichotomen Typisierung in einer Untersuchung an über
1000 Personen im Rahmen der WCGS lag etwa bei 80% (Tetrachlot-
Korrelationskoeffizient = 0,82) für Zeiträume zwischen 12 und
20 Monaten (83). Sowohl die Test-Retest-Übereinstimmung also auch
die zwischen den Bewertern liegt bezeichnenderweise etwas niedriger als bei der 4-Punkte-Skala (A_1, A_2, X, B), doch wird die einfache A/B-Dichotomie am häufigsten in der epidemiologischen Forschung verwandt.[1]

Obwohl bei der Ausbildung der Interviewer durch ROSENMAN und
seine Mitarbeiter darauf geachtet wird, daß die Befrager lernen,
das Interview standardisiert durchzuführen, und obwohl nach
SCHERWITZ et al. (136) Unterschiede in der Art der Befragung die
endgültige Typisierung nicht wesentlich beeinflussen, existieren
bisher nur ganz wenige Untersuchungen zu dem Spektrum von Verhaltensweisen, welche die endgültige Typisierung nachhaltig beeinflussen könnten. SCHERWITZ et al. stellten fest, daß bei einer
sehr eindringlichen und bestimmten Befragungsweise Personen vom
Typ A oft ihr Typ-A-Verhalten etwas weniger stark zum Ausdruck
bringen. In diesem Zusammenhang wäre es auch sinnvoll zu untersuchen, inwieweit die Versuchspersonen selbst den Interviewer
unterschwellig beeinflussen und umgekehrt. Zu diesem Zweck wäre
dann die Entwicklung einer quantitativen Meßgröße des Befragen-
verhaltens von Nutzen, da sie ebenfalls Aufschluß darüber geben
würde, wie zuverlässig speziell ausgebildete Personen das Interview über einen bestimmten Zeitraum durchführen und bewerten.

Der größte Teil der bisher gewonnenen Daten bezieht sich auf
weiße, arbeitstätige Männer mittleren Alters. Da noch keine Über-
sichtsstudien, welche die gesamte Bevölkerung umfassen, durchge-

---

1 In der diesbezüglichen epidemiologischen Forschung sind Typ-X-
und Typ-B-Personen oft zu einer Gruppe zusammengefaßt worden.
Die Autoren haben die Typ-X-Personen als getrennte Gruppe in
die Korrelationsanalysen einbezogen, sie jedoch von allen anderen A-B-Vergleichen ausgenommen. Fehlende Typisierungsüber-
einstimmungen zwischen den Bewertern sind mit der folgenden
Formel zu lösen: $B + X = B$; $B + A_2 = X$; $X + A_2 = A_2$; $A_2 + A_1 =$
$= A_2$

führt worden sind, weiß man nicht, wie die SI-definierten Typ-A-
und Typ-B-Personen hinsichtlich Alter, Geschlecht, sozioökonomi-
scher Klasse, ethnischer Zugehörigkeit usw. aufgeteilt sind. Diesem Punkt ist bisher auch nur geringe Aufmerksamkeit gewidmet
worden (24). Man hat festgestellt, daß das Typ-A- im Vergleich
zum Typ-B-Verhaltensmuster bei Managern und leitenden Angestellten etwa im Verhältnis von 2:1 zu finden ist (78). Obwohl die
relativen Prozentsätze sich mit den verschiedenen Stichproben
ändern, haben wir auch ein stärkeres Vorkommen des Typ A bei
männlichen College-Studenten feststellen können (31, 34, 35, 97).
In einer kürzlich durchgeführten Untersuchung konnten CHESNEY
et al. (Anm. 7), bei denen die _eindeutige_ Übereinstimmung zwischen zwei unabhängigen Bewertern als Kriterium diente, 56% einer
ausgewählten Gruppe von 385 männlichen Angestellten der Lockhead
Space and Missile Company als Typ A, jedoch nur 14% als Typ B
klassifizieren. Da ihre Personengruppe sehr der in der WCGS untersuchten ähnelte, werfen die Ergebnisse die Frage auf, ob das
Typ-A-Verhalten in den letzten 15 Jahren eine stärkere Verbreitung gefunden hat, oder ob sich die Bewertungsmethoden in dieser
Zeit geändert haben. In diesem Zusammenhang wäre es für manche
der heute ausgebildeten Bewerter nützlich, eine Auswahl origina-
ler WCGS-Interviews neu zu beurteilen. Es könnte z.B. sein, daß
mit den von CHESNEY et al. in der Untersuchung der Lockheed-
Stichprobe verwandten Kriterien eine ähnliche Verteilung bei der
WCGS-Stichprobe festgestellt würde. Wenn weiterhin solche Zahlen-
mißverhältnisse für Typ-A-Personen bei den ausgewählten Personengruppen gefunden werden, wird sich der spezifische Wert der A/B-
Dichotomie in jedem Falle beträchtlich verringern. Eine Möglichkeit, dieses Problem anzugehen, ist die getrennte Untersuchung
der einzelnen Elemente, aus denen sich das Typ-A-Verhaltensmuster zusammensetzt.

Wie bereits erwähnt, ist es möglich, Punktwertungen für verschiedene Komponenten des vielschichtigen Typ-A-Musters zu verwenden (107). Solche Komponentenanalysen sind unbedingt erforderlich:
- zur Bestimmung, welche Komponenten des Verhaltensmusters die
  stärksten Prädiktoren für eine klinische KHK und andere relevante Größen sind,

- zur Verbesserung der Typ-Unterscheidungsmöglichkeiten im Rahmen des SI (17).

Korrelationen zwischen verschiedenen Verhaltensmusterkomponenten
und der globalen 4-Punkte-Skala zeigen, daß stimmliche Ausdrucksmittel das stärkste Maß an Varianz und inhaltliche Aussage das
geringste Maß an Varianz in der endgültigen Typisierung bedin-
gen (34, 36, 55, 136, 139). Bei anderen Komponenten wie z.B.
Potential für Feindseligkeit bestehen mittelstarke und höchstens
geringe Korrelationen mit dem globalen Typ A, jedoch, wie oben
erwähnt, stärkere Beziehungen mit klinischer KHK als bei anderen
Komponenten wie z.B. Handlungsgeschwindigkeit (107).

Die geringen bis mäßigen Korrelationen zwischen Komponenten deuten darauf hin, daß relativ eigenständige Faktoren aus dem im
Interview klassifizierten Typ-A-Muster hergeleitet werden können,
und tatsächlich haben verschiedene faktorenanalytische Untersuchungen Faktoren wie starke Antriebskraft, Reaktionsheftigkeit,
Ungeduld, Feindseligkeit, stimmliche Ausdrucksmittel, Handlungsgeschwindigkeit und Engagement im Beruf aufgezeigt (107, Anm. 1,
8). In unserem Labor z.B. werden von unabhängigen Bewertern drei
stimmliche Ausdrucksmittel (laut und aufbrausend, schnell und
beschleunigt sowie Reaktionslatenz), zwei Einstellungs- bzw. Verhaltensweisen (verbales Rivalitätsverhalten und Potential für
Feindseligkeit) und vier inhaltliche Größen (starker Antrieb zu
Rivalitätsverhalten, Feindseligkeit, Handlungsgeschwindigkeit
und Ungeduld) routinemäßig mit Punkten bewertet. Dieses Komponen-
ten-Punktbewertungssystem ist an anderer Stelle ausführlich beschrieben worden (30). Die Korrelationen zwischen den Bewertern
hinsichtlich der angeführten Komponenten liegen zwischen 0,71
und 0,84, woraus hervorgeht, daß die Komponenten des Verhaltensmusters zuverlässig bewertbar sind (31, 35). Jedoch liegen bisher noch keine Ergebnisse zur Test-Retest-Zuverlässigkeit der
Komponenten vor.

Die Aktivitätserfassung nach JENKINS (JAS)[1]

Die JAS wurde entwickelt, um eine weniger kostspielige und dabei aufschlußreichere Methode zur Messung des Typ-A-Verhaltensmusters zur Verfügung zu haben (82). Die JAS ist ein von der Versuchsperson selbst auszufüllender, computergerechter Fragebogen, der sich auf vier Subskalen stützt.[2] Die A/B-Subskala der JAS entstand durch systematische Übernahme der Punkte, die beim SI eine zuverlässige Unterscheidung zwischen A- und B-Typen bei wiederholten Stichproben ermöglicht hatten (Übersicht über die Entwicklung der JAS s. JENKINS (81). Weiterhin wurden nachfolgend drei faktorenanalytisch ermittelte Subskalen entwickelt: starke Antriebskraft (Hard Driving = H), Geschwindigkeit und Ungeduld (Speed/Impatience = S/I) und Engagement im Beruf (Job Involvement = J). Alle Subskalen wurden in der WCG-Studie so standardisiert, daß sich ein Mittelwert von null und eine Standardabweichung von 10 ergab, wobei hohe Punktwerte kennzeichnend für das Typ-A-Verhalten waren.

Die Test-Retest-Zuverlässigkeit der JAS-A/B-Skala in der WCGS entsprach einer Übereinstimmung von etwa 0,65 für die Zeiträume von sowohl einem als auch vier Jahren (84). Die Zuverlässigkeit der S/I- und J-Subskalen war vergleichbar mit der Zuverlässigkeit der A/B-Skala, wohingegen die H-Subskala etwas niedriger, bei etwa 0,60, lag. Während dieses Zeitraums wurde die JAS systematisch überprüft, um eine bessere Übereinstimmung mit dem SI zu erzielen, was sich aber wahrscheinlich störend auf eine "reine" Zuverlässigkeitsbeurteilung auswirkte. Es wäre daher sinnvoll,

---

1 Die neueste Form der JAS, Version C, ist von der folgenden Adresse zu beziehen: The Psychological Corporation, 757 Third Avenue, New York, N.Y. 10017

2 Ein häufig verwandter Bewertungsschlüssel für die JAS-Form für Studenten (Form T) wurde an der University of Texas von Krantz et al. (1974) entwickelt und umfaßt drei Subskalen: Typ A-B, starke Antriebskraft/Rivalitätsverhalten und Geschwindigkeit/Ungeduld. In einer Stichprobe von 50 College-Studenten erzielten Dembroski u. MacDougall (1978) eine Übereinstimmung von 0,86 zwischen dem von Krantz et al. konzipierten System und dem von Jenkins verwandten Bewertungsspiegel

die Zuverlässigkeit der gegenwärtig verwandten Beurteilungsmethoden in einer Vielzahl von Bevölkerungsgruppen erneut zu untersuchen. Dabei sollten die Umstände, unter denen die Beurteilung
erfolgt, berücksichtigt werden. So haben z.B. WALDRON et al.
(Anm. 9) kürzlich berichtet, daß sich die JAS-Typ-A-Punktwerte
bei College-Studenten im Laufe des Semesters erhöhten.

Wegen der geringen Kosten und der einfachen Durchführung des
JAS ist das mit diesem Fragebogen klassifizierte Typ-A-Verhalten
an einer größeren Anzahl von Bevölkerungsgruppen erforscht worden als das SI-klassifizierte Typ-A-Muster (Übersicht s. ZYZANSKI
(169)). Die Verteilung der JAS-Wertungen in verschiedenen Bevölkerungsgruppen und der Korrelate wird im Abschnitt über die Gültigkeit der Typ-A-Konstruktion erörtert.

Vergleich zwischen SI und JAS

Je nach ausgewählter Stichprobe schwankt die Übereinstimmung
zwischen SI und JAS bei der Klassifizierung in Typ-A- oder -B-
Personen zwischen 56 und 75% (11, 31, 82, 91, 97, 106; Anm. 7).
Im ganzen gesehen ist jedoch eine Übereinstimmung zwischen SI
und JAS um 60-65% sowohl bei College-Studenten als auch arbeitstätigen Erwachsenen zu erwarten (97; Anm. 7). Entsprechende
Pearson-Korrelationen zwischen JAS-A/B-Wertungen und der 4-
Punkte-Skala liegen in den meisten Fällen zwischen 0,20 und 0,35
(97). Bei Verwendung der extremen JAS-Wertung ist zuweilen eine
merklich stärkere Übereinstimmung mit dem SI festzustellen, jedoch ist dies an anderer Stelle kaum der Fall (82, 97). Nach unseren eigenen Erfahrungen mit College-Studenten liegt bei einer
großen Anzahl von SI-klassifizierten Typ-A_1-Personen in einer
Stichprobe ein beträchtliches Maß an Übereinstimmung zwischen
SI und JAS vor, da mit JAS selten eine SI-klassifizierte A_1-Per-
son falsch als B-Person eingestuft wird (34). Andererseits ist,
wenn eine Stichprobe sich hauptsächlich aus SI-klassifizierten
A_2-, X- und B-Personen zusammensetzt, nur eine geringe Übereinstimmung zwischen SI und JAS zu erwarten. SI und JAS haben beide
ihre Stärken und Schwächen. Obwohl mit beiden Klassifizierungs-

methoden eine prospektive Aussage hinsichtlich Morbidität und
Letalität von KHK möglich ist, scheint das SI, wie bereits erwähnt, ein besserer Prädiktor für klinische KHK-Manifestation
zu sein (11). Dabei zieht nach BRAND et al. die JAS praktisch
ihre gesamte prospektive Aussagekraft aus ihrer Fähigkeit, die
SI-Klassifizierung zu replizieren. In ähnlicher Weise hat sich
das SI als ein besserer Prädiktor für arteriographisch gesicherte Arteriosklerose erwiesen, besonders wenn das Sample viele
ländliche Personen oder Frauen enthielt (5). Wir werden später
sehen, daß das SI ebenfalls ein besserer Prädiktor für bela-
stungsbedingte kardiovaskuläre Erregung war als die JAS (34, 36).

Abgesehen davon, daß das SI wohl die beste der vorhandenen Methoden zur Messung der koronargefährdenden Verhaltensweisen ist,
liegt seine größte Stärke im Vergleich zur JAS darin, daß es in
der Tat ein Verhaltenstest ist, in dem Sprechmerkmale und Verhal-
tenseigenarten eher als die inhaltliche Aussage die primären
Grundlagen für eine Klassifizierung in Typ A und B bilden.
Sprechweise und Benehmen sind wahrnehmbare, von der zu klassifizierenden Person gezeigte Verhaltensweisen und in weniger starkem Maße einer bewußten oder unbewußten Verstellung unterworfen
(41, 81, 120). Charakteristische Merkmale wie Reaktionsheftigkeit und aufbrausende Sprechweise können sogar völlig ohne Bezug
zum Inhalt der Antwort stehen. Doch werden noch eingehendere
Studien vonnöten sein, um zu ergründen, in welcher Weise kulturelle, subkulturelle und andere soziale Faktoren solche sprachlichen und psychomotorischen Verhaltensweisen beeinflussen.

Anders als das SI wird die JAS als eine kontinuierliche Variable
bewertet und hat in der WCGS tatsächlich eine dosis-reaktions-
ähnliche Beziehung mit klinischer KHK gezeigt (84). Weiterhin
bietet sie die Vorteile einer verhältnismäßig einfachen, kosten-
sparenden, standardisierten Durchführung und objektiven Computer-
bewertung unabhängig von klinischen oder subjektivem Urteilsver-
mögen bei der Klassifizierung von Personen als dem Typ-A-Verhalten mehr oder weniger zugehörig. Wenn die JAS bezüglich klinischer KHK, Schweregrad der Arteriosklerose und potentiel schädi-
gender hämodynamischer Aktivität ebenso aussagekräftig wäre wie

das SI, wäre sicherlich diese die zu bevorzugende Methode. Das scheint aber, wenigstens im Hinblick auf die bisher gewonnenen Daten, leider nicht der Fall zu sein.

Einige Untersuchungen deuten darauf hin, daß andere Fragebogen-methoden wie z.B. die Aktivitäts-Subskala der Temperamentüber-sicht nach THURSTONE (Thurstone Temperament Schedule) oder die Adjektiv-Ankreuzliste nach GOUGH (Gough Adjective Checklist) besser als die JAS mit dem SI übereinstimmen (97, 128; Anm. 7). Weitere Studien im europäischen Raum zeigen ermutigende Resul-tate in der gleichen Richtung (154), aber keine dieser Messungen ist durch programmatische Forschung mit klinischer KHK in Bezie-hung gesetzt worden. Jedoch lassen die Untersuchungsergebnisse vermuten, daß andere, effektivere Methoden als die JAS entwickelt werden könnten, um das SI zu ersetzen oder zu erweitern. Bis da-hin sollten jedoch in keinem Falle andere Methoden als das SI oder die JAS angewandt werden, (vgl. 18, 143), da ansonsten nicht garantiert ist, daß das gemessene Typ A-Verhalten der derzeitig gültigen Definition entspricht. Wenn auch die von ROSENMAN aus-gebildeten Befrager in der Lage sind, andere so auszubilden, daß sie das SI erfolgreich durchführen und bewerten können (33, 35, 139), liegt die größte Schwäche des SI in dem erheblichen Zeit-aufwand und der Arbeit, die mit der Ausbildung der Interviewbe-werter und der Durchführung der Bewertung verbunden sind.

Zusammenfassend kann man sagen, daß die Messung des Typ-A-Ver-haltensmusters sowohl auf sprachlich-psychomotorischen charakter-lichen Merkmalen als auch eigenen Angaben zu einer Reihe von Ver-haltensweisen basiert. Wenn möglich, sollten zukünftige For-schungsversuche sich _sowohl_ auf das SI _als auch_ die JAS als Me-thoden zur Bestimmung des KHK-begünstigenden Verhaltens stützen. Die gegenwärtige Forschung läßt außerdem vermuten, daß einige der gemessenen Merkmale eine stärkere prospektive Aussagekraft bezüglich KHK als andere haben und daß andere, bisher noch nicht im Typ-A-Konzept integrierte Eigenschaften für eine Aufnahme in das Konzept des KHK-begünstigenden Verhaltens in Frage kommen. Diese Ergebnisse deuten also darauf hin, daß die zukünftige For-

schung von einer Erweiterung der folgenden vielschichtigen Komponentenanalysen profitieren könnte:
- Eigene Angaben zu Einstellung und Verhalten
- Sprechweise
- Motorisch-verhaltensbedingte Merkmale
- Psychologische Eigenschaften
- Relevante physiologische Reaktionen (152).

Der nächste Abschnitt bezieht sich hauptsächlich auf die psychologisch-verhaltensbedingten Beziehungen mit dem Typ-A-Verhaltensmuster. In dem darauffolgenden Abschnitt wird die detaillierte Erörterung psychologischer Reaktionsmerkmale zeigen, daß die direkte Messung der mit Verhaltens- und psychologischen Eigenschaften verbundenen physiologischen Erregung unter geeigneten Umweltbedingungen die vielversprechendste Methode zur genaueren Bestimmung koronargefährdender Verhaltensweisen ist. Es muß jedoch deutlich betont werden, daß jede neue Generation von Methoden zur Bestimmung des Verhaltens mit Disposition für KHK an einer Vielzahl von Größen wie SI, JAS, relevanten physiologischen Vorgängen und KHK-Anzeichen gemessen werden muß (33).

Gültigkeit der Typ-A-Konstruktion

Das Typ-A-Verhaltensmuster ist definiert als ein in Wechselbeziehung stehender Komplex von verhaltens- und gefühlsbedingten Neigungen, die als Reaktion auf ganz bestimmte Reize im sozialen und physikalischen Umfeld hervorgerufen werden (119). Diese Neigungen führen dazu, daß Typ-A-Individuen sich häufig in einem immer stärker werdenden Kampf mit der Umwelt bei der Erreichung nicht klar umrissener und schwer erfaßbarer Ziele entgegen dem augenscheinlichen Widerstand anderer Personen oder Dinge befinden (46). Da SI und JAS sich auf interview- bzw. fragebogenbedingte Merkmale der vorher genannten Verhaltensweisen zur Klassifizierung von Personen in Typ A oder B stützen, müssen sicherlich andere Methoden zum Beweis der Gültigkeit der Typ-A-Konstruktion herangezogen werden. Mit anderen Worten: Wenn das Typ-A-Verhaltensmuster eine konstante situationsübergeordnete Reaktionsart

darstellt, müßten sich die Personen, die dieses Verhaltensmuster
aufweisen, auch unter anderen als den in SI bzw. JAS vorliegenden Bedingungen in vorhersagbarer Weise verhalten.

Die Untersuchungen zur Gültigkeit der Typ-A-Konstruktion haben
zwei Wege beschritten. Einerseits wurde versucht, eine Korrelation zwischen Messungen des Typ-A-Verhaltens und anderen, entweder durch eigene Angaben oder auf andere Weise gewonnenen Merkmalen von Verhalten, Persönlichkeit oder soziodemographischem
Status herzustellen. Andererseits bediente man sich der experimentellen Manipulation situationsbedingter und sozialer Variablen
zur Untersuchung tatsächlicher Verhaltensunterschiede zwischen
Typ-A- und Typ-B-Personen. Eine Untergruppe von Studien der letzteren Art hat sich mit Unterschieden in der physiologischen Reaktion auf Situationsvariablen zwischen den Verhaltenstypen befaßt.
Während sich diese letzteren Studien deutlich auf die Gültigkeit
der konstruierten Typ-A-Konzentration beziehen, sind sie auch im
Hinblick auf die Mechanismen, durch die das Typ-A-Muster KHK-Ri-
siken überträgt, interessant und sollen daher in einem getrenn-
ten Abschnitt über physiologische Mechanismen erörtert werden.

Korrelationsstudien

Trotz der pathophysiologischen Folgen des Typ-A-Verhaltensmusters
hat man bei direkten Korrelationsvergleichen von Typ-A- und psychopathischen Verhaltensweisen keine konstante Beziehung zwischen
dem Verhaltensmuster und gestörten psychologischen Funktionen
(in der herkömmlichen Definition) feststellen können.

Frühe Beobachtungen von FRIEDMAN u. ROSENMAN (50) ergaben, daß
trotz der mit dem Verhaltensmuster verbundenen Eile und Ruhe-
losigkeit Personen vom Typ A kein stärkeres Gefühl der Angst als
die Vergleichspersonen vom Typ B empfanden. Diese Erkenntnis
wurde unabhängig davon in einer Studie von CAFFREY (15) bestätigt. Hier ergab die Faktorenanalyse eines variablen Komplexes,
der Typ-A-Punktwertung (Klassifizierung nach SI), Ranggleichheits-
wertungen und Reaktionen auf der "16 Personality Factor Inven-

214

tory" (Liste von 16 Persönlichkeitsfaktoren) umfaßte, unabhängige Belastungen für Typ A sowie einen weiteren Faktor, der als "Angstneurose" bezeichnet wurde. GLASS (63) kam in ähnlicher Weise zu dem Ergebnis, daß die JAS-A/B-Skala nicht in Beziehung zu den Punktwerten auf der "Taylor Manifest Anxiety Scale" (manifeste Angst-Skala nach TAYLOR) bei einer Stichprobe von 275 Studenten stand.

Als Teilergebnis einer umfassenderen Untersuchung zur Erblichkeit des Typ-A-Verhaltens an 380 erwachsenen Männern ermittelten ROSENMAN et al. (128), daß das Typ-A-Muster (Klassifizierung nach SI) mit keiner der maßgeblichen Pathologieskalen der MMPI in Beziehung stand und sogar negativ mit der "Counseling Readiness Scale" (Hilfsbereitschaftsskala) der Adjektiv-Ankreuzliste nach GOUGH (Gough Adjective Checklist = ACL) korrelierte. Ähnliche Ergebnisse wurden von CHESNEY et al. (Anm. 7) im Rahmen der vorhin erörterten Studie an 385 männlichen Angestellten der Lockheed Space and Missile Company erzielt. Auch bei dieser Stichprobe bestand zwischen den aus dem SI abgeleiteten Typ-A-Punktwerten und der Hilfsbereitschaftsskala der ACL eine negative Korrelation. Weiterhin standen sie weder in Beziehung zu den Pathologieskalen auf der "Eysenck Personality Inventory" (Persönlichkeitsliste nach EYSENCK) noch zur "Symptom-Distress Checklist" (Symptom-Besorgnis-Ankreuzliste). Gleichfalls erwiesen sich sowohl Angsterscheinungen als auch -merkmale ("State-Trait Anxiety Inventory" = Aufstellung von Angsterscheinungen und -merkmalen) in ähnlicher Weise als unabhängig vom SI-klassifizierten Typ-A-Muster.

Interessanterweise wurde in der letztgenannten Studie im Gegensatz zu den SI-klassifizierten Typ-A-Verhaltensweisen eine positive Korrelation zwischen den Punktwerten auf der S/I-Subskala der JAS und in geringerem Maße der A/B-Skala selbst und mehreren der Pathologieskalen - darunter Neurose, Depression und zwei Angstmaßstäbe - festgestellt. Zu ähnlichen Ergebnissen kamen DIMSDALE et al. (38), die Korrelation zwischen dem Typ-A-Muster (JAS-Klassifizierung) und belastenden Lebenserfahrungen, augenblicklicher Anspannung und Depression bei Patienten während Herzkatheterisierung fanden, aber es ist möglich, daß diese Beziehungen durch Symptome beeinflußt wurden. WALDRON et al. (Anm. 9) schließlich kamen bei Anwendung der JAS bei College-Studenten zu dem Ergebnis, daß das Typ-A-Muster zwar bei Männern nicht mit psychopathologischen Reaktionen verbunden war, jedoch bei Frauen in geringem Maße mit Gefühl von Zeitdruck und Neurosen einherging.

Während sich also das SI-klassifizierte Typ-A-Verhaltensmuster als konstant unabhängig von verschiedenen Merkmalen psychopathischen Verhaltens gezeigt hat, ist in einigen Untersuchungen über Beziehungen zwischen fragebogenklassifizierten Typ-A-Verhaltensweisen und verschiedenen Formen von psychologischem "Distress" berichtet worden. Diese Abweichung könnte jedoch künstlich entstanden sein und zwar durch Varianzen der gemeinsamen Methode infolge ähnlicher Beurteilungsmethoden bei der Fragebogenbestimmung von Typ-A-Muster sowie psychologischem "Distress". Andererseits ist aber auch möglich, daß das SI und die Fragebogenbestimmungsmethoden des Typ-A-Verhaltens Aufschluß über verschiedene Aspekte derselben Konstruktion geben. Schließlich besteht angesichts der im allgemeinen geringen Korrelationen zwischen der SI-Typisierung und anderen Beurteilungsmethoden die Möglichkeit, daß die letzteren empfindlich gegenüber anderen Größen als dem Typ-A-Muster in seiner ursprünglichen Konzeption durch FRIEDMAN u. ROSENMAN sind.

Während das Typ-A-Muster keine konstanten Korrelationen mit anderen Kennzeichen psychologischer Pathologie oder "Distress" gezeigt hat, sind durch eine beträchtliche Vielzahl von Korrelationsforschungen Beziehungen zwischen Typ-A-Muster und anderen Persönlichkeits- oder Verhaltensmessungen aufgezeigt worden, die entweder mit der konstruierten Definition übereinstimmen oder durch sie vorhergesagt werden. In dieser Hinsicht ist es zunächst erwähnenswert, daß sich Beurteilungen des Typ-A-Verhaltens bei einem Menschen aufgrund des Interviews ziemlich stark mit Bewertungen durch Kollegen oder Freunde dieses Menschen decken. So rekrutierten z.B. ROSENMAN u. FRIEDMAN im Rahmen einer frühen Studie (122) weibliche Personen, indem sie Kontaktpersonen baten,

Personen zu nennen, die nach ihrem allgemeinen Verhalten klar
als Typ A oder Typ B einzustufen waren. Interviews, die daraufhin von Prüfern mit den auf diese Art ermittelten Personen geführt wurden, ergaben ein sehr hohes Maß an Übereinstimmung in
der Typisierung zwischen Kontaktpersonen und Experimentatoren.
CAFFREY (15) stellte in ähnlicher Weise fest, daß Bewertungen
durch ausgebildete Interviewer aufgrund eines modifizierten gegliederten Interviews in beachtlichem Maße (r = +0,64 & +0,69)
mit unabhängig davon abgegebenen Bewertungen durch höher oder
gleichgestellte Trappisten- oder Benediktinermönche korrelierten.

Zweitens haben Bewertungen des Typ-A-Verhaltens ziemlich konstante Korrelationen mit eigenen Angaben zu verschiedenen, direkt
mit Typ-A-Attributen verbundenen psychologischen Größen gezeigt.
Untersuchungen auf der Grundlage von SI (97, 128, Anm. 7) und
JAS (63) haben ergeben, daß das Typ-A-Muster mit einem beachtli-
chen konstanten Komplex von Charaktereigenschaften korreliert,
der aufgrund von Reaktionen auf die ACL nach GOUGH bestimmt wird.
Dies ist z.B. Maß an Aktivität, Aggression, Dominanz, Selbstsicherheit, Impulsivität, Leistungsfähigkeit und Zuschaustellung.
Ähnliche Beziehungen sind ermittelt worden für die Aktivitäts-,
Impulsivitäts-, Leistungs- und Gesellschaftsskalen der "Thurstone Temperament Schedule" (Temperamentsübersicht nach THURSTONE
(128); Impulsivität, gemessen auf der Barett-Skala (Anm. 7);
Selbstachtung, Selbstsicherheit und Dominanz, gemessen auf der
"Texas Social Behaviour Inventory" (Texas-Übersicht über sozia-
les Verhalten (63); innere Orientierung auf der I-E nach ROTTER
(63); Leistungszwang, gemessen auf der "Edwards Personal Prefer-
ence Schedule" (persönliche Präferenzliste nach EDWARDS (63);
Aktivität, Geselligkeit und Impulsivität, gemessen nach der EASI-
Temperamentsübersicht (63) und die Kontrollfaktoren auf der 16-
PF-Skala nach CAFFREY (15), wie z.B. Wärme ausstrahlend-extrover-
tiert, selbstbewußt-überheblich, aufgeweckt-begeisterungsfähig,
abenteuerlustig-sozial aktiv, scharfsinnig-analytisch und stark
emotional.

In Studien jüngeren Datums von MATTHEWS u. SAAL (106) konnte jedoch keine Korrelation zwischen dem Typ-A-Muster - gemessen so-

wohl mit SI als auch JAS - und den Maßstäben des "Thematic Apperception Test" (Thema-Apperzeptionstest) für Leistungszwang, Machtstreben oder Zugehörigkeitsbedürfnis festgestellt werden. Hingegen wurde eine positive Beziehung zwischen resultierender Leistungsmotivation (Versuchsbedingungen starker und geringer Angst) und den Typ-A-Punktwerten auf der JAS beobachtet. In diesem Zusammenhang ist darauf hinzuweisen, daß die meisten der Wechselbeziehungen zwischen dem Typ-A-Muster und den verschiedenen erwähnten Eigenschaften von relativ geringer Größe (r = 0,15 - 0,45) waren. Diese Erkenntnis stimmt mit der von ROSENMAN u. FRIEDMAN aufgestellten Behauptung überein, daß es sich bei der Typ-A-Konzeption um ein vielschichtig konstruiertes Verhaltensmuster handle, welches daher keine starke Korrelation zu einer einzelnen Persönlichkeitsgröße zeige. Außerdem, wie auch von GLASS (63) festgestellt, korrelieren persönlich angegebene Charaktereigenschaften (Selbsteinschätzung) stärker mit den JAS-Punktwertungen als den Typ-A-Beurteilungen auf der Grundlage des SI. Diese Erkenntnis entspricht der zuvor festgestellten Tatsache, daß das SI-klassifizierte Typ-A-Muster im allgemeinen nicht mit psychopathologischem Verhalten in Beziehung steht, während die JAS-Werte eine gewisse Tendenz zur Korrelation mit Angst und Neurose zeigen. Auch hier ist wieder entweder eine künstlich entstandene Varianz der gemeinsamen Methode anzunehmen oder die Tendenz verschiedener Typ-A-Bestimmungsmethoden, Aufschluß über verschiedene Aspekte der Typ-A-Konstruktion zu geben oder aber beides.

Eine dritte Klasse von Korrelationsdaten, die zur Beurteilung der Gültigkeit der konstruierten Typ-A-Konzeption herangezogen werden kann, beinhaltet persönliche oder anderweitig gewonnene Angaben zu sozioökonomischen und bildungsbezogenen Variablen und charakteristischen Verhaltensmustern, die erwartungsgemäß mit dem Typ-A-Muster verknüpft sind. Da Personen vom Typ A nach der vorliegenden Definition durch starke Antriebskraft, Rivalitätsverhalten sowie Aggression gekennzeichnet sind, ist mit großer Sicherheit anzunehmen, daß das Muster mit Berufs- und Ausbildungsstatus korreliert. Eine solche Beziehung könnte auf zweierlei Arten entstehen: Entweder führen die Verhaltensmerkmale zur

Erreichung eines höheren Status oder die stärkere Belastung und
höheren Anforderungen des höheren Status verstärken bei entsprechend prädisponierten Personen die Typ-A-Verhaltensweisen. Ein
eindeutiger Beweis für diese Behauptung existiert jedoch noch
nicht. Auf der Grundlage ihrer Erfahrungen in Klinik und Forschung verneinen FRIEDMAN u. ROSENMAN die Existenz einer grund-
legenden oder einfachen Beziehung zwischen Typ A (SI-Klassifizierung) und dem Berufs- oder Positionsstatus (119). Auch HOWARD
et al. (79) konnten keine signifikante Wechselbeziehung zwischen
dem SI-klassifizierten Typ-A-Muster und dem Bildungsniveau bei
236 Managern feststellen. Im Gegensatz dazu ergaben mehrere Studien, die sich der JAS zur Typ-A-Bestimmung bedienten, signifikante oder auch nur geringe Korrelationen mit dem Berufs- oder
sozioökonomischen Status (109, 141, 158, 169) und mit dem Bildungsniveau (109, 147, 160, 169). Bei Untersuchungen im gleichen
Rahmen gaben Typ-A-Personen ein etwas stärkeres Engagement bei
der Arbeit und höhere Leistungen (79) sowie einen stärkeren Einsatz und höhere Leistung bei akademischen Angelegenheiten an
(63, Anm. 9). Schließlich ist eine geringe Beziehung zwischen
der relativen Häufigkeit des Typ-A-Musters und Wachstumsraten
einer kleinen Stichprobe kanadischer Firmen ermittelt worden (79).
Untersuchungen zu Typ-A-Verhaltenskorrelaten außerhalb des unmittelbaren Arbeits- oder Schulbereiches sind relativ selten.
STOKOLS et al. (147) fanden heraus, daß Personen vom Typ A (JAS-
Klassifizierung) in bezug auf den Pendelverkehr zwischen Arbeitsplatz und Zuhause angaben, mit größerer Geschwindigkeit zu fahren und eine größeres Maß an Freiheit in der Auswahl ihres Wohn-
ortes zu haben. Entgegen der allgemeinen Erwartung wurde jedoch
keine einfache Beziehung zwischen dem Typ-A/B-Verhalten und der
zum Ausdruck gebrachten Frustration beim Pendeln oder dem basalen Blutdruckspiegel im Verlauf der Studie festgestellt. Im Rahmen einer interessanten, bisher noch nicht veröffentlichten Studie stellten CARVER et al. fest (Anm. 10), daß sich die Typ-A-
Personen (JAS-Klassifizierung) innerhalb von Gruppen verletzter
College-Football-Spieler nach Meinung der Trainer stärker anstrengten als die Typ-B-Spieler.

Insgesamt läßt sich also sagen, daß die reinen Korrelationsstudien mit dem Ziel, die Gültigkeit der Typ-A-Konzeption zu bestätigen, schwach positive Ergebnisse erbracht haben. Im allgemeinen zeigen als Typ A klassifizierte Personen

- keine oder nur geringe Neigung zu psychologischem "Distress" und werden
- von anderen und sich selbst als antriebsstark, aggressiv, rivalisierend, aktiv, dominant, selbstsicher usw. charakterisiert. Sie zeigen die Tendenz
- anzugeben, daß sie in Beruf oder Schule härter als andere arbeiten,
- gelegentlich ein etwas höheres Bildungs- und überdurchschnittliches Ausbildungsniveau aufweisen und
- gelegentlich einen etwas höheren Status oder die anspruchsvollere Position im Beruf zu haben.

Leider haben dieselben Studien jedoch auch gezeigt, daß die zwei Hauptmethoden zur Beurteilung des Typ-A-Verhaltens: das SI und die JAS sich nur teilweise überschneidende Komponenten der Typ-A-Konzeption messen. Diese zwei Methoden stimmen nur in geringem Maße (s. oben) miteinander überein und die JAS scheint wesentlich stärker mit Fragebogenmerkmalen von sowohl "Distress" als auch verschiedenen Persönlichkeitskomponenten sowie mit persönlich angegebenen Zeichen für harte Arbeit, abgeschlossene Ausbildung und sozioökonomische Errungenschaften zu korrelieren. Es sei darauf hingewiesen, daß sich die überwiegende Mehrzahl der angeführten Studien auf von den zu klassifizierenden Personen <u>selbst gemachte Angaben</u> zu Persönlichkeits-, Status-, Leistungsmerkmalen usw. stützt, ohne in jedem Fall einen Nachweis für die Gültigkeit dieser Merkmale durch außenstehende Personen oder Umstände zu erbringen. Es wäre z.B. möglich, daß die positiven Wechselbeziehungen zwischen JAS-Punktwerten und angegebenen Bemühungen um Bildung und diesbezüglichen Erfolgen bedeuten, daß Personen vom Typ-A tatsächlich härter arbeiten und mehr erreichen. Andererseits besteht die Möglichkeit, daß Personen vom Typ A diese charakteristischen Eigenschaften entweder infolge von Selbsttäuschung oder aus dem Bedürfnis heraus, erfolgreicher zu erscheinen, angeben. Diese letztgenannte Tendenz würde sicher-

lich mit der konstruierten Definition vom Typ A in Einklang
stehen. Angesichts dieser Überlegungen sind viele der Korrelationsdaten, die die Gültigkeit der Typ-A-Konzeption unterstützen,
mit angemessener Vorsicht zu betrachten.

Laboruntersuchungen

Der Einfachheit halber kann man die Laboruntersuchungen zur Gültigkeit der Typ-A-Konstruktion in fünf Gruppen unterteilen, die
sich auf die folgenden charakteristischen Merkmale des Typ-A-
Verhaltensmusters beziehen:
- starker Antrieb zu Rivalitätsverhalten (hard driving competitiveness),
- Geschwindigkeit und Ungeduld (speed and impatience),
- Feindschaft und Aggressivität (hostility and aggressiveness),
- Verleugnung von Müdigkeit und Stress (denial of fatigue or
  stress),
- Reaktion auf Bedrohungen der persönlichen Kontrolle (behavioral
  reactivity in the face of threats to control).

Während es sich nicht bei allen diesen Untersuchungen um Experimente im technischen Sinne handelt, ist dennoch die Wahrscheinlichkeit groß, daß sie die rein korrelativen Daten sowohl im
Hinblick auf Gültigkeit als auch Zuverlässigkeit der gefundenen
Beziehungen übertreffen. Hier haben sich ganz besonders GLASS
et al. (63) als wegweisend bei der Durchführung von Laboruntersuchungen zur Gültigkeit der Typ-A-Konstruktion gezeigt (Typ A
und B gewöhnlich nach der JAS klassifiziert).

Fünf Labordemonstrationen hatten zum Ziel, das Maß, in dem sich
Typ-A- und B-Personen hinsichtlich starker Antriebskraft und
Rivalitätsverhalten unterscheiden, zu bestimmen. KRANTZ u. GLASS
(93) haben berichtet, daß unter schwierigen Bedingungen (wenn
eine schnelle Wiedergabe gefordert war) Typ-A-Personen leistungs-
fähiger als Typ-B-Personen bei der Bewältigung einer einfachen
Einprägungs- und Erinnerungsaufgabe mit alltäglichen Wörtern und
Bildern waren, wahrscheinlich deshalb, weil die Typ-A-Personen

ein stärkeres Interesse an der Aufgabe zeigten. BURNAM et al. (12) stellten weiterhin in diesem Zusammenhang fest, daß Typ-A-Personen mit maximaler Geschwindigkeit an einfachen Rechenaufgaben arbeiten, auch wenn keine bestimmte Zeit zu deren Lösung festgesetzt war. Typ-B-Personen hingegen arbeiteten nur dann mit hoher Geschwindigkeit, wenn ein ganz bestimmtes Zeitlimit gesetzt war. Dieses Charakteristikum der starken Antriebskraft spiegelt sich auch in der vom Typ A gezeigten Tendenz wieder, sein Aufmerksamkeitsfeld so einzuengen, daß es sich nur auf die im Augenblick zu bewältigenden primären Aufgaben konzentriert. BRUNSON u. MATTHEWS (Anm. 11, Experim. 1) kamen in einer etwas anders angelegten Studie zu dem Ergebnis, daß Personen vom Typ A solchen vom Typ B bei einer primären Aufgabe zwar überlegen waren dies jedoch auf Kosten einer sekundären Wachsamkeitsreaktionszeit geschah. SNOW (146) fand heraus, daß Typ-A-Personen sich von Typ-B-Personen auch in Hinblick darauf unterscheiden, daß bei ihnen der Wunsch, eine Aufgabe lösen zu können, stärker ausgeprägt ist. Während sich die beiden Typen hinsichtlich der Lösung von Rätseln insgesamt nicht unterschieden, war bei den Typ-A-Personen der Wunsch, die Aufgabe meistern zu können, stärker, wodurch sie auch die Diskrepanzen zwischen tatsächlicher Bewältigung der Aufgabe und vorgenommenem Ziel stärker empfanden. Schließlich seien hier noch die Untersuchungen von VAN EGEREN (156) erwähnt. Er stellte folgendes fest: Wenn die Auswahl bestand, entweder für einen geringen Geldbetrag zusammenzuarbeiten oder in einem Ohne-Geld-Spiel für höhere Gewinne mit dem anderen zu wetteifern, entschieden sich Paare von SI-klassifizierten Typ-A-Personen bedeutend häufiger als Typ-B-Paare für die zweite Möglichkeit, so daß sie insgesamt weniger Geld als die Personen vom Typ B verdienten. Außerdem gaben die Typ-A-Paare eine größere Anzahl von rivalisierenden und feindlichen Äußerungen als solche mit kooperativem oder versöhnlichem Inhalt von sich. Interessanterweise traten die beobachteten Effekte nur dann auf, wenn zwei A-Personen sich gegenseitig zu beeinflussen versuchten. Wenn die Paare im Hinblick auf die Typen gemischt waren, bestand eine weit geringere Rivalität.

Ein zweites charakteristisches Merkmal des Typ-A-Musters ist die
Tendenz, <u>Aufgaben hastig zu erledigen</u> und ein hohes Maß an <u>Zeit-
druck und Ungeduld</u> anzugeben, auch wenn die Arbeitsgeschwindigkeit an sich langsam ist oder durch andere verlangsamt wird.
Diese Tendenz hat sich sogar bei einer einfachen Zeitschätzungs-
aufgabe gezeigt. Wenigstens in zwei Studien ist festgestellt
worden, daß sowohl SI- als auch JAS-klassifizierte Typ-A-Personen die Zeitdauer unterschätzen, während die Typ-B-Personen dieselbe Zeit überschätzen (7, 63). In einer etwas stärker kontrollierten Situation stellten GLASS et al. (64) die Überlegung an,
daß die den Typ A charakterisierenden Tendenzen zu Eile und Zeitdruck bei Aufgaben, deren Erfüllung ein langsames Handeln voraus-
setzt, d.h. bei denen der Erfolg von einer verzögerten Reaktion
über einen relativ langen Zeitraum (in dieser Studie 20 S) abhängt, weniger positive Ergebnisse zeigen müßten. Dies war auch
tatsächlich der Fall. Während einer Arbeitszeit von 45 min erzielten die Typ-A-Personen wesentlich weniger Punkte als die
Typ-B-Personen. Außerdem zeigten die Typ-A- im Gegensatz zu den
Typ-B-Personen eine stärkere Erregung und Aktivität und empfanden die Aufgabe erheblich schwerer. Ähnliche Überlegungen bezogen sich auf die Vermutung, daß Typ-A-Personen Schwierigkeiten
bei einem Wahl-Reaktionszeit-Test haben würden. Besonders KRANTZ
et al. (63) erwogen, daß bei langen Pausen zwischen den einzelnen Reizen die Typ-A-Individuen ungeduldig werden und ihre Aufmerksamkeit abschweifen lassen würden, wodurch die Reaktionszeit
länger würde, wenn der Reiz schließlich erfolgte. Es wurde angenommen, daß dies bei kurzen Pausen zwischen den einzelnen Reizen
nicht unbedingt der Fall sein müßte, da das Gefühl der Ungeduld
sich nicht so schnell entwickeln könne. Diese Hypothese wurde
durch Versuche unterstützt, bei denen im Falle kurzer Pausen
zwischen den Reizen keine Leistungsunterschiede zwischen den beiden Typen festgestellt wurden, während bei langen Pausen die
Typ-A-Personen wesentlich langsamer als die Typ-B-Personen reagierten. Auch ABRAHAMS u. BIRREN (1) stellten in diesem Zusammenhang einen Reaktionszeitunterschied zwischen den Typen fest, indem Typ-A-Personen schlechter auf Reize reagierten, denen eine
lange Wartezeit vorausgegangen war. Leider waren die Versuche
zur Bestätigung dieses Ergebnisses nicht erfolgreich (33, Anm. 8),

so daß die Zuverlässigkeit dieser Beobachtung gegenwärtig noch zweifelhaft bleibt. Eine zusätzliche Schlüsselkomponente des Typ-A-Syndroms, die eine erhebliche Rolle bei der Ätiologie der KHK spielen könnte (107), ist die Tendenz des Typ-A-Menschen, auf Frustration mit <u>Feindseligkeit und Aggression</u> zu reagieren. Trotz der theoretischen Bedeutung dieser Komponenten ist bisher nur in drei Studien versucht worden, diese Tendenz unter Laborbedingungen nachzuweisen. Bevor wir auf diese Untersuchungen eingehen wollen, sei noch eine andere interessante Studie von FRIEDMAN et al. (61) zu Plasmakatecholaminreaktionen der Typen erwähnt, in deren Rahmen Personen mit extremem Typ-A-Verhaltensmuster (SI-Klassifizierung), die im Wettbewerb mit Typ-B-Personen ein Problem zu lösen hatten, Anspannung und Erregung zeigten, wohingegen die Typ-B-Personen das gesamte Experiment mit amüsiertem Interesse durchführten. Diese Tendenzen wurden nach Beendigung des Experiments noch verstärkt, als man den Versuchspersonen die Unlösbarkeit der Aufgabe erklärt. Nach FRIEDMAN reagierten die Typ-A-Personen mit Wut und Empörung auf diese Täuschung. In einer formelleren Studie dieses Phänomens behinderten GLASS et al. (64) experimentell das Entscheidungstempo bei Typ-A- und -B-Versuchspersonen, indem ein Verbündeter die Diskussionen bewußt durch unnötige Wortverdrehung und Aufforderung zur näheren Erläuterung des Gesagten in die Länge zog. In entsprechenden Kontrollversuchen beendete der Verbündete die Diskussionen rasch. Anzeichen von Verärgerung und Ungeduld wurden von den Experimentatoren unmittelbar durch einen einseitigen Spiegel registriert. Die Resultate dieser Studie waren unklar, da bei den nach der A/B-Skala der JAS bestimmten Typ-A-Personen keine signifikanten Reaktionen zu beobachten waren, obwohl die Unterschiede in die vorhergesagte Richtung wiesen. Bei einer erneuten Klassifizierung der Versuchspersonen nach der Geschwindigkeits/Ungeduld-Skala der JAS (hohe gegenüber niedrigen Punktwerten) wurden jedoch signifikante Unterschiede zwischen den Gruppen hinsichtlich der unter den Bedingungen bewußter Diskussionsverlängerung registrierten Verärgerung und Ungeduld erzielt. Paradoxerweise neigten die Personen mit hohen Werten auf der Geschwindigkeits/Ungeduld-Skala trotz offensichtlicher Verärgerung dazu, den Verbündeten unter den diskussionsstörenden Bedingungen positiver zu

bewerten als unter den Kontrollbedingungen. Dies stellt nach
Meinung von GLASS et al. (64) den Versuch der Typ-A-Personen
dar, ihre wahren Gefühle vor den Experimentatoren zu verbergen.

In zwei neueren Experimenten von CARVER u. GLASS (19) wurden
Typ-A- und -B-Versuchspersonen zunächst bewußt an der Erfüllung
einer kognitiven Aufgabe gehindert, wonach man ihnen die Gelegenheit gab, ihre Aggression gegenüber der Störungsursache (einem Verbündeten der Experimentatoren) durch Verabreichung verschieden starker Elektroschocks Ausdruck zu geben, angeblich, um
dem Verbündeten eine verbale Lernaufgabe beizubringen. Genauer
gesagt bestand Experiment 1 darin, daß der Verbündete entweder
die Versuchsperson bei der Erfüllung einer Aufgabe vor dem Versuch behinderte oder sich ruhig verhielt, während die Versuchsperson an der Aufgabe arbeitete. Danach erhielt die Versuchsperson in einem Aggressionsparadigma nach BUSS (13) die Gelegenheit,
dem Verbündeten verschieden starke Elektroschocks als Bestrafung
für falsche Reaktion zu verabreichen. Es zeigte sich, daß beide
Verhaltenstypen stärkere Schocks unter den Versuchsbedingungen
der Aufgabenbehinderung austeilten, jedoch die von den Typ-A-
Personen gewählte Schockstärke signifikant über der der Typ-B-
Personen lag. In einem zweiten Experiment wurde der Versuch unternommen, die Frustrationsauswirkungen infolge Mißlingens der
Aufgabe zu trennen von denen, die infolge der Kritik des Verbündeten an der Erfüllung der Aufgabe auftraten. Auch hier verteil-
ten die Typ-A-Personen wesentlich stärkere Schocks als die Typ-
B-Personen unter beiden Versuchsbedingungen, obwohl sich für die
Typ-A-Personen hinsichtlich Scheitern oder Gelingen der Aufgabe
keine signifikanten Unterschiede ergaben.

Angesichts der Tatsache, daß Typ-A-Individuen in ihrem zielge-
richteten Verhalten als übermäßig antriebsstark gelten, wäre zu
erwarten, daß sie auch eher dazu neigen, die mit ihrem Verhalten
verbundene aufgestaute Müdigkeit oder Anspannung zu unterdrücken
oder zu ignorieren. Diese Hypothese ist zum Teil durch einen in-
direkten Test von BURNAM et al. (12) bestätigt worden, in dem
Typ-A-Individuen einen anscheinend nicht absichtlich verursach-
ten Ton von immer größer werdender Lautstärke länger als Typ-B-

Personen ertrugen, bevor sie den Versuch unternahmen, ihn abzu-
stellen. Dies geschah trotz der Tatsache, daß beide Typen den
Ton als gleichermaßen unangenehm empfanden. Ein direkter Test
von CARVER et al. (20) ergab, daß Typ-A-Personen trotz körperlich stärkerer Verausgabung (gemessen am Sauerstoffverbrauch)
bei einem Laufbandtest eine erheblich geringere Müdigkeit als
Typ-B-Personen angaben, besonders gegen Ende des Tests. Eine interessante kontrollierte Studie zur Angabe von Müdigkeitserscheinungen durch Typ-A- und -B-Personen selbst wurde kürzlich von
WEIDNER u. MATTHEWS (162) durchgeführt. In diesem Experiment
ließ man unabhängige Gruppen von weiblichen Typ-A- und Typ-B-
Versuchspersonen vier Minuten lang an einer Rechenaufgabe arbeiten, wobei entweder keine Hintergrundgeräusche, vorhersehbare
oder nicht vorhersehbare Geräusche vorhanden waren. Der einen
Hälfte jeder Gruppe wurde suggeriert, daß das Experiment nach
vier Minuten beendet sei, während die andere Hälfte glaubte, es
würde ein weiterer Vierminutenversuch folgen. Nach Ablauf der
vier Minuten mußten alle Versuchsteilnehmer eine 14-Punkte-An-
kreuzliste ausfüllen und den Grad ihrer Müdigkeit bestimmen. Von
besonderer Relevanz für unsere Diskussion ist die Tatsache, daß
Typ-A-Personen, die glaubten, daß ein weiterer Test folgen würde,
weniger starke Ermüdungserscheinungen angaben als Typ-A-Personen,
die glaubten, das Experiment sei beendet, sowie Typ-B-Personen
in beiden Gruppen. Diese Ergebnisse zeigen, daß Typ-A-Personen
subjektiv das gleiche Maß an Müdigkeit empfinden wie Personen
vom Typ B, jedoch diese Erscheinung unterdrücken oder, was wahr-
scheinlicher ist, leugnen, wenn sie annehmen, daß eine weitere
Anstrengung erforderlich ist.

Eine letzte, heterogene Untersuchungsreihe hat sich mit den Verhaltensreaktionen von Typ-A- und -B-Personen auf unterschiedlich
starke Bedrohung der persönlichen Kontrolle beschäftigt. Insbesondere GLASS (63) hat die Überlegung angestellt, daß ein primä-
rer auslösender Faktor für Typ-A-Verhaltensweisen ist, daß das
Individuum seine Kontrolle über den Ablauf der Dinge durch die
Umwelt bedroht sieht. Diese Theorie steht in vollem Einklang mit
ROSENMANS (119) Annahme, daß es sich beim Typ-A-Muster um eine
Reaktionsart handelt, in der der Einzelne den Anforderungen der

sozialen oder physikalischen Umwelt begegnet. Die Untersuchungen
dieser Art zerfallen in mehrere Unterklassen. Die erste dieser
Unterklassen beschäftigt sich mit den Auswirkungen nicht kontrollierbarer Stressoren auf die nachfolgende Erledigung einer
Aufgabe. In zwei frühen Untersuchungen kamen KRANTZ u. GLASS
(93) zu dem Ergebnis, daß die vorherige Konfrontation mit nicht
kontrollierbaren Stressoren (im vorliegenden Fall nicht abstell-
bare Geräusche bei Experiment 1 und Arbeiten an einer unlösbaren
Begriffsbildungsaufgabe bei Experiment 2) bei Typ-A-Personen zu
verstärkter, bei Typ-B-Personen zu verminderter Anstrengung bei
der Erfüllung nachfolgender Reaktionszeit-Aufgaben sowie Aufgaben, die ein langsames Vorgehen erfordern, führen würde. In
einer parallel laufenden Studie klassifizierten MATTHEWS u.
GLASS (107) neun- bis elf-jährige Jungen als Typ A oder B mit
Hilfe des Leistungsindex nach BORTNER (7) sowie des Texas A/B-
Index. Gruppen von Versuchspersonen wurden daraufhin einer Vorbehandlung von 25 Versuchen mit entweder entrinnbaren oder nicht
entrinnbaren Geräuschen unterzogen und danach weiteren 25 Versuchen, bei denen ein Entrinnen für alle Gruppen möglich war.
Typ-A-Personen zeigten hier unter den Versuchsbedingungen, bei
denen ein Entrinnen unmöglich war, einen weniger starken Leistungsabfall als Personen vom Typ B. GLASS et al. haben diese
experimentellen Ergebnisse dahingehend interpretiert, daß die
Typ-A-Personen bei <u>mäßiger Nichtkontrollierbarkeit</u> ihre Anstrengungen verdoppeln und daher weniger dazu neigen aufzugeben oder,
wie SELIGMAN (140, 166) es nannten, "angelernte Hilflosigkeit"
zu zeigen. Interessanterweise liegen Daten von KRANTZ et al.
(93) vor, denen zufolge nach längerer Vorbehandlung mit <u>starken</u>
<u>nicht kontrollierbaren</u> Geräuschen bei Typ-A-Induviduen eine
<u>stärkere</u> Leistungsverminderung auftrat als bei in der gleichen
Weise behandelten Typ-B-Individuen. Genau das Gegenteil traf zu,
wenn die nicht kontrollierbaren Geräusche weniger stark waren.
Hier zeigten die Typ-B-Personen den stärksten Leistungsabfall.
Spätere Laborversuche zur Reproduktion und Erweiterung dieses
Hilflosigkeitsphänomens bei Typ-A-Personen haben keine eindeu-
tige Bestätigung erbracht (63), so daß diese Tendenz dem Typ-A-
Individuum gegenwärtig nur mit Vorsicht zugeordnet werden kann.

Eine zweite Unterklasse von Studien hat sich mit dem Verhalten von Typ-A- und -B-Personen bei Aufgaben beschäftigt, die dem Wesen nach in der Nichtvorhersagbarkeit und in der Folge der Kontrollierbarkeit variieren. PENNEBAKER u. GLASS (3) haben festgestellt, daß Typ-A-Personen schneller als Typ-B-Personen auf einer variablen Verhaltensskala (variable ratio schedule = VR-5) reagieren, vermutlich weil durch ihre Nichtvorhersagbarkeit die Skala eine stärkere Reaktivität bei den Typ-A-Personen bewirkt. Im Gegenteil dazu wurden in einer festen Verhaltensskala (fixed ration schedule = FR-5) keine Unterschiede zwischen den Typen ermittelt. Interessant war hier, daß, obwohl die Typ-B-Personen angaben, ein geringeres Maß an Kontrolle unter der VR-Bedingung zu empfinden, dies bei Typ-A-Personen nicht der Fall war, was möglicherweise auf eine Tendenz des Typ-A-Individuums, Probleme der Kontrolle zu leugnen, hindeutet. MATTHEWS u. GLASS (107) haben dieses Experiment mit einer zusätzlichen Variablen, die sie "Bedeutungsbeimessung" nennen, reproduziert. Kurz gesagt stellen diese Autoren die Behauptung auf, daß die überstarke Reaktivität des Typ-A-Menschen zum Teil eine Funktion der Bedeutung, die der Bedrohung der persönlichen Kontrolle beigemessen wird, ist. Man nimmt an, daß Bedrohungen, denen nur eine geringe Bedeutung beigemessen wird, in geringerem Maße die Hast der kompensierenden Aktivität hervorrufen, möglicherweise weil Typ-A-Personen weniger gut Bedrohungen ihrer persönlichen Kontrolle verschlüsseln können. In der erwähnten Untersuchung wurde das Moment der "Bedeutungsbeimessung" in unabhängigen Gruppen manipuliert, indem entweder die Beleuchtung auf einen Reaktionsapparat konzentriert (hohes Maß an Bedeutung) oder der Versuchsraum generell beleuchtet wurde (geringes Maß an Bedeutung). Es wurden in der Studie die folgenden Variablen berücksichtigt: Typ A/B, VR gegen FR und Bedeutungsbeimessung. Es zeigte sich, daß die überstarke Reaktivität der Typ-A-Personen auf die VR-5-Skala sich in gewissem Maße dem Grad der Bedeutungsbeimessung anpaßte, so daß ein hohes Maß an Bedeutung eine unwesentliche (aber offensichtlich nicht signifikante übermäßige Reaktivität), ein geringes Maß an Bedeutung jedoch eine merkliche Abnahme der Reaktivität im Vergleich zu den Typ-B-Personen bewirkte.

MATTHEWS (104) hat diese Ergebnisse bei College-Studenten sowie neun- bis zwölfjährigen Kindern repliziert (A/B-Klassifizierung mit Hilfe des Matthews Youth Test for Health = MYTH Gesundheitstest für Jugendliche nach MATTHEWS (Anm. 12)). Die Leistungsfähigkeit wurde auf den VR-7 und FR-7-Skalen verglichen mit dem Grad der Bedeutungsbeimessung, der wiederum von der unterschiedlichen Beleuchtung abhing. Der unterschiedliche Grad der Reaktivität auf die VR-7-Skala zwischen Typ A und B zeigte sich hier nur unter den Bedingungen der hohen Bedeutungsbeimessung und war bei Kindern und Erwachsenen gleich. Jedoch erwies sich die erwartete Leistungsverminderung bei Typ-A- im Vergleich zu Typ-B-Personen bei einem geringen Maß an Bedeutungsbeimessung nicht als statistisch signifikant. MATTHEWS hat aber unbestreitbar eine alternative Erklärung für den Einfluß der Bedeutungsbeimessung geliefert. Insbesondere zieht die Autorin in Erwägung, daß Personen vom Typ A nicht unbedingt unempfindlich gegenüber Bedrohungen ihrer Kontrolle über die Umwelt sind, sondern eher weniger gut ihre Aufmerksamkeit mehreren Aufgaben zur gleichen Zeit zuwenden können (s. Anm. 11) und daß Typ-A-Personen Aufgaben, denen sie eine geringe Bedeutung beimessen, nicht das erforderliche Maß an Aufmerksamkeit schenken.

Zwei Untersuchungen zur Gültigkeit der Typ-A-Konzeption sind in eine dritte Untergruppe einzuordnen. DEMBROSKI u. MacDOUGALL (31) stellten fest, daß männliche und weibliche Personen vom Typ A vor Inangriffnahme einer anstrengenden Aufgabe sich eher als Personen vom Typ B entschlossen, gemeinsam mit anderen auf den Aufgabenbeginn zu _warten,_ es jedoch in bedeutend stärkerem Maße als Typ-B-Personen vorzogen, die Aufgabe allein zu _bewältigen._ Dies deutet darauf hin, daß angesichts einer Bedrohung der Leistungsfähigkeit Personen vom Typ A sich vor Erledigung der Aufgabe zu informatorischen Zwecken mit anderen zusammenschließen, jedoch lieber allein arbeiten, um ein Höchstmaß an Kontrolle über das Aufgabenresultat zu erreichen. In diesem Zusammenhang ist bemerkenswert, daß diese Tendenz unter Streßbedingungen, jedoch nicht unter Bedingungen ohne Streß zu beobachten war. Dieses Ergebnis konnte auch in einer Fragebogenuntersuchung (Typisierung nach SI) repliziert werden. CARVER (Anm. 13) schließ-

lich stellte bei der Auswertung von Argumenten, die überzeugend
wirken sollten, fest, daß männliche Typ-A-Personen (JAS-Klassifizierung) eher als Typ-B-Männer einen Zwang empfanden, überzeugend wirken zu müssen, und ihre Meinung weder unter Bedingungen geringer noch unter solchen starker Bedrohung zu ändern bereit waren. Bei den weiblichen Versuchspersonen waren die Daten
etwa weniger eindeutig. Obwohl die weiblichen ähnlich wie die
männlichen Typ-A-Personen einen Zwang, überzeugen zu müssen, sowohl unter Bedingungen geringer als auch starker Bedrohung empfanden, reagierten sie nicht völlig übereinstimmend auf diesen
Zwang. Die weiblichen Typ-A-Personen reagierten eher wie die
männlichen Typ-B-Personen, indem sie nur unter den Bedingungen
starker Bedrohung zu keiner Meinungsänderung bereit waren. Die
weiblichen Personen vom Typ B zeigten eine paradoxe Haltung, indem sie unter geringer Bedrohung zu keiner Meinungsänderung bereit waren, jedoch bei starker Bedrohung nachgaben. Dieses Ergebnis ist nicht zufriedenstellend zu erklären.

Zusammenfassend läßt sich sagen, daß diese Laboruntersuchungen
zur Gültigkeit der Typ-A-Konstruktion die rein korrelativen Gültigkeitsdaten bestätigen und erweitern. Unter entsprechenden Umweltbedingungen zeigen Typ-A- eher als Typ-B-Personen Rivalitätsverhalten, Ungeduld, Gereiztheit und Aggression, Verleugnung von
Müdigkeitserscheinungen und gesteigertes Leistungsvermögen. Die
meisten dieser Daten beziehen sich in erster Linie auf JAS-klassifizierte Typ-A- und -B-Personen und obwohl die Ergebnisse im
allgemeinen mit denen der wenigen Untersuchungen auf der Grundlage der SI-Beurteilungsmethoden übereinstimmen, wäre es doch
angesichts einiger der Diskrepanzen bei den Korrelationsdaten
wünschenswert, eine Replizierung der erzielten Ergebnisse bei
sowohl JAS- als auch SI-klassifizierten Personen zu erreichen.

Physiologische Untersuchungen von Typ-A-Individuen

Im Rahmen eines langwierigen Forschungsprogramms haben FRIEDMAN
u. ROSENMAN eine Reihe von Unterschieden in den neuroendokrinen
und physiologischen Funktionen zwischen Typ-A- und Typ-B-Indivi-

duen entdeckt (ausführliche Übersicht über diese Forschungen s.
FRIEDMAN (47, 48)). So weisen z.B. Typ-A_1-Personen (Personen mit
extrem ausgeprägtem Typ-A-Verhalten) im mittleren Lebensalter im
Gegensatz zu Vergleichspersonen vom Typ B auf:
- erhöhte Urin- und Serumkonzentration von Noradrenalin im Laufe
  des Arbeitstages und als Reaktion auf die Anforderungen eines
  Wettkampfspiels (50, 61),
- Hypercholesterinämie (47, 49),
- einen erhöhten Triglyzeridspiegel vor und nach Einnahme einer
  fetthaltigen Testmahlzeit und eine erhöhte ESG nach dem Essen
  (53),
- höhere ACTH-Serumspiegel und subnormale Sekretion von 17-Hy-
  droxycorticosteroiden als Reaktion auf eine ACTH-Injektion
  (56, 59),
- einen Abfall des Wachstumshormon-Serumspiegels sowohl vor als
  auch nach Argininverabreichung (58),
- eine hyperinsulinämische Reaktion auf eine Glukoseeinnahme,
  obwohl keine anomale Glukosetoleranz vorlag (52, 127),
- eine beschleunigte Blutgerinnung (57, 144).

Eine Reihe kürzlich publizierter Studien deutet darauf hin, daß
Personen vom Typ A bei gleichen Ausgangswerten wie Typ-B-Personen mit stärkeren Blutdruck- und Herzfrequenzanstiegen auf verschiedene Aufgabenstellungen im Rahmen von Laborexperimenten
reagieren. Studien solcher Art sind nicht nur deshalb wichtig,
weil sie weitere Unterschiede in physiologischen Funktionsweisen
zwischen den Verhaltenstypen nachzuweisen vermögen, sondern auch,
weil sie sich gut als biologische Größen in der Erforschung der
relevanten Umwelts- und Personenvariablen eignen, die von größter Bedeutung bei der Auslösung der im Typ-A-Verhaltensmuster
enthaltenen Gefühls- und Erregungszustände sind. Bei anfänglichen Studien in unserem Labor zeigte sich, daß College-Studenten
mit extremem Typ-A-Verhaltensmuster auf die Aufforderung, eine
Reihe perzeptiv-motorischer und kognitiver Aufgaben gut zu lösen, mit doppelt so hohem systolischem Blutdruckanstieg (SBP)
und viermal so starker Herzfrequenzerhöhung (HR) reagierten wie
Vergleichsstudenten vom Typ B (32, 33). DEMBROSKI et al. (33)
stellten fest, daß das SI ein besserer Prädiktor für physiolo-

gische Erregung als die JAS war, was ebenfalls für die KHK zutrifft. Außerdem zeigte sich, daß die Ausdrucks- und Verhaltenskomponenten des Typ-A-Musters, welche die stärkste prospektive Aussagekraft bezüglich KHK haben (z.B. Rivalitätsverhalten und Feindseligkeit), sich auch als die besten Prädiktoren für physiologische Erregung erwiesen.

MANUCK et al. (100, 101) haben diese Erkenntnisse bestätigt. Diese Autoren haben Unterschiede in Blutdruckanstiegen zwischen JAS-klassifizierten Typ-A- und B-College-Studenten mit Hilfe eines Paradigmas ermittelt, das sich auf eine Begriffsbildungsaufgabe bezog. Interessanterweise war dieser Anstieg nur bei männlichen Testpersonen zu beobachten, während zwischen weiblichen Typ-A- und -B-Personen keine signifikanten Unterschiede in der physiologischen Reaktivität festzustellen waren. Dieser fehlende physiologische Unterschied zwischen weiblichen Typ-A- und -B-Personen trat auch bei unseren Laborversuchen zutage (Anm. 14) und könnte darauf hindeuten, daß den ausgewählten Variablen von den weiblichen Studenten nur geringe Bedeutung beigemessen wurde.

Es sind mehrere andere Variablen gefunden worden, die die physiologische Reaktivität des Typ-A-Individuums modifizieren können. Eine dieser Variablen ist der empfundene Schwierigkeitsgrad der Aufgabe. Wie bereits angedeutet (63), werden die Verhaltensmerkmale des Typ-A-Musters in den meisten Fällen dann hervorgerufen, wenn das Individuum die eigene Kontrolle oder Herrschaft über die Umwelt bedroht sieht. Es ist daher zu erwarten, daß auch die physiologische Erregbarkeit auf solche Bedrohungen besonders anspricht. Ein kürzlich in unserem Labor durchgeführtes Experiment (36) hat diese Hypothese teilweise bestätigt. In einem Wahl-Reaktionszeitstest wurde zunächst in den gegebenen Anweisungen die Schwierigkeit der Aufgabe als gering dargestellt, wobei die Typ-A- im Vergleich zu den Typ-B-Personen mit einem etwas stärkeren systolischen Blutdruckanstieg reagierten und keine Unterschiede hinsichtlich der Herzfrequenz zeigten. Wenn jedoch in den Anweisungen die Schwierigkeit der Aufgabe hervorgehoben wurde und die Versuchspersonen dazu aufgefordert wurden, ihr Bestes zu geben,

verstärkten sich die Reaktivitätsunterschiede signifikant, besonders im Hinblick auf die Herzfrequenz.

In einer parallel laufenden Studie von GOLDBAND (Anm. 15) kam es
im Rahmen eines Wahl-Reaktionszeittests bei JAS-klassifizierten
Typ-A- im Vergleich zu Typ-B-Personen zu einer erheblich starken
Verminderung der "pulse transit time" (Puls-Durchgangszeit =
PTT - ein Anzeichen für ansteigenden, mittleren Blutdruck), wenn
hervorgehoben wurde, daß es sich um einen Wettkampf handelte,
jedoch nicht, wenn dies nicht betont wurde. Unter den letzteren
Bedingungen zeigten die Typ-A-Versuchspersonen sogar eine merk-
lich geringere PTT-Abnahme als die Vergleichspersonen vom Typ B.
VAN EGEREN (156) stellte außerdem fest, daß JAS-klassifizierte
Typ-A-Personen eine stärkere periphere Gefäßverengung als Typ-
B-Personen aufwiesen, wenn sie einem Wettkampf mit gleich einge-
stuften Partnern, bei dem es um die Lösung wechselwirkender Probleme ging, unterzogen wurden. Zwei andere Experimente von GOLD-
BAND (Anm. 15) unterstützten die Hypothese, daß Typ-A-Individuen
übermäßige Erregung nur dann zeigen, wenn die Aufgabe hohe An-
forderungen stellt oder eine starke Bedrohung darstellt. Beim
Vergleich der Typen bei Aufgaben, in denen entweder ein Ballon
bis zum Platzen aufzublasen oder die Hand in kaltes Wasser ein-
zutauchen war (Cold-pressor-Test), wurden keine Unterschiede in
PTT-Veränderungen oder Herzfrequenz beobachtet. Dieses Ergebnis
steht im Einklang mit den Resultaten von Studien von LOTT u.
GATCHEL (96) sowie SCHERWITZ et al. (137), denen es nicht gelang,
Unterschiede zwischen Typ-A- und -B-Personen in Blutdruck- und
Herzfrequenzanstiegen als Reaktion auf einen augenscheinlich
neutral dargestellten Cold-pressor-Test festzustellen. Wenn in
den Anweisungen jedoch besonders auf die Schwierigkeit der Aufgabe sowie die Notwendigkeit von Ausdauer und Anstrengung hingewiesen wurde, unterschieden sich die Typen im Hinblick auf systolischen Blutdruck- und Herzfrequenzanstieg sogar beim Cold-pressor-Test (36).

Abweichende Beobachtungen machten MANUCK u. GARLAND (100), die,
obwohl sie ihrer Begriffsbildungsaufgabe einen zusätzlichen Geldanreiz gaben, die physiologischen Reaktionsunterschiede zwischen

den Typen (JAS-Klassifikation) nicht verstärken konnten. In Fragebogen, die nach Erledigung der Aufgabe auszufüllen waren, gaben die Versuchspersonen an, daß sie von sich selbst nicht den Eindruck hatten, mit größerer Anstrengung, Verärgerung oder stärkerem Druck unter den Bedingungen mit hohem Anreiz reagiert zu haben. Es ist daher möglich, daß schon der geringe Geldanreiz bei den Typ-A-Personen ein Höchstmaß an psychologischer Anstrengung und Interesse bewirkte.

Obwohl sich die Annahme bestätigt hat, daß bedeutungsvolle Anforderungen durch Umwelt und Gesellschaft stark zu der Entstehung physiologischer Erregung bei Typ-A- und B-Personen beitragen, gilt es, den Umfang und die spezifischen psychologischen Merkmale solcher Anforderungen genauer zu untersuchen. So wäre es z.B. möglich, daß keine Blutdruckunterschiede zwischen den Typen unter Ruhebedingungen, selbst nicht in Zeiten von Problemen und Schwierigkeiten, festzustellen wären, es sei denn, die Messungen würden gerade dann vorgenommen, wenn der Mensch versuchte, mit den Schwierigkeiten fertig zu werden (Anm. 9). Oder aber es könnte sein, daß andere physiologische Messungen Unterschiede in Ruhewerten zwischen den Typen aufzeigen (48). ZOLEMAN et al. (168) z.B. haben berichtet, daß Typ-A-Personen (JAS-Klassifizierung) eine signifikant geringere okzipitale Alpha-Aktivität als Typ-B-Personen im Laufe einer zehnminütigen Tonbandaufnahme zeigten.

Innerhalb des Typ-A-Musters selbst scheinen bestimmte Verhaltensgrößen besonders mit der Neigung zu physiologischer Erregung verbunden zu sein. Wie bereits angedeutet, stellten DEMBROSKI et al. (34) fest, daß von allen Komponenten des Typ-A-Komplexes Feindseligkeit und verbales Rivalitätsverhalten im SI am stärksten mit Blutdruck- und Herzfrequenzveränderungen korrelierten. Neuere Untersuchungen von DEMBROSKI et al. (35) haben ergeben, daß Typ-A-Personen, die ein hohes Maß an Feindseligkeit/Rivalitätsverhalten zeigen, mit gleich hohen Anstiegen von Blutdruck und Herzfrequenz unter den Bedingungen geringer sowie hoher Anforderungen reagieren, während Typ-A-Personen, die ein geringes Maß an Feindseligkeit/Rivalitätsverhalten aufweisen, nur unter der Be-

dingung hoher Anforderung physiologisch erregt waren. SCHERWITZ et al. (137) gelangten etwa zu demselben Resultat. Sie stellten fest, daß stark auf die eigene Person bezugnehmende SI-klassifizierte Typ-A-Individuen (d.h. die im Interview häufig Personalpronomen gebrauchten) signifikant stärkere Blutdruckanstiege, stärkere Gefäßverengung und geringere Herzfrequenzveränderungen zeigten als weniger auf die eigene Person bezogene Typ-A- und alle Typ-B-Personen. SCHERWITZ et al. vertreten die Ansicht, daß die Bezugnahme auf die eigene Person ein Zeichen von Ichbezogenheit ist, und erwägen, daß stark ichbezogene Typ-A-Personen sich gefühlsmäßig stärker von ihrer Umwelt beeinflussen lassen. Man könnte in diesem Zusammenhang die Vermutung anstellen, daß SCHERWITZ et al. hier auf eine Reaktionskomponente gestoßen sind, die in starker Wechselbeziehung zur sprachlichen Ausdruckskomponente Feindseligkeit/Rivalitätsverhalten steht. Diese Möglichkeit ist der Gegenstand einer derzeit in unserem Labor laufenden Studie. Ein schwacher Punkt der Studie von SCHERWITZ et al. war, daß keine globalen physiologischen Unterschiede zwischen den Typ-A- und B-Personen gefunden wurden, wenn die Variable der Bezugnahme auf die eigene Person nicht berücksichtigt wurde. Da die Autoren sich sowohl der JAS als auch der bevorzugten Beurteilungsmethode, des SI, bedienten, unterstreicht der mißlungene Versuch, andere Forschungsergebnisse zu replizieren, die Wichtigkeit einer sorgfältigen Spezifizierung des sozio-psychologischen Charakters des Experiments. Es besteht z.B. die Möglichkeit, daß angesichts der großen Anzahl der in dieser Studie erforderlichen Aufgaben und des anscheinend neutralen Charakters der gegebenen Anweisungen die Typ-A-Personen schnell eine relativ unbeteiligte Haltung im Experiment annahmen. Diese Interpretation harmoniert mit der Tatsache, daß die in allen Versuchspersonen hervorgerufenen physiologischen Veränderungen relativ gering waren und nur auf eine ganz schwache Erregung hindeuteten. In jedem Fall ist es gut möglich, daß sich in zukünftigen Untersuchungen drei Untergruppen physiologischer Reaktionsweisen herauskristallisieren werden:
- verstärkte physiologische Reaktion auf ein breites Spektrum von selbst geringen Anforderungen durch die Umwelt.
- Reaktion auf mittelstarke Anforderung und
- Reaktion in erster Linie nur auf hohe Anforderungen (34).

Es fällt auf, daß in den meisten der angeführten neueren psychologischen Studien College-Studenten als Testpersonen dienten. Da
das Typ-A-Muster bei älteren Erwachsenen vollständiger ausgeprägt
ist (Anm. 14) und da die meisten Daten zu neuroendokrinen Funktionsweisen von Erwachsenen stammen (48), ist es wichtig, die
Unterschiede in der Reaktion des Herz-Kreislauf-Systems zwischen
den Typen auch an älteren Erwachsenen zu untersuchen. Unseres
Wissens ist bisher nur eine Studie dieser Art durchgeführt worden. DEMBROSKI et al. (36) haben das Blutdruck- und Herzfrequenz-
verhalten bei erwachsenen, männlichen Koronarkranken und Kontrollpersonen vom Typ A und B im Laufe des diagnostischen Interviews sowie eines anstrengenden Quiz über die amerikanische Geschichte untersucht. Personen vom Typ A waren mit signifikant
größerer Häufigkeit bei der Gruppe der Koronarkranken zu finden
und reagierten mit stärkeren Anstiegen von systolischen sowie
diastolischem Blutdruck, die während des gesamten zehn- bis fünf-
zehnminütigen Interviews bestehen blieben. Keine Unterschiede
waren bezüglich der Herzfrequenz zu beobachten. Bei statistischer
Kontrolle der Typ-A-Personen traten signifikante Unterschiede in
diastolischem, jedoch nicht in systolischem Blutdruck während
des SI zwischen Koronarkranken und Kontrollpersonen auf. Jedoch
war auffallend, daß das amerikanische Geschichtsquiz signifikant
stärkere Anstiege des systolischen Blutdrucks als das SI bei
Typ-A- sowie Typ-B-Patienten, jedoch nicht bei den Kontrollpersonen bewirkte. Diese Ergebnisse erhielten noch stärkeres Gewicht angesichts der Tatsache, daß praktisch alle Koronarkranken
Betablocker in irgendeiner Form einnahmen.

Bei der Auswertung dieser neueren Forschungen zu Unterschieden
in der kardiovaskulären Reaktion zwischen Typ-A- und -B-Personen
sollte die Interpretation der Mechanismen, die vermutlich den
beobachteten Unterschieden zugrunde liegen, mit Vorsicht erfolgen. Viele der bisher vorgenommenen Messungen schließen in ihrer
Art eine genaue Feststellung der physiologischen Bahnen, durch
welche die Veränderungen hervorgerufen werden, aus. Während es
z.B. sinnvoll erscheint anzunehmen, daß die in vielen dieser
Studien festgestellten Blutdruckanstiege durch die Sympathikus-
komponente des vegetativen Nervensystems bewirkt werden, ist es

in den meisten Fällen unmöglich, vasokonstriktorische und direkte
inotrope Einflüsse auf diese Veränderungen zu trennen. In ähnlicher Weise können positive Herzfrequenzveränderungen Zeichen entweder einer Sympathikuserregung oder einer inhibitorischen Para-
sympathikusreaktion sein. Angesichts der Stärke der Veränderungen in den angeführten Studien ist eher der zweite Mechanismus
anzunehmen. Daher sollten zukünftige Forschungen geeignete phar-
makologische Kontrollen zur Auffindung Alpha- und Beta-adrenerger
und cholinerger Mechanismen einschließen. OBRIST et al. (115)
z.B. verabreichten einen Betablocker (Propranolol) zum Nachweis,
daß die systolischen Blutdrucks- und Herzfrequenzreaktionen nicht
typisierter Versuchspersonen auf eine Reihe von Stressoren im
Laborversuch, ähnlich den Stressoren der angeführten Studien,
größtenfalls Folge einer direkten Sympathikuswirkung auf das
Herz sind. Hier wären Messungen des Serumkatecholaminspiegels
zur Charakterisierung und Quantifizierung physiologischer Mechanismen mit unterschiedlicher Wirkungsweise bei Typ-A- und -B-
Personen von Nutzen. FRIEDMAN et al. (61) z.B. haben bei Erwachsenen mit extremem Typ-A-Verhalten im Vergleich zu Typ-B-Personen signifikante Anstiege des Plasmanoradrenalin-, jedoch nicht
das Adrenalinspiegels vor, während und nach Teilnahme an einem
Wettkampfspiel, bei dem es ein Problem zu lösen galt, festgestellt, obwohl keine Unterschiede der Ausgangswerte zwischen den
Typen vorgelegen hatten. Auch GLASS (Anm. 16) berichtete kürzlich im Rahmen orientierender Untersuchungen über unterschiedliche Katecholaminspiegel bei Typ-A- und -B-Personen während eines
Labormusterversuchs.

In diesem Sinne leuchtet es ein, daß die Typ-A-Person eher als
die Typ-B-Person dazu neigt, auf viele alltägliche gesellschafts-
und arbeitsbezogene Anforderungen mit Veränderungen der Aktivität des neuroendokrinen und vegetativen Nervensystems zu reagieren, die auf eine defensive physiologische Erregung hinweisen.
In ihrem selbst auferlegten Kampf mit der Umwelt mobilisiert die
Typ-A-Person durch die Wirkungen des vegetativen Nervensystems
und der damit verbundenen endokrinen System-Energiereserven über
den tatsächlichen physiologischen Bedarf der Situation hinaus.
Eine solche Erregung ohne die Gelegenheit zu muskuloskeletaler

Nutzung der mobilisierten Reserven, birgt die Gefahr einer Schädigung des Herz-Kreislauf-Systems in sich (42, 75, 114, 138, 165). Die wesentliche Frage in diesem Zusammenhang ist, ob eine Erregung von ursächlicher Bedeutung für eine Beziehung zwischen Typ-A-Verhalten und KHK ist.

Bis jetzt steht nur ein indirekter Nachweis zur Stütze dieser Hypothese zur Verfügung. Untersuchungen an Tieren haben ergeben, daß ständige, negativ empfundene physikalische oder soziale Belastung eine Vielzahl krankhafter kardiovaskulärer Veränderungen bewirkt wie arteriellen Hochdruck, erhöhten Serumcholesterinspiegel, Arteriosklerose und myofibrilläre Degeneration des Herzens (4, 26, 44, 74, 76, 95, 138). Interessanterweise treten solche Wirkungen im allgemeinen nur dann auf, wenn den Tieren die Möglichkeit gegeben wird, aktiv mit dem Stressor fertig zu werden (138). Ist keine effektive Möglichkeit dazu vorhanden oder fehlt dem Tier die Fähigkeit, den Stressor in angemessener Weise zu kontrollieren, manifestiert sich diese Physiopathologie in Magen-Darm-Geschwürbildung, Nierenschädigung, Bradykardie und Hypotonie sowie ventrikulärem Stillstand (26, 77, 163).

Selbst wenn man annimmt, daß eine unterschiedliche Neigung gegenüber einer Sympythikuserregung die Ursache für ein stärkeres Vorkommen von KHK bei Typ-A-Individuen ist, bleibt es von entscheidender Wichtigkeit, die Mechanismen zu erhellen, durch die eine solche Erregung eine Förderung von Krankheitsprozessen bewirken könnte. Mehrere Mechanismen kommen hier in Frage. Hohe Spiegel zirkulierender Katecholamine z.B. bewirken eine verstärkte Mobilisierung von eingelagerten Lipoiden aus dem Fettgewebe. Normalerweise wird eine solche Mobilisierung infolge körperlicher Anstrengung oder Kältebelastung hervorgerufen und die mobilisierten Lipoide werden zur Energieproduktion bei Muskeltätigkeit zu freien Fettsäuren hydrolisiert (67, 72). Die nicht zur Energieproduktion verwandten Fettsäuren werden vom Fettgewebe und von der Leber aufgenommen. Die von der Leber aufgenommenen Fettsäuren werden anschließend in der Form von triglyzeridreichen Teilchen, den sogenannten "very low density lipoproteins" transportieren Triglyzeride zur Skelett- und Herzmuskulatur und zum Fettgewebe. Bei Entzug und Hydrolyse eines Teils der in den VLDL enthaltenen Triglyzeride werden die Lipoproteine zurück zur Leber transportiert, wo sie weiter abgebaut werden. Ein Teil dieser Lipoproteine wird von der Leber weiterverwertet und ein anderer in den Kreislauf als "low density lipoprotein" (LDL), d.h. Lipoprotein mit geringer Dichte freigesetzt (40). Dieses LDL bildet die Quelle für Lipoproteine und Cholesterin, die in den Arterienwänden gelagert werden können. Die VLDL-Produktionsrate durch die Leber ist zum Teil durch Konzentrationen freier zirkulierender Fettsäuren begrenzt. Daher können erhöhte Lipoidmobilisierungsraten ohne eine vergleichbar erhöhte Extraktion und Verwertung durch Skelett- und Herzmuskulatur zu einem Anstieg der im peripheren Blut zirkulierenden VLDL-Spiegel und somit der LDL-Spiegel führen, wodurch sich große Lipoprotein- und Cholesterinmengen in den Wänden großer Arterien in der Form von Plaques und Atheromen einlagern würden. Ein Anstieg der Triglyzerid- und Cholesterin-Serumspiegel ist bei nicht typisierten Personen, die einer Reihe von Stressoren ausgesetzt waren, festgestellt worden (51, 117, 151) sowie vorzugsweise bei Typ-A-Individuen im normalen Tagesablauf (48, 49, 122).

Auch andere damit verbundene physiologische Vorgänge können eine Rolle bei der Entstehung der Arteriosklerose spielen. Es handelt sich hierbei um:
- katecholaminbedingten Anstieg der Trombozytenaggregation und Thrombose (28, 113),
- sympathikusbedingten Anstieg von Blutdruck und Durchblutungsstörung, was eine Gefäßwandschädigung zur Folge haben kann (134),
- direkte pathogene Wirkungen von VLDL auf das Gefäßendothel (135),
- unmittelbare Schädigung der Blutgefäße des Herzens infolge chronisch erhöhter Spiegel zirkulierender Katecholamine (67).
All diese Vorgänge können die Arteriosklerose verschlimmern und alle können bei Typ-A-Personen in schwerwiegenderer Form als bei Typ-B-Personen auftreten (32, 34, 35, 47, 52, 61).

Bei schwerer Koronarsklerose könnte eine streßbedingte Sympathi-
kusaktivierung einen Herzmuskelschaden sogar ohne akute Koronar-
thrombose und Herzinfarkt verursachen (73, 94, 102, 118) und
eine Verlängerung dieses Zyklus kann zu einer erhöhten Neigung
zu schwerem Herzinfarkt oder Kammerarrhythmien führen. Sogar
schon geringe emotionale Belastung kann bei Koronarkranken
schwere Arrhythmien hervorrufen und starke Emotionen können le-
bensbedrohliches Kammerflimmern auslösen (98, 112). In diesem
Zusammenhang fällt auf, daß bei Personen vom Typ-A-Muster eine
höhere Gefahr von plötzlichem Herztod als bei Typ-B-Individuen
besteht (60).

Zusammenfassend können wir feststellen, daß eine beträchtliche
Anzahl von Forschungsergebnissen die These unterstützt, daß Typ-
A- und -B-Personen sich in der Stärke einer Reihe physiologischer
Größen unterscheiden, die potentiell mit der Entstehung von KHK
und der Auslösung akuter klinischer Ereignisse verbunden sind.
Jedoch ist in diesem Zusammenhang eine Einschränkung zu machen.
Es liegen keine Untersuchungen vor, die diese physiologischen
Unterschiede eindeutig mit pathologischen kardiovaskularen Ver-
änderungen in Beziehung setzen. Solange bis prospektive Studien
den Nachweis erbringen können, daß die erhöhte Sympathikuserre-
gung und damit verbundene neuroendokrine Reaktivität _per se_ einen
Risikofaktor für die Entstehung von KHK darstellt, muß dieser
Bereich der Typ-A-Forschung theoretischer Natur bleiben.

Entstehung des Verhaltensmusters

Das Typ-A-Verhaltensmuster ist schon bei elfjährigen Kindern beobachtet worden (8) und einige Komponenten (z.B. Ungeduld) scheinen eher bei Stadt- als bei Landkindern anzutreffen zu sein (14).
Korrelationen des Typ-A-Verhaltens sind zwischen Vater und Sohn
festgestellt worden (8, 107). Im Rahmen unserer Forschungen haben
College-Studenten vom Typ A (JAS-Klassifikation) ihren Eltern
mehr Typ-A-Charakterzüge zugeschrieben als die Vergleichspersonen vom Typ B und erzählten, daß es schwierig war, sie zufrieden-
zustellen (Anm. 14). Weitere Forschungen haben ergeben, daß Typ-

A-College-Studenten und -Studentinnen (JAS-Klassifizierung) ihre
Eltern als strenger empfanden und häufiger körperlich bestraft
wurden als die Typ-B-Vergleichspersonen (14, Anm. 9). Ähnliche
Daten aus der Erinnerung 236 männlicher Manager (SI-Klassifizierung) deuten darauf hin, daß Typ-A-Personen häufiger als Typ-B-
Personen aus sozioökonomischen Mittel- oder Oberschichten im
Sinne eines höheren elterlichen Bildungs- und Berufsniveaus stammen und sich eher mit dem Vater als mit der Mutter identifizieren, während Typ-B- im Vergleich zu Typ-A-Personen mehr über
eine gestörte und verhältnismäßig unglückliche Kindheit berich-
teten sowie eine stärkere Identifizierung mit der Mutter zeigen
(Anm. 17).

Auch wenn diese Daten retrospektiver Natur und deshalb mit Vorsicht zu bewerten sind, werfen sie die Frage auf, ob das Typ-A-
Verhalten genetisch bedingt ist. Jedoch hat eine Studie an 190
Zwillingspaaren, in der eineiige Zwillinge zweieiigen gegenübergestellt wurden, keinen signifikanten Hinweis auf eine Erblichkeit des Typ-A-Musters aufgrund des SI ergeben (128). In derselben Studie konnte aber ein signifikanter Hinweis auf Erblichkeit
bei Aktivitätsebene und Impulsivität auf der Basis von persönlichen Angaben (Selbsteinschätzung) ermittelt werden. Diese Erkenntnisse stimmen mit den im Rahmen einer anschließenden Untersuchung an Zwillingen gewonnenen Ergebnissen überein (N = 56
Paare), in der nur eine geringe genetische Komponente für die
Subskala "starke Antriebskraft" der JAS gefunden wurde (105).
Man kann daher annehmen, daß Umweltkräfte viel stärker an der
Entstehung des Typ-A-Verhaltensmusters beteiligt sind als genetische Faktoren. Jedoch ist es möglich, daß sowohl das Typ-A-
Muster als auch die KHK gemeinsam durch einen bisher noch unbe-
kannten genetischen Mechanismus beeinflußt werden.

Die Untersuchung der Entstehung der Typ-A-Verhaltens ist durch
einen Mangel an geeigneten Methoden zur Beurteilung des Typ-A-
Verhaltens bei Kindern, insbesondere denen unter 11 Jahren, er-
schwert worden. Zu diesem Zweck wurde jedoch von MATTHEWS u.
SAAL (106, Anm. 12) vor kurzer Zeit der "Matthews Youth Test for
Health" (MYTH, Gesundheitstest für Jugendliche nach MATTHEWS)

entwickelt, ein vom Lehrer auszufüllender Fragebogen, nach dessen Beurteilungen die Kinder als Typ A oder -B klassifiziert werden. Die Faktorenanalyse von Angaben zu 485 Kindern haben zwei hauptsächliche Faktoren aufgezeigt: "rivalitätsbewußtes Leistungsstreben" und "Ungeduld-Aggression". Die Test-Retest-Zuverlässigkeit dieser Faktoren ergab Übereinstimmungen von 0,87 bzw. 0,85 für einen Zeitraum von drei Wochen und von 0,77 bzw. 0,75 für einen Zeitraum von drei Monaten (Anm. 12). Gültigkeitsdaten zeigten, daß die Wertungen für Jungen signifikant über denen für die Mädchen lagen. MYTH-klassifizierte Typ-A-Kinder zeigten im Vergleich zu Typ-B-Kindern ein stärkeres Rivalitätsverhalten, wenn sie in einem Spielzeugauto-Wettrennen gegen einen weiblichen (jedoch nicht gegen einen männlichen) Experimentator fuhren, verhielten sich aggressiv gegenüber einer Bobo-Puppe, die sie erheblich weniger als die Experimentatoren anspornte, unterbrachen häufiger und waren während der gesamten Studie unruhiger. In einem darauffolgenden Experiment konnte MATTHEWS (107) zum erstenmal den Nachweis erbringen, daß MYTH-klassifizierte Typ-A-Kinder ähnlich wie JAS-klassifizierte Typ-A-Erwachsene reagierten, indem sie sich stärker als die Typ-B-Vergleichspersonen anstrengten, um eine für sie bedeutungsvolle, relativ unkontrollierbare Aufgabe (VR-gegen FR-Aufstellung) meistern zu können. Die Entwicklung des MYTH ist daher als ein vielversprechendes Mittel bei der zukünftigen Erforschung des Typ-A-Verhaltens bei Kindern anzusehen.

Bisher hat es nur eine Studie gegeben, in der tatsächlich Wechselwirkungen zwischen Frauen und Kindern vom Typ A beobachtet wurden. Aufgrund dieser Ergebnisse ist anzunehmen, daß Typ-A-Erwachsene und -Kinder in der Weise aufeinander einwirken können, daß sich das Typ-A-Verhalten auf beiden Seiten verstärkt (107). Diese Erkenntnis ist äußerst interessant, da sie die Bedeutung der zweiseitigen Wirkung auf die Entstehung und Aufrechterhaltung von Typ-A-Verhaltensweisen unterstreicht.

Aufgrund fundierter psychologischer Erkenntnisse kann eine Veränderung im Verhalten der Erwachsenen eine starke Veränderung von Rivalitätsverhalten und Aggressivität der Kinder bewirken (3).

Eltern und andere wichtige erwachsene Bezugspersonen, die Kindern ständig mit einer ungeduldigen, aggressiven und fordernden Haltung gegenüberstehen, geben so den Kindern eine Vorlage, diese Verhaltensweisen nachzuahmen. Hinzu kommt, daß eine solche Behandlung der Kinder unmittelbar dazu führt, daß diese sich in der Typ-A-typischen Weise verhalten, um so eine Mißbilligung durch die Erwachsenen zu vermeiden oder einer Bestrafung zu entgehen. Über einen längeren Zeitraum bestehende Wechselwirkungen dieser Art können schließlich bei den Kindern zu einer Internalisierung der Typ-A-Verhaltensweisen führen, die dann bis ins Erwachsenenalter bestehen bleiben. Die Forschung muß zeigen, ob es diese und/oder andere Vorgänge sind, die zur Entstehung des Typ-A-Verhaltens führen. Im gleichen Maße wie die genetische Möglichkeit könnten z.B. frühe Lernerfahrungen die Entstehung des Typ-A-Verhaltens sowie die Entwicklung von KHK beeinflussen. Die Erforschung solcher Möglichkeiten ist von nachhaltiger Bedeutung für alle zukünftigen Überlegungen zur primären Prävention der KHK. Außerdem ist nur wenig über den Verlauf und die Stabilität des Verhaltensmusters während des Lebens bekannt. Bisher deuten nur Querschnittsstudien auf eine geringe umgekehrte Beziehung zwischen Typ-A-Verhalten (JAS-Klassifizierung) und Alter hin, und zwar gewöhnlich nur in Samples von Personen zwischen 20 und 65 Jahren (169).

Kulturelle Faktoren

Wie schon erwähnt, hat man in Polen das Typ-A-Muster (JAS-Klassifizierung) mit der Verbreitung von KHK in Zusammenhang gebracht (169, Anm. 18) und das Typ-A-Verhalten in einer Reihe westlicher Länder prospektiv und retrospektiv mit KHK assoziiert (81). Vergleiche zwischen westlichen Ländern werden jedoch Verhaltensunterschiede eher in bezug auf das Ausmaß als auf die Art widerspiegeln (22). Tatsächlich entspricht das Typ-A-Verhalten z.B. bei belgischen erwachsenen Männern trotz geringer Verbindung stark dem in der USA (91). Untersuchungen von Personen mit nichtwestlichem Hintergrund scheinen daher besser dazu geeignet zu sein zu ermitteln, welche Komponenten des Typ-A-Musters Risiko-

faktoren in unterschiedlichen Kulturen darstellen (22). Bisher
liegt jedoch nur eine größere Studie dieser Art vor, bei der an
2437 auf Hawaii lebenden Amerikanern japanischen Ursprungs das
Typ-A-Verhalten nach der JAS untersucht wurde (23). Demzufolge
war das Typ-A-Muster relativ selten bei dieser Bevölkerungsgruppe zu finden, wobei nur 15% der zuvor anhand von amerikanischen
Normen kategorisierten Typ-A-Personen als solche eingestuft wurden. In diesem Zusammenhang ist es bemerkenswert, daß die Verbreitung von KHK in dieser Bevölkerungsgruppe geringer als in
anderen Bevölkerungsgruppen in den USA ist. Es ist hierbei von
besonderem Interesse, daß nur die Komponenten <u>starke Antriebs-
kraft</u> und <u>Rivalitätsverhalten</u> mit KHK assoziiert wurden. Bei Betrachtung von Personen mit diesen Eigenschaften <u>sowie</u> einem bedeutenden Maß an kultureller Mobilität (ein weiteres westliches
Merkmal) war jedoch die Gefahr einer KHK-Entstehung mehr als
doppelt so hoch wie bei den Vergleichspersonen ohne eine solche
Kombination von Charakteristika.

Weitergehende kulturvergleichende Forschungen dieser Art sind
notwendig, um einen allgemeinen Komplex von Verhaltensattributen
festzulegen, der eine Vorhersage auf KHK unabhängig vom kulturellen Milieu ermöglicht. Der Nachweis, daß eine bestimmte Konstel-
lation von Verhaltenscharakteristika einen Prädiktor für KHK in
verschiedenen Kulturbereichen darstellt, würde ebenfalls stark
zu einer genaueren Definition des KHK-begünstigenden Verhaltens
beitragen. Untersuchungen von Kulturen mit extrem niedriger oder
hoher Verbreitung der KHK würden sich hierbei als nützlich er-
weisen (22).

Weiterhin sollten gleichgerichtete Studien über verschiedenartige Bevölkerungsschichten innerhalb der USA durchgeführt werden,
da der größte Teil der epidemiologischen Forschung, in der eine
Beziehung zwischen Typ-A-Verhalten und KHK aufgezeigt wurde, an
weißen Männern erfolgte. Man hat zwar das Typ-A-Verhaltensmuster
mit der Verbreitung <u>und</u> Häufigkeit von KHK und arteriographisch
gesichertem Schweregrad von Arteriosklerose bei Frauen assoziie-
ren können (5, 69, 70), jedoch sind nur in wenigen Studien Unterschiede im Typ-A-Muster zwischen den Geschlechtern systematisch

untersucht worden (s. Übersicht WALDRON (158, 159)). Im Rahmen experimenteller Gültigkeitsstudien verhalten sich Typ-A- und -B-Frauen zwar im allgemeinen ähnlich wie die männlichen Vergleichspersonen (33, 156, 162, Anm. 11), jedoch nicht in allen Fällen (Anm. 13). MANUCK et al. (101) z.B. stellten Blutdruckunterschiede zwischen Typ-A- und -B-Männern (JAS-Klassifizierung), aber nicht zwischen Typ-A- und -B-Frauen fest, wenn Aufgaben an die Leistungsfähigkeit appellierten. Es fällt daher, wie schon gesagt, zukünftigen Untersuchungen zu, die genaueren Umstände, die unterschiedliche physiologische Erregungszustände bei Typ-A- und -B-Frauen und -Männern hervorrufen, zu bestimmen. Dieses Problem wird noch weiter durch die Tatsache erschwert, daß in den angeführten Studien die Beurteilung des Typ-A-Musters nur auf der Grundlage der JAS erfolgte. Da DEMBROSKI et al. (35) den Nachweis erbracht haben, daß das SI ein besserer Prädiktor für Erregung infolge gestellter Anforderungen als die JAS ist, und da BLUMENTHAL et al. (5) gezeigt haben, daß mit Hilfe des SI im Gegensatz zur JAS eine prospektive Aussage bezüglich des Schweregrades von Arteriosklerose bei Frauen möglich ist, sollten die zukünftigen Untersuchungen an Frauen sowohl das SI als auch die JAS als Basis für die Beurteilung des Typ-A-Musters verwenden.

Aus Korrelationsstudien von WALDRON et al. (159, Anm. 9) geht hervor, daß das Typ-A-Muster (JAS-Klassifizierung) zu beruflichem Erfolg beitragen kann, jedoch keinen Einfluß auf den Ehestand oder gesellschaftlichen Erfolg, wie er herkömmlicherweise für Frauen definiert wird, hat. In diesem Zusammenhang haben HOWARD u. ANDERSON (Anm. 19) berichtet, daß Manager, die unter starkem Streß und Druck arbeiten, von ihren Ehefrauen nicht sehr günstig eingeschätzt werden. Es scheint auch so zu sein, daß das Typ-A-Muster (JAS-Klassifizierung) bei jüngeren Frauen und Hausfrauen weniger verbreitet ist als bei arbeitstätigen Männern und Frauen (160). Dieser Unterschied könnte teilweise den bekannten Unterschied in der Häufigkeit von KHK zwischen den beiden Geschlechtern erklären (157). In ähnlicher Weise kommen sowohl das Typ-A-Verhaltensmuster als auch die KHK häufiger bei bestimmten religiösen Gruppen als bei anderen vor (16). Komponentenanalysen solcher Daten sind zur Klärung der Frage notwendig, ob dieselben Elemente des Typ-A-Verhaltensmusters als allgemein vorhersagend für das Auftreten von KHK in diesen und einer Reihe anderer unterschiedlicher Bevölkerungsgruppen innerhalb und außerhalb der USA gelten können. Bisher ist es aufgrund spärlicher Daten kaum möglich, die Gültigkeit von SI und JAS für solche Bevölkerungsgruppen zu beurteilen, doch deuten die wenigen existierenden Ergebnisse darauf hin, daß die bei weißen Männern festgestellte Faktorenstruktur des Typ-A-Musters (JAS-Klassifizierung) ähnlich der bei Frauen und Schwarzen ist (157), und so scheint daher das SI eine zuverlässige Methode zur Messung des Typ-A-Musters innerhalb anderer Gruppen darzustellen (5, 145). Jedoch sind eingehende Untersuchungen zur weiteren Bestätigung der Beurteilungsmethoden des Typ-A-Musters und seiner Komponenten bei anderen Bevölkerungsgruppen als weißen Männern erforderlich, bevor maßgebliche Studien zur Bestimmung der Verbreitung des Typ-A-Musters in der Gesellschaft allgemein oder der Beständigkeit des Verhaltensmusters im Laufe des Lebens in Angriff genommen werden können.

Der Interventionsversuch

Die überwiegende Mehrzahl der Untersuchungen zum Typ-A-Verhaltensmuster hatte das Ziel, die Beziehung zwischen zuverlässig gemessenen Verhaltensattributen und
- der Verbreitung und Häufigkeit von KHK und dem Schweregrad der Arteriosklerose,
- damit zusammenhängenden Verhaltens und psychologischen Merkmalen und
- anderen bei der Pathogenese der KHK beteiligten physiologischen Mechanismen aufzuzeigen.

Wenn eine solche Beziehung aufgezeigt worden ist, dann muß auch der Nachweis erbracht werden, daß eine "experimentelle" Veränderung der Verhaltensattribute die potentiell schädigenden physiologischen Prozesse und KHK verringert. Diese Aufgabe kommt dem klinischen Interventionsversuch zu. Es sind zwar umfangreiche Prüfungen zur Beurteilung des kausalen Status der herkömmlichen

246

Risikofaktoren im Gange (z.B. MRFIT (111)), jedoch sind solche
Untersuchungen zum Typ-A-Muster nur als orientierend anzusehen.
Daten liegen bisher nur in sehr begrenztem Umfang vor.

Entsprechende Untersuchungen sind jedoch aus zwei Gründen unbedingt notwendig. Erstens sind klinische Prüfungen zum sicheren
Nachweis der kausalen Beziehung zwischen Typ-A-Verhalten und KHK
erforderlich. Zweitens bietet die Interventionsforschung eine
effektive Möglichkeit zur Präzisierung der eher allgemeinen Konzeption des KHK-begünstigenden Verhaltens. Es besteht z.B. die
Möglichkeit, daß nur einige Komponenten des Typ-A-Musters tatsächlich zur Krankheitsentstehung führen, während andere Eigenschaften verhältnismäßig harmlose Korrelative darstellen. Im
Rahmen systematischer Interventionsstudien können wahrscheinli-
che Aspekte des Verhaltensmusters verändert und die Auswirkungen
auf eine Anzahl von Verhaltensmerkmalen und physiologischen
Größen wie Serumcholesterinspiegel, Blutdruck, Reaktionsfähig-
keit des vegetativen Nervensystems auf experimentelle und alltägliche Anforderungen, Entstehung von Arteriosklerose und Häufigkeit der KHK beobachtet werden.

Obwohl im Laufe der Zeit ein beträchtliches Maß an klinischer
und anekdotischer Erfahrung gesammelt worden ist, das zeigt, wie
wünschenswert aber auch schwierig es ist, das Typ-A-Verhalten
zu verändern (50), sind systematische Studien erst in den letzten
durchgeführt worden. SUINN (148) entwickelte ein Zweikomponenten-
Interventionsprogramm, das sogenannte "Cardiac Stress Management
Program" (Herzbelastung-Behandlungsprogramm). Dies besteht aus
einem Angstbehandlungsprogramm, welches mit der Untersuchung von
Verhaltensreaktionen auf alltägliche Stressoren gekoppelt ist.
Nach einem Testversuch an nicht-typisierten Infarktpatienten
versuchten SUINN u. BLOOM (150), den Angstbehandlungsteil ihres
Programms auf gesunde JAS-klassifizierte Typ-A-Testpersonen anzu-
wenden, um so einen Aufschluß über das primäre Präventionspoten-
tial des Trainings zu gewinnen. Sieben Typ-A-Personen wurden sieben Wochen lang trainiert, während sieben andere Typ-A-Personen
als Wartelistenkontrollen dienten. Bei den trainierten Versuchspersonen war nach der Behandlung eine gewisse Verminderung der

Werte auf der Antriebsskala der JAS (jedoch nicht auf der A/B-Skala) sowie von Angsterscheinungen und -merkmalen festzustellen. Im Gegensatz zur vorangegangenen Studie an Infarktpatienten waren jedoch keine signifikante Abnahme der Cholesterin- und Triglyzeridspiegel und auch keine Blutdruckveränderungen zu verzeichnen. SUINN (149) nimmt auch Bezug auf JENNI u. WOLERSHEIM (unveröffentlicht), in dem eine gemischte Gruppe aus SI-klassifizierten gesunden und herzkranken Typ-A-Personen entweder einer kognitiven Einsichtstherapie oder einem Angstbehandlungsprogramm unterzogen wurden. Wie in der Studie von SUINN kam es bei beiden Gruppen zu einer Verminderung von Angsterscheinungen und -merkmalen, die in der Angstbehandlungsgruppe etwas beständiger war. Jedoch wie schon an anderer Stelle bemerkt (Anm. 5), waren die Therapiewirkungen auf den Serumcholesterinspiegel in der Studie von JENNI u. WOLERSHEIM zweifelhaft, da bei der kognitiven Einsichtstherapiegruppe eine geringe Abnahme, bei der Angstbehandlungsgruppe jedoch ein wesentlicher Anstieg zu beobachten war.

ROSENMAN u. FRIEDMAN (124) haben kürzlich über eine Pilotstudie mit dem Ziel, die Wirkungen einer relativ langen Therapiedauer (1 1/2 Jahre) auf das Typ-A-Verhalten zu untersuchen, berichtet. Aufgrund ihrer umfangreichen klinischen Erfahrung stellen diese Autoren die Behauptung auf, daß bedeutende und andauernde Besserung schwer zu erreichen sind, solange das Individuum nicht genügend Einsicht in die beherrschende, potentiell zerstörerische Rolle gewinnt, die das Typ-A-Verhalten in ihrem/seinem Leben spielt. Daher will das Gruppenbehandlungsschema hauptsächlich Einsicht in die Dynamik des Verhaltensmusters erreichen. Zusätzlich wird versucht, alternative Verhaltensweisen zu den Typ-A-Reaktionen zu praktizieren, außerberufliche Schutzfaktoren zu entdecken sowie die allgemein-motorische Aktivität und Anspannung zu senken. So zielt diese Technik im Gegensatz zu einem verhältnismäßig verhaltensorientierten Behandlungsversuch auf eine wesentliche Neuorientierung in der Lebensweise. Obwohl hierzu noch keine offiziellen Daten vorliegen, sind die anekdotischen Angaben der Autoren ermutigend. Jedoch sollten aus Gründen der Vorsicht Studien mit dem Ziel einer völligen Veränderung der

Lebensweise auch Methoden zur Beurteilung nicht beabsichtiger und möglicherweise gesundheitsschädlicher Nebenwirkungen beinhalten.

Die bisher vielleicht bestechendste Studie ist die von ROSKIES et al. (132, 133). In einem kontrollierten Experiment wurden Akademiker und leitende Angestellte, denen aufgrund des SI ein extremes Typ-A-Verhalten zugeordnet worden war, entweder 14 Gruppensitzungen psychoanalytisch orientierter Therapie ($\underline{n}$ = 13) oder 14 Gruppensitzungen verhaltensorientierten Angst-/Spannungsreaktions-Trainings mit täglichen Übungen zu Hause ($\underline{n}$ = 12) unterzogen. EKG-Aufzeichnungen zu Beginn der Studie hatten gezeigt, daß sieben der ursprünglich 36 Teilnehmer bis zu diesem Zeitpunkt unbekannte klinische KHK-Symptome aufwiesen. Sechs dieser Personen wurden daraufhin in eine zweite Verhaltenstherapiegruppe eingegliedert, die genau dieselbe Behandlung wie die gesunden Versuchspersonen erhielt. Der Grundgedanke war hier, daß die unerwartete Entdeckung der Herzkrankheit diese Personen besonders stark zur Teilnahme an den Behandlungsmaßnahmen motivieren würde. Bei der Untersuchung direkt nach Behandlungsende wurden bei allen drei Gruppen signifikante <u>Abnahmen</u> von Serumcholesterinspiegel, systolischem und diastolischem Blutdruck, mehreren psychologischen Symptomen und dem Grad des empfundenen Zeitdrucks sowie eine <u>Steigerung</u> der allgemeinen Zufriedenheit mit dem Leben festgestellt. Die zwei Verhaltenstherapiegruppen zeigten einen signifikant stärkeren Abfall des Serumcholesterinspiegels als die psychotherapeutisch behandelte Gruppe.

Bei der Nachuntersuchung nach einem halben Jahr wurde bei allen Gruppen noch immer ein signifikant herabgesetzter Blutdruck sowie ein verringertes Maß an Überstunden festgestellt. Jedoch war bei den Mitgliedern der Psychotherapiegruppe eine starke Rückkehr zu den Ausgangswerten von Serumcholesterin, Anzahl der psychologischen Symptome und Zufriedenheitsgrad mit dem Leben zu verzeichnen. Von den Mitgliedern der zwei Verhaltenstherapiegruppen zeigten diejenigen mit EKG-Anomalien eine etwas stärkere Besserung des Schweregrades der psychologischen Symptome. Die Autoren erwägen, daß ein Grund für diese Unterschiede zwischen den Psychotherapie- und Verhaltenstherapiegruppen die während des Verhaltenstrainings erlernten Entspannungstechniken und -übungen waren.

Über zwei Experimente ist in gekürzter Form berichtet worden, so daß es schwer ist, ihren Stellenwert innerhalb der allgemeinen Zielsetzung, das KHK-Risiko durch Veränderung des Typ-A-Verhaltens zu verringern, richtig einzuschätzen. SIME (142) kam zu dem Ergebnis, daß weder transzendentale Meditation noch Entspannungstraining das Typ-A-Verhalten zu verändern vermochten (Methode nicht spezifiziert). Auch THOMPSON (Anm. 20) erklärte in der Zusammenfassung seiner Dissertationsarbeit, daß das progressive Entspannungstraining nach JACOBSON keine signifikante allgemeine Verminderung der Angst bei Typ-A-Personen bewirkt habe. Hier fehlt ebenfalls die genaue Angabe der verwandten Beurteilungsmethoden.

Die bisher angeführten Studien erfolgten alle in äußerst begrenztem Rahmen und hatten zum Ziel, psychologische oder biologische Größen zweiten oder dritten Grades in Bezug zur klinisch manifesten KHK zu reduzieren. Letzten Endes jedoch muß demonstriert werden, daß Veränderungen im Typ-A-Verhalten tatsächlich eine verminderte KHK-Häufigkeit zur Folge haben. Die einzige zu diesem Zweck konzipierte Studie wird derzeit unter der Leitung von FRIEDMAN am Harold Brunn Institute durchgeführt (Anm. 21). Diese Fünfjahresstudie basiert auf einem Vergleich von 600 Infarktpatienten vom Typ A oder B, die einer breitgefächerten Gruppentherapie unterzogen werden, mit 300 Infarkt-Kontrollpatienten, die nur die ärztliche Standardbehandlung sowie Hinweise zur Gesundheitspflege erhalten. Zum jetzigen Zeitpunkt sind noch keine ausreichenden Daten hinsichtlich Morbidität und Letalität der Untersuchungsgruppen vorhanden, um die Wirksamkeit der Behandlung beurteilen zu können.

Im Gesamtüberblick hat die Interventionsforschung bisher unsere Fragen nur ansatzweise beantworten können und keine sehr eindeutigen Schlußfolgerungen erbracht. Es ist noch nicht mit Sicherheit nachgewiesen, daß Veränderungen des Typ-A-Verhaltens, besonders

im späteren Lebensalter, zu einer verminderten Häufigkeit der
KHK führen. Ebensowenig können klare Schlußfolgerungen hinsichtlich der wirkungsvollsten Interventionsart, wichtige Teilberei-
che des Verhaltensmusters zu verändern oder den betroffenen Personen den nötigen Abstand zu ihrem Verhalten zu vermitteln, gezogen werden. Uns steht bestenfalls eine genügende Anzahl positiver Ergebnisse zur Verfügung, die die Forscher zu klarer konzipierten und strenger kontrollierten Studien ermutigen. In dieser Hinsicht hat das eingangs erwähnte NIH-Panel (Anm. 5) kürzlich hervorgehoben, daß die Forschungen der Zukunft sich besonders auf die folgenden Punkte erstrecken müssen:
- übereinstimmende Methoden zur Typ-A-Klassifizierung,
- Entwicklung geeigneter Kontrollmethoden zur Schaffung von Be-
  zugspunkten, gegen welche die Behandlungseffekte beurteilt werden können und
- Entwicklung medizinisch sinnvollerer und nicht konstruierter
  therapeutischer Größen.

Eingehende Diskussionen dieser und anderer Punkte sind in umfang-
reicheren Übersichten von CHESNEY (Anm. 22), ROSKIES (131) und
SUINN (149) enthalten.

Zusammenfassung und Schlußfolgerungen

Wie JENKINS (81) überzeugend darstellt, ist die Beweisführung
für die These, daß es sich beim Typ-A-Verhaltensmuster um einen
eigenständigen KHK-Risikofaktor handelt, in der wissenschafts-
üblichen Weise erfolgt, d.h. man hat strenge Kriterien verwandt,
ähnlich denen, die Epidemiologen zur Auffindung der herkömmlichen KHK-Risikofaktoren - Alter, Serumcholesterinspiegel, Blutdruck und Zigarettenrauchen - eingesetzt haben. Jedoch ist für
viele Probleme noch keine Lösung gefunden worden.
- Obwohl ein allgemeiner Zusammenhang zwischen Typ-A-Muster und
  KHK nachgewiesen worden ist und einige Komponenten des Verhaltensmusters stärker als andere mit KHK zu korrelieren scheinen,
  gilt es, bisher vielleicht noch unentdeckte Verhaltensattribute zu spezifizieren und ihre Beziehung zu verschiedenen Mani-

festationen der KHK (z.B. Angina <u>gegenüber</u> Herzinfarkt) zu ermitteln. In diesem Zusammenhang wäre es wünschenswert, die Wechselwirkungen zwischen dem Typ-A-Muster und seinen Komponenten, anderen psychologischen und verhaltensmäßigen Merkmalen sowie den Umweltbedingungen zu untersuchen, um herauszufinden, welche Kombinationen am stärksten zu verschiedenen KHK-Manifestationen in Bezug stehen.

- Forschungen sowohl in den USA als auch im Ausland haben das Bestehen einer Beziehung zwischen Typ-A-Verhaltensweisen und KHK übereinstimmend repliziert. Da jedoch die meisten Untersuchungen an weißen Männern durchgeführt wurden, ist nicht bekannt, ob das Verhaltensmuster auch in anderen Bevölkerungsgruppen ein Prädiktor für KHK ist, oder auch, wie das Verhaltensmuster in den Vereinigten Staaten und anderen Kulturbereichen verteilt ist.

- Eine lineare Beziehung zwischen dem Typ-A-Muster und KHK ist für die JAS-Punktwertungen jedoch nicht bezüglich der SI-Kategorien nachgewiesen worden. Man hat erst jetzt versucht, diese Diskrepanz einerseits durch eine Überarbeitung der SI-Beurteilungsmethode auszugleichen, d.h. eher fortlaufende als dichotome Variablen zu verwenden, und andererseits durch eine Erhöhung der Meßgenauigkeit mit Hilfe von Komponentenanalysen des SI, der JAS und anderer Klassifizierungsmethoden.

- In erster Linie scheint das Verhaltensmuster mit KHK verknüpft zu sein, obwohl es Hinweise darauf gibt, daß es auch mit plötzlichem Herztod in Zusammenhang steht (84, Anm. 23). Jedoch sind sicherlich weitere Studien zur Klärung der Art solcher Beziehungen und der möglichen zugrundeliegenden Mechanismen nötig.

- Obwohl das Verhaltensmuster nachgewiesenermaßen dem Auftreten von KHK vorangeht, ist nicht sicher, ob andere, bisher unentdeckte Faktoren gemeinsam die Entstehung des Typ-A-Verhaltens sowie der KHK beeinflussen. Es stehen in diesem Zusammenhang keine longitudinalen Daten zum Verlauf des Verhaltensmusters während des Lebens zur Verfügung und bisher auch nur sehr wenige Daten hinsichtlich der genauen, an der Entstehung des Musters beteiligten Mechanismen.

- Das Verhaltensmuster besitzt Gültigkeit als eine psychologische Konstruktion, aber da sich der größte Teil der diesbezüglichen Forschungen auf JAS-klassifizierte Typ-A- und -B-Personen bezieht und da die JAS- und SI-Beurteilungsmethoden sich nur teilweise überschneiden, werden sicherlich weitere Untersuchungen erforderlich sein, um die Verhaltensmerkmale SI-klassifizierter Typ-A- und -B-Personen zu bestimmen. Ähnliche Studien werden durchgeführt werden müssen, um die psychologische Gültigkeit wichtiger, durch Komponentenanalysen im Rahmen der Assoziationsforschung aufgedeckter Faktoren zu bestätigen. Daß die Umweltbedingungen bei der Entstehung von Typ-A-Verhaltensweisen eine entscheidende Rolle spielen, ist unbestritten, doch weiß man bisher nur wenig über Unterschiede zwischen den Typen in der Verarbeitung perzeptiver und kognitiver Informationen und in welcher Weise solche Unterschiede einen Einfluß auf psychologische, verhaltensmäßige und physiologische Vorgänge und umgekehrt haben. (Soziopsychophysiologisches Modell s. DEMBROSKI (30)). Überlegungen dieser Art führen zu der klaren Erkenntnis, daß die begrifflichen und funktionellen Definitionen des KHK-begünstigenden Verhaltens im Umbruch begriffen sind und sich schließlich nur teilweise mit der ursprünglichen Konzeption des Typ-A-Musters von FRIEDMAN u. ROSENMAN decken werden.
- Es sind eher dynamische als statische Unterschiede, hervorgerufen hauptsächlich durch Sympathikus- und Nebennierenmarkfunktion, die zwischen Typ A und B existieren, doch sind auch hier weitere Untersuchungen notwendig, bevor die psychophysiologischen und physiologischen Mechanismen, die für die Entstehung von KHK infolge des Typ-A-Verhaltensmusters verantwortlich sind, eindeutig geklärt sind. Von zentraler Bedeutung ist hier die genaue Definition der pathophysiologischen Mechanismen, die für eine mögliche Beschleunigung des arteriosklerotischen Prozesses bei Typ-A-Individuen und die Auslösung klinischer Ereignisse verantwortlich sind.
- Forschungsergebnisse deuten darauf hin, daß bestimmte Personen (z.B. "feindselige" Typ-A-Personen) selbst auf geringe Umweltbelastungen übermäßig starke physiologische Reaktion zeigen, andere (z.B. global definierte Typ-A-Personen) nur bei ganz

besonderer Belastung übermäßig erregt sind, und wiederum gibt es Personen (z.B. Typ-B-Personen), die nur bei chronisch starker Belastung übermäßig erregt sind. Hier gilt es zu untersuchen, ob eine direkte Bestimmung ein besserer Prädiktor für KHK als die derzeitig verwandten Methoden ist. Die in diesem Zusammenhang aufgestellte Hypothese sagt, daß eine lineare Beziehung besteht zwischen dem Niveau der umweltbedingten physiologischen Reaktionen und der koronaren Herzkrankheit.

- Obwohl manches vielversprechend scheint, so ist doch die Interventionsforschung in diesem Bereich in einem sehr vorläufigen Stadium. Ein Hauptziel solcher Forschung müßte der Nachweis sein, daß abgestufte Änderungen des Verhaltensmusters und/oder seiner physiologischen Entsprechungen auch von gleichzeitigen Verringerungen der KHK-Morbidität und -Mortalität begleitet sind. Im Prinzip liefern alle Forschungsergebnisse, die in dieser Übersicht erörtert wurden, Hinweise für Interventionsforscher, um Kombinationen von ökologischen, psychologischen, verhaltensbedingten und physiologischen Attributen herauszufinden, deren Änderung am ehesten in der Lage wäre, die erwünschten Erfolge zu erreichen. Darüber hinaus sind mehrfache Messungen dieser Attribute und eine Analyse ihrer Zusammenhänge notwendig, um in gut vorbereiteten Prospektivstudien die erwünschten Kausalbeziehungen nachzuweisen. Bei der Durchführung solcher Forschungen muß man immer im Auge behalten, daß die KHK viele Ursachen hat. Es liegt deshalb nahe, einen Rückgang der koronaren Herzkrankheit als eine Volkskrankheit durch eine Intervention auf verschiedenen Ebenen (comprehensive care) von Risikofaktoren zu erhoffen, einschließlich einer Veränderung der pathologischen Prozesse, die mit Verhaltensmustern zusammenhängen.

<u>Literatur</u>

1. Abrahams, JP, Birren JE (1973) Reaction time as a function of age and behavioral predisposition to coronary heart disease. J Gerontol 28:471-478

2. Arlow JA (1945) Identification of mechanisms in coronary occlusion. Psychosom Med 7:195-209

3. Bandura A (1973) Aggression: A social learning analysis. Prentice-Hall, Englewood Cliffs NJ

4. Benson H, Herd JA, Morse WH, Kelleher RT (1969) Behavioral induction of arterial hypertension and its reversal. Am J Physiol 217:30-34

5. Blumenthal JA, Williams R, Kong Y (1978) Type A behavior and angiographically documented coronary disease. Circulation 58:634-639

6. Bortner RW (1969) A short rating scale as a potential measure of pattern A behavior. J Chronic Dis 22:87-91

7. Bortner RW, Rosenman RH (1967) The measurement of pattern A behavior. J Chronic Dis 20:525-533

8. Bortner RW, Rosenman RH, Friedman M (1970) Familial similarity in pattern A behavior: Fathers and sons. J Chronic Dis 23:39-43

9. Brand RJ (1978) Coronary-prone behavior as an independent risk factor for coronary heart disease. In: Dembroski TM, Weiss SM, Shields JL (eds) Coronary-prone behavior. Springer, New York

10. Brand RJ, Rosenman RH, Sholtz RI, Friedman M (1976) Multivariate prediction of coronary heart disease in the Western Collaborative Group Study compared to the findings of the Framingham Study. Circulation 53:348-355

11. Brand RJ, Rosenman RH, Jenkins CD (to be published) Comparison of coronary heart disease prediction in the Western Collaborative Group Study using the structured interview and the Jenkins Activity Survey assessments of the coronary-prone type A behavior pattern, J Chronic Dis

12. Burnam MA, Pennebaker JW, Glass DC (1975) Time consciousness, achievement striving, and the type A coronary-prone behavior pattern. J Abnorm Psychol 84:76-79

13. Buss AH (1961) The psychology of aggression. Wiley, New York

14. Butenski A, Farelli V, Heebner D, Waldron I (1976) Elements of the coronary-prone behavior pattern in children and teenagers. J Psychosom Res 20:439-444

15. Caffrey B (1968) Reliability and validity of personality and behavioral measures in a study of coronary heart disease. J Chronic Dis 21:191-204

16. Caffrey B (1969) Behavior patterns and personality characteristics related to prevalence rates of coronary heart disease in American monks. J Chronic Dis 22:93-103

17. Caffrey B (1978) Psychometric procedures applied to the assessment of the coronary-prone behavior pattern. In: Dembroski TM, Weiss SM, Shields JL, Haynes SG, Feinleib M (eds) Coronary-prone behavior. Springer, New York

18. Caplan RD, Jones KW (1975) Effects of work load, role ambiguity, and type A personality on anxiety, depression, and heart rate. J Appl Psychol 60:713-719

19. Carver CS, Glass DC (1978) Coronary-prone behavior pattern
    and interpersonal aggression. J Pers Soc Psychol 36:361-366

20. Carver CS, Coleman AE, Glass DC (1976) The coronary-prone
    behavior pattern and the suppression of fatigue on a tread-
    mill test. J Pers Soc Psychol 33:460-466

21. Celsus AC (1957) De medicina, libor III, 6, Ca. 30 A.D. In:
    East CFT (ed) The story of heart disease. Dawson, London

22. Cohen JB (1978) The influence of culture on coronary prone
    behavior. In: Dembroski TM, Weiss SM, Shields JL, Haynes SG,
    Feinleib M (1978) (eds) Coronary-prone behavior. Springer,
    New York

23. Cohen JB, Syme SL, Jenkins CD (1975) The cultural context
    of type A behavior and the risk of CHD. Am J Epidemiol
    102:434

24. Cohen JB, Matthews KA, Waldron I (1978) Section summary:
    Coronary-prone behavior: Developmental and cultural consid-
    erations. In: Dembroski TM, Weiss SM, Shields JL, Haynes SG,
    Feinleib M (eds) Coronary-prone behavior. Springer, New York

25. Corday E, Corday SR (1975) Prevention of heart disease by
    control of risk factors: The time has come to face the
    facts. Am J Cardiol 35:330-333

26. Corley KC, Shiel FOM, Mauck HP, Greenhoot J (1973) Electro-
    cardiographic and cardiac morphological changes associated
    with environmental stress in squirrel monkeys. Psychosom
    Med 35:361-364

27. Corley KC, Mauck HP, Shiel FOM (1975) Cardiac responses
    associated with "yoked-chair" shock avoidance in squirrel
    monkeys. Psychophysiology 12:439-444

28. Davies RF, Reinert H (1965) Arteriosclerosis in the young
    dog. J Atheroscler Res 5:181-188

29. Dawber TR, Meadors GF, Moore FE (1951) Epidemiological ap-
    proaches to heart disease: The Framingham Study. Am J Public
    Health 41:279

30. Dembroski TM (1978) Reliability and validity of methods used
    to assess coronary-prone behavior. In: Dembroski TM, Weiss
    JL, Shields JL, Haynes SG, Feinleib M (eds) Coronary-prone
    behavior. Springer, New York

31. Dembroski TM, MacDougall JM (1978) Stress effects on affilia-
    tion preferences among subjects possessing in the type A
    coronary-prone behavior pattern. J Pers Soc Psychol 36:23-33

32. Dembroski TM, MacDougall JM, Shields JL (1977) Physiologic
    reactions to social challenge in persons evidencing the type
    A coronary-prone behavior pattern. J Hum Stress 3:2-10

33. Dembroski TM, Caffrey B, Jenkins CD (1978) Section summary:
    Assessment of coronary-prone behavior. In: Dembroski TM,
    Weiss SM, Shields JL, Haynes SG, Feinleib M (eds) Coronary-
    prone behavior. Springer, New York

34. Dembroski TM, MacDougall JM, Shields JL (1978) Components of
    the type A coronary-prone behavior pattern and cardiovascular
    responses to psychomotor performance challenge. J Behav Med
    1:159-176

35. Dembroski TM, MacDougall JM, Herd JA, Shields JL (1979)
    Effects of level of challenge on pressor and heart rate re-
    sponses in type A and B subjects. J Appl Soc Psychol 9:208-228

36. Dembroski TM, MacDougall JM, Lushene R (1979) Interpersonal
    interaction and cardiovascular response in type A subjects
    and coronary patients. J Hum Stress 5:28-36

37. Dimsdale JE, Hackett TP, Hutter AM (1978) Type A personality
    and extent of coronary atherosclerosis. Am J Cardiol
    42:583-586

38. Dimsdale JE, Hackett TP, Block PC, Hutter AM (to be pub-
    lished) Rapid communication: Emotional correlates of type A
    behavior pattern. Psychosom Med

39. Dunbar HF (1943) Psychosomatic diagnosis. Hoeber, New York

40. Eisenberg S, Bilheimer DW, Levy R, Lindgren FT (1973) On the
    metabolic conversion of human plasma very low density lipo-
    protein to low density lipoprotein. Biochim Biophys Acta
    326:361-377

41. Ekman P, Friesen WV (1974) Detecting deception from the body
    or face. J Pers Soc Psychol 29:288-298

42. Eliot RS (ed) (1974) Stress and the heart. NY Futura, Mount
    Kisco

43. Feinleib M, Brand RJ, Remington R, Zyzanski SJ (1978) Asso-
    ciation of the coronary-prone behavior pattern and coronary
    heart disease. In: Dembroski TM, Weiss SM, Shields JL,
    Haynes SG, Feinleib M (eds) Coronary-prone behavior. Sprin-
    ger, New York

44. Forsyth RP (1971) Regional blood-flow changes during 72-hour
    avoidance schedules in the monkey. Science 173:546-548

45. Frank KA, Heller SS, Kornfeld DS (1978) Type A behavior pat-
    tern and coronary angiographic findings. JAMA 240:761-763

46. Friedman M (1969) Pathogenesis of coronary artery disease.
    McGraw-Hill, New York

47. Friedman M (1977) Type A behavior pattern: Some of its patho-
    physiological components. Bull N Acad Med 53:593-604

48. Friedman M (1978) Type A behavior: Its possible relationship
    to pathogenetic processes responsible for coronary heart dis-
    ease. In: Dembroski TM, Weiss JL, Shields JL, Haynes SG,
    Feinleib M (eds) Coronary-prone behavior. Springer, New York

49. Friedman M, Rosenman RH (1959) Association of a specific
    overt behavior pattern with increases in blood cholesterol,
    blood clotting time, incidence of arcus senilis and clinical
    coronary artery disease. JAMA 169:1286-1296

50. Friedman M, Rosenman RH (1974) Type A behavior and your
    heart. Fawcett, Greenwich Conn

51. Friedman M, Rosenman RH, Carroll V (1958) Changes in the serum cholesterol and blood clotting time in men subjected to cyclic variation of occupational stress. Circulation 17:852-861

52. Friedman M, St George S, Byers SO (1960) Excretion of catecholamines, 17-ketosteroids, 17-hydroxycorticoids, and 5-hydroxyindole in men exhibiting a particular behavior pattern (A) associated with high incidence of clinical coronary artery disease. J Clin Invest 39:758-764

53. Friedman M, Rosenman RH, Byers SO (1964) Serum lipids and conjunctival circulation after fat ingestion in men exhibiting type A behavior pattern. Circulation 29:874-886

54. Friedman M, Rosenman RH, Straus R (1968) The relationship of behavior pattern A to the state of the coronary vasculature: A study of 51 autopsied subjects. Am J Med 44:525-538

55. Friedman M, Brown AE, Rosenman RH (1969) Voice analysis test for detection of behavior pattern: Responses of normal men and coronary patients. JAMA 208:828-836

56. Friedman M, Rosenman RH, St George S (1969) Adrenal response to excess corticotropin in coronary-prone men. Proc Soc Exp Biol Med 131:1305-1307

57. Friedman M, Byers SO, Rosenman RH, Elevitch FR (1970) Coronary-prone individuals (type A behavior pattern). Some biochemical characteristics. JAMA 212:1030-1037

58. Friedman M, Byers SO, Rosenman RH, Neuman R (1971) Coronary-prone individuals (type A behavior pattern) growth hormone responses. JAMA 217:929-932

59. Friedman M, Byers SO, Rosenman RH (1972) Plasma ACTH and cortisol concentration of coronary-prone subjects. Proc Soc Exp Biol Med 140:681-684

60. Friedman M, Manwaring JH, Rosenman RH (1973) Instantaneous and sudden death: Clinical and pathological differentiation in coronary artery disease. JAMA 225:1319-1328

61. Friedman M, Byers SO, Diamant J, Rosenman RH (1975) Plasma catecholomine response of coronary-prone subjects (type A) to a specific challenge. Metabolism 4:205-210

62. Gildea E (1949) Special features of personality which are common to certain psychosomatic disorders. Psychosom Med 11:273

63. Glass DC (1977) Behavior patterns, stress and coronary disease. Erlbaum, Hillsdale NJ

64. Glass DC, Snyder ML, Hollis JF (1974) Time urgency and the type A coronary-prone behavior pattern. J Appl Soc Psychol 4:125-140

65. Gordon T, Thom T (1975) The recent decrease in CHD mortality. Prev Med 4:115-125

66. Gordon T, Garcia-Palmieri MR, Kagan A (1974) Differences in coronary heart disease in Framingham, Honolulu, and Puerto Rico. J Chronic Dis 27:329-337

67. Haft JI (1974) Cardiovascular injury induced by sympathetic catecholamines. Prog Cardiovasc Dis 17:73-86

68. Harvey W (1963) De motu cordis. 1628. In: Hunter R, MacAlpine D (eds) Three hundred years of psychiatry 1535-1860. Oxford University Press, London

69. Haynes SG, Feinleib M, Kannel WB (1978) Psychosocial factors and CHD incidence in Framingham: Results from an 8 year follow-up study. Am J Epidemiol 108:229

70. Haynes SG, Feinleib M, Levine S (1978) The relationship of psychosocial factors to coronary heart disease in the Framingham study: Prevalence of coronary heart disease. Am J Epidemiol 107:384-402

71. Heberden W (1772) Some account of a disorder of the breast. Royal College of Physicians 2:59

72. Heindel JJ, Orci L, Jeanrenaud B (1975) Fat mobilization and its regulation by hormones and drugs in white adipose tissue. In: Macow EJ (ed) International encyclopedia of pharmacology and therapeutics: Pharmacology of lipid transport and atherosclerotic process. Pergamon, Oxford

73. Hellstrom HR (1973) Vasospasm in ischemic heart disease - A hypothesis. Perspect Biol Med 427-440

74. Henry JP, Ely DL, Stephens PM (1971) The role of psychosocial factors in the development of arteriosclerosis in CBA mice. Atherosclerosis 14:203-218

75. Herd JA (1978) Physiological correlates of coronary prone behavior. In: Dembroski TM, Weiss SM, Shields JL, Haynes SG, Feinleib M (eds) Coronary-prone behavior. Springer, New York

76. Herd, JA, Morse WH, Kelleher RT, Jones LG (1969) Arterial hypertension in the squirrel monkey during behavioral experiments. Am J Physiol 217:24-29

77. Holst D von (1972) Renal failure as the cause of death in Tupaia belangeri (tree shrews) exposed to persistent social stress. J Comp Physiol 78:236-273

78. Howard JH, Cunningham DA, Rechnitzer PA (1976) Health patterns associated with type A behavior: A managerial population. J Human Stress 2:24-32

79. Howard JH, Cunningham DA, Rechnitzer PA (1977) Work patterns associated with type A behavior: A managerial population. Hum Relations 30:825-836

80. Jenkins CD (1976) Recent evidence supporting psychologic and social risk factors for coronary disease. N Engl J Med 294:987-994, 1033-1038

81. Jenkins CD (1978) Behavioral risk factors in coronary artery disease. Annu Rev Med 29:543-562

82. Jenkins CD, Rosenman RH, Friedman M (1967) Development of an objective psychological test for the determination of the coronary-prone behavior pattern in employed men. J Chronic Dis 20:371-379

83. Jenkins CD, Rosenman RH, Friedman M (1968) Replicability of rating the coronary-prone behavior pattern. Br J Prev Soc Med 22:16-22

84. Jenkins CD, Rosenman RH, Zyzanski SJ (1974) Prediction of clinical coronary heart disease by a test for the coronary-prone behavior pattern. N Engl J Med 290:1271-1275

85. Jenkins CD, Zyzanski SJ, Rosenman RH (1976) Risk of new myocardial infarction in middle-aged men with manifest coronary heart disease. Circulation 53:342-347

86. Jenkins CD, Zyzanski SJ, Ryan TJ (1977) Social insecurity and coronary-prone type A responses as identifiers of severe atherosclerosis. J Consult Clin Psychol 45:1060-1067

87. Jenkins CD, Zyzanski SJ, Rosenman RH (1978) Coronary-prone behavior: One pattern or several? Psychosom Med 40:25-43

88. Kannel WB, McGee D, Gordon T (1976) A general cardiovascular risk profile: The Framingham Study. Am J Cardiol 38:46-51

89. Keys A (1970) Coronary heart disease in seven countries: XIII multiple variables. Circulation 41/42:138-144

90. Keys A, Aravanis C, Blackburn H (1972) Probability of middle-aged men developing coronary heart disease in five years. Circulation 45:815-828

91. Kittel F, Kornitzer M, Zyzanski SJ (1978) Two methods of assessing the type A coronary-prone behavior pattern in Belgium. J Chronic Dis 31:147-155

92. Kozarevic D, Pirk B, Dawber TR (1976) The Yugoslavia cardiovascular disease study - 1. The incidence of coronary heart disease by area. J Chronic Dis 29:405-414

93. Krantz DS, Glass DC, Snyder ML (1974) Helplessness, stress level, and the coronary-prone behavior pattern. J Exp Soc Psychol 10:284-300

94. Kuller L, Lilienfield A, Fischer R (1966) Epidemiological study of sudden and unexpected deaths due to arteriosclerotic heart disease. Circulation 34:1056-1068

95. Lang CM (1967) Effects of psychic stress on atherosclerosis in the squirrel monkey (Saimiri sciureus). Proc Soc Exp Biol Med 126:30-34

96. Lott GG, Gatchel RJ (1978) A multi-reponse analysis of learned heart rate control. Psychophysiology 15:576-581

97. MacDougall JM, Dembroski TM, Musante L (to be published) The structured interview and questionnaire methods of assessing coronary-prone behavior in male and female college students. J Behav Med

98. Malik MAO (1973) Emotional stress as a precipitating factor in sudden deaths due to coronary insufficiency. J Forensic Sci 18:47-52

99. Mann GV (1977) Diet-heart: End of an era. N Engl J Med 297:644-650

260

100. Manuck SB, Garland FN (1979) Coronary-prone behavior pattern, task incentive and cardiovascular response. Psychophysiology 16:136-147

101. Manuck SB, Craft SA, Gold KJ (1978) Coronary-prone behavior pattern and cardiovascular response. Psychophysiology 15:403-411

102. Maseri A, L'Abbate A, Baroldi G (1978) Coronary vasospasm as a possible cause of myocardial infarction. N Engl J Med 299:1271-1277

103. Matthews KA (1977) Caregiver-child interactions and the type A coronary-prone behavior pattern. Child Dev 48:1752-1756

104. Matthews KA (to be published) Efforts to control by children and adults with the type A coronary-prone behavior pattern. Child Dev

105. Matthews KA, Krantz DS (1976) Resemblances of twins and their parents in pattern A behavior. Psychosom Med 28:140-144

106. Matthews KA, Saal FE (to be published) The relationship of the type A coronary prone behavior pattern to achievement, power, and affiliation motives. Psychosom Med

107. Matthews KA, Glass DC, Rosenman RH, Bortner RW (1977) Competitive drive, pattern A, and coronary heart disease: A further analysis of some data from the Western Collaborative Group Study. J Chronic Dis 30:489-498

108. Menninger KA, Menninger WC (1936) Psychoanalytic observations in cardiac disorders. Am Heart J 11:10

109. Mettlin C (1976) Occupational careers and the prevention of coronary-prone behavior. Soc Sci Med 10:367-372

110. Michaels L (1966) Aetiology of coronary artery disease: A historical approach. Br Heart J 28:258-264

111. MRFIT Collaborating Investigators (1976) JAMA 235:825

112. Myers A, Dewar HA (1975) Circumstances attending 100 sudden deaths from coronary artery disease with coroners' necropsies. Br Heart J 37:1133-1143

113. O'Brien JR (1963) Variability in the aggregation of human platelets by adrenaline. Nature 200:763-764

114. Obrist PA (1976) The cardiovascular-behavioral interaction - as it appears today. Psychophysiology 13:95-107

115. Obrist PA, Gaebelein CJ, Teller ES (1978) The relationship among heart rate, carotid dP/dt, and blood pressure in humans as a function of the type of stress. Psychophysiology 15:102-115

116. Osler W (1892) Lectures on angina pectoris and allied states. Appleton, New York

117. Peterson JE, Keith RA, Wilcox AA (1962) Hourly changes in serum cholesterol concentration effects of the anticipation of stress. Circulation 25:798-803

118. Raab W (1971) Cardiotoxic biochemical effects of emotional-environmental stressors-fundamentals of psychocardiology. In: Levi L (ed) Society, stress, and disease. Plenum, New York

119. Rosenman RH (1974) The role of behavior patterns and neurogenic factors in the pathogenesis of coronary heart disease. In: Eliot RS (ed) Stress and the heart. Futura, Mount Kisco NY

120. Rosenman RH (1978) The interview method of assessment of the coronary-prone behavior pattern. In: Dembroski TM, Weiss SM, Shields JL, Haynes SG, Feinleib M (eds) Coronary-prone behavior. Springer, New York

121. Rosenman RH (1978) The role of the type A behavior pattern in ischaemic heart disease: Modification of its effects by beta-blocking agents. Br J Clin Pract (Supp 1) 32:58-65

122. Rosenman RH, Friedman M (1961) Association of a specific overt behavior pattern in females with blood and cardiovascular findings. Circulation 24:1173-1184

123. Rosenman RH, Friedman M (1974) Neurogenic factors in pathogenesis of coronary heart disease. Med Clin North Am 58:269-279

124. Rosenman RH, Friedman M (1977) Modifying type A behavior pattern. J Psychosom Res 21:323-331

125. Rosenman RH, Friedman M, Straus R (1964) A predictive study of coronary heart disease: The Western Collaborative Group Study. JAMA 189:15-22

126. Rosenman RH, Friedman M, Byers SO (1966) Glucose metabolism in subjects with behavior pattern A and hyperlipemia. Circulation 33:704-707

127. Rosenman RH, Friedman M, Jenkins CD (1967) Recurring and fatal myocardial infarction in the Western Collaborative Group Study. Am J Cardiol 19:771-775

128. Rosenman RH, Rahe RH, Borhani NO, Feinleib M (1974) Heritability of personality and behavior. Proceedings of the first international congress of twin studies. Rom, Italian November 1974

129. Rosenman RH, Brand RJ, Jenkins CD (1975) Coronary heart disease in the Western Collaborative Group Study: Final follow-up experience of 8-1/2 years. JAMA 223:872-877

130. Rosenman RH, Brand RJ, Sholtz RI, Friedman M (1976) Multivariate prediction of coronary heart disease during 8.5 year follow-up in the Western Collaborative Group Study. Am J Cardiol 37:903-910

131. Roskies E (to be published) Considerations in developing a treatment program for the coronary-prone (type A) behavior pattern. In: Davidson P (ed) Behavioral medicine: Changing health life styles. Brunner/Mazel, New York

132. Roskies E, Spevack M, Surkis A (1978) Changing the coronary-prone (type A) behavior pattern in a nonclinical population. J Behav Med 1:202-216

133. Roskies E, Kearney H, Spevack M (to be published) Generalizability and durability of the treatment effects in an intervention program for coronary-prone (type A) managers. J Behav Med

134. Ross R, Glomset JA (1976) The pathogenesis of atherosclerosis. N Engl J Med 295:369-377, 420-425

135. Ross R, Harker L (1976) Hyperlipidemia and atherosclerosis. Science 193:1094-1100

136. Scherwitz L, Berton K, Leventhal H (1977) Type A assessment and interaction in the behavior pattern interview. Psychosom Med 39:229-240

137. Scherwitz L, Berton K, Leventhal H (to be published) Type A behavior, selfinvolvement, and cardiovascular response. Psychosom Med

138. Schneiderman N (1978) Animal models relating behavioral stress and cardiovascular pathology. In: Dembroski TM, Weiss SM, Shields JL, Haynes SG, Feinleib M (eds) Coronary-prone behavior. Springer, New York

139. Schucker B, Jacobs DR (1977) Assessment of behavioral risks for coronary disease by voice characteristics. Psychosom Med 39:219-228

140. Seligman M (1975) Helplessness. Freeman, San Fransisco

141. Shekelle RB, Schoenberger JA, Stamler J (1976) Correlates of the JAS type A behavior pattern score. J Chronic Dis 29:381-394

142. Sime WE (1978) Controlled comparison of transcendental meditation and the relaxation response. Prev Med 7:138

143. Sime WE, Parker C (1978) Physiological arousal in male and female students with either type A or type B behavior patterns. Med Sci Sports 10:51

144. Simpson MT, Olewine DA, Jenkins CD (1974) Exercise-induced catecholamines and platelet aggregation in the coronary-prone behavior pattern. Psychosom Med 36:476-487

145. Smyth K, Call J, Hansell S (1978) Type A behavior pattern and hypertension among inner-city black women. Nurs Res 27:31-35

146. Snow B (1978) Level of aspiration in coronary prone and noncoronary prone adults. Pers Soc Psychol Bull 4:416-419

147. Stokols D, Novaco RW, Stokols J, Campbell J (1978) Traffic congestion, type A behavior, and stress. J Appl Psychol 63:467-480

148. Suinn R (1975) The cardiac stress management program for type A patients. Cardiac Rehabil 5:13-15

149. Suinn R (to be published) Pattern A behaviors and heart disease: Intervention approaches. In: Ferguson J, Taylor B (eds) Advances in behavioral medicine. NJ Spectrum

150. Suinn RM, Bloom LJ (1978) Anxiety management training for pattern A behavior. J Behav Med 1:25-35

151. Taggart P, Carruthers M, Somerville W (1973) Electrocardio-
     gram, plasma catecholamines and lipids, and their modifica-
     tion by oxprenolol when speaking before and audience.
     Lancet II: 341-346

152. Tasto DL, Chesney MA, Chadwick JA (1978) Multi-dimensional
     analysis of coronary-prone behavior. In: Dembroski TM,
     Weiss SM, Shields JL, Haynes SG, Feinleib M (eds) Coronary-
     prone behavior. Springer, New York

153. Trousseau A (1882) Clinical medicine. Philadelphia

154. Van Dijl H (1978) The A/B typology according to Friedman
     and Rosenman and an effort to test some of the characteris-
     tics by means of a psychological test (RSL or BUL). J Psy-
     chosom Res 22:101-109

155. Van Dusch T (1866) Lehrbuch der Herzkrankheiten. Engelman,
     Leipzig

156. Van Egeren LF (to be published) Social interactions, com-
     munications, and the coronary-prone behavior pattern: A
     psychophysiological study. Psychosom Med

157. Waldron I (1976) Why do women live longer than men? J Hum
     Stress 2:2-13

158. Waldron I (1978) The coronary-prone behavior pattern, blood
     pressure, employment and socioeconomic status in women.
     J Psychosom Res 22:79-87

159. Waldron I (1978) Sex differences in the coronary-prone be-
     havior pattern. In: Dembroski TM, Weiss SM, Shields JL,
     Haynes SG, Feinleib M (eds) Coronary-prone behavior. Sprin-
     ger, New York

160. Waldron I, Zyzanski S, Shekelle RB (1977) The coronary-
     prone behavior pattern in employed men and women. J Human
     Stress 3:2-18

161. Wardwell WI, Bahnson CB (1973) Behavioral variables and
     myocardial infarction in the Southeastern Connecticut Heart
     Study. J Chronic Dis 26:447-461

162. Weidner G, Matthews KA (to be published) Reported physical
     symptoms elicited by unpredictable events and the type A
     coronary-prone behavior pattern. J Pers Soc Psychol

163. Weiss JM (1968) Effects of coping responses on stress. J
     Comp Physiol Psycho 65:251-260

164. White PD (1974) The historical background of angina pec-
     toris. Mod Concepts Cardiovasc Dis 43:109

165. Williams RB (1978) Psychophysiological processes, the coro-
     nary-prone behavior pattern, and coronary heart disease.
     In: Dembroski TM, Weiss SM, Shields JL, Haynes SG, Fein-
     leib M (eds) Coronary-prone behavior. Springer, New York

166. Wortman CB, Brehm JW (1975) Responses to uncontrollable
     outcomes: An integration of reactance theory and the
     learned helplessness model. In: Berkowitz L (ed) Advances
     in experimental social psychology, vol 8. Academic Press,
     New York

264

167. Zierler KL, Maseri A, Klassen D (1968) Muscle metabolism
     during exercise in man. Trans Assoc Am Physicians
     81:266-273

168. Zoleman TM, Thomas G, Olewine PA (1978) Coronary-prone be-
     havior patterns: Relationship to alpha and self-concept.
     Pers Soc Bull 36:350

169. Zyzanski SJ (1978) Coronary prone behavior pattern and coro-
     nary heart disease: Epidemiological evidence. In: Dembroski
     TM, Weiss SM, Shields JL, Haynes SG, Feinleib M (eds) Coro-
     nary-prone behavior. Springer, New York

170. Zyzanski SJ, Jenkins CD, Ryan TJ (1976) Psychological cor-
     relates of coronary angiographic findings. Arch Intern Med
     136:1234-1237

Anmerkungen

1. Matthews KA, Krantz DS: Components of pattern A associated with interview assessment and coronary artery disease: A case-control study. Unveröffentlichtes Manuskript, Kansas State University 1978

2. Williams RB, Haney T, Gentry WD, Kong Y: Relation between hostility and arteriographically documented coronary atherosclerosis. Referat anläßlich der Zusammenkünfte der American Psychosomatic Society, Washington, DC

3. Dimsdale JE: Persönliche Mitteilung, Oktober 1978

4. Krantz DS, Sanmarco ME, Matthews KA, Selvester RH: Psychological correlates of progression of atherosclerosis in men: A preliminary report. Unveröffentlichtes Manuskript, Uniformed Services University of Health Sciences, 1978

5. Coronary-prone behavior and coronary heart disease: A critical review. Bericht des Coronary-Prone Behavior Review Panel an das National Heart and Blood Institute, National Institutes of Health, Dezember 1978. Die Autoren möchten dem Review Panel danken, dessen tiefsinnige Erörterungen zur Klärung einiger in dieser Übersicht zum Ausdruck gebrachten Überlegungen beigetragen haben. In diesem Zusammenhang gelten unser besonderer Dank und unsere Anerkennung Herrn Dr. Stephen Weiss, mit dessen Hilfe diese Zusammenkunft zustande kam

6. Vickers R: A short measure of the Type A personality. Unveröffentlichtes Manuskript, University of Michigan, 1973

7. Chesney M, Black G, Feuerstein M et al: Coronary-prone behavior: Characteristics and therapeutic implications. Referat anläßlich der Jahreszusammenkunft der American Psychological Association, Toronto, August 1978

8. Krantz DS: Coronary artery disease and coronary-prone behavior. Fortschrittsbericht an das National Heart Lung und Blood Institute, 1978

9. Waldron I, Hickey A, McPherson C et al: Relationships of the coronary-prone behavior pattern to blood pressure variation, psychological characteristics, and academic and social activities of students. Unveröffentlichtes Manuskript, University of Pennsylvania, 1978

10. Carver CS, DeGregorio E, Gillis R: Challenge and Type A behavior among intercollegiate football players. Unveröffentlichtes Manuskript, University of Miami, 1978

11. Brunson BI, Matthews KA: The attentional style of Type A coronary-prone individuals: Implications for symptom reporting. Unveröffentlichtes Manuskript, Kansas State University, 1978

12. Matthews KA, Angulo J: Measurement of the Type A coronary-prone behavior pattern in children. I. Teachers' assessents of children's competitiveness, impatience-anger, and aggression. Unveröffentlichtes Manuskript, Kansas State University, 1978

13. Carver CS: Perceived coercion, resistance to persuasion, and the Type A behavior pattern. Unveröffentlichtes Manuskript, University of Miami, 1978

14. Dembroski TM, MacDougall JM: Unveröffentlichte Angaben

15. Goldband S: Environmental specificity of physiological response to stress in coronary-prone subjects. Unveröffentlichte Dissertation, State University of New York at Buffalo, 1978

16. Glass DC: Coronary-prone behavior and coronary heart disease: A discussion. Referat anläßlich der Jahreszusammenkunft der American Psychological Association, Toronto, August 1978

17. Howard JH, Cunningham DA, Rechnitzer PA: Childhood antecedents of Type A behavior. Unveröffentlichtes Manuskript, University of Western Ontario, 1978

18. Zyzanski SJ, Wazesniewski K, Jenkins CD: Crosscultural validation of the coronary-prone behavior pattern. Unveröffentlichtes Manuskript

19. Howard JH, Anderson HB: Managerial work habits and the marriage partner. Unveröffentlichtes Manuskript, University of Western Ontario, 1978

20. Thomson PB: Effectiveness of relaxation techniques in reducing anxiety and stress factors in Type A, post-myocardial infarction patients. Unveröffentlichte Dissertation, University of Massachusetts, 1976

21. Friedman M: Persönliche Mitteilung, September 1978

22. Chesney MA: Coronary-prone behavior and coronary heart disease: Intervention strategies. Referat anläßlich der Jahreszusammenkunft der American Psychological Association, Toronto, Canada, August 1978

23. Rose RM, Jenkins CD, Hurst MW: Zusammenfassung Kapitel Air traffic controller health change study. Bericht an die Federal Avication Administration, Juni 1978

Sachverzeichnis

Psychosozialer „Stress" und koronare Herzkrankheit

Verhandlungsbericht vom Werkstattgespräch am 8. und 9. Juli 1976
in der Klinik Höhenried
Herausgeber: M. J. Halhuber
Mit Beiträgen zahlreicher Fachwissenschaftler

1977. 12 Abbildungen, 8 Tabellen. VIII, 204 Seiten (21 Seiten in
Englisch)
DM 39,–
ISBN 3-540-08322-7

Dieser Verhandlungsbericht gibt die lebhaften Diskussionen eines
interdisziplinären Workshop über ein Kontroversthema wieder, an
dem etwa 30 Experten aus verschiedenen Wissenschaftsbereichen
teilgenommen haben. Von allen wurden Beiträge zu einer Bestandsaufnahme der Gesamt-Problematik geleistet. Im Einzelnen wurden
folgende Problemkreise erörtert:
Gesicherte epidemologische Daten zum Thema (Gibt es den Typ A
und nach Friedman-Rosenman?)
Risikofaktoren für den frühzeitigen Herzinfarkt im mittleren Alter
bei Bauarbeitern – ein Vergleich mit anderen ausgewählten Erkran-
kungen.
Stressoren im Arbeitsleben – Partnerschaft und Familie als Stressor.
Kardiologische Diagnostik als ärztliches Gespräch, kardiologische
Intensivstation als Stressor.
„Stress" in den Medien und durch die Medien.
Wie wirken Stressoren? Ist psychosozialer Stress meßbar?
Medikamentöse Prävention und Therapie von „Stress".
Sozialtherapeutische Maßnahmen und sozialpolitische Konse-
quenzen.

Psychosozialer „Stress" und koronare Herzkrankheit II

Therapie und Prävention
Verhandlungsbericht vom 2. Werkstattgespräch am 7. und 8. Juli
1977 in Höhenried
Herausgeber: M. J. Halhuber
Mit Beiträgen zahlreicher Fachwissenschaftler

1978. 59 Abbildungen, 14 Tabellen. X, 273 Seiten
DM 39,–
ISBN 3-540-08902-0

Der zweite Workshop zu diesem Thema befaßte sich mit dem derzeitigen Stand aller empfohlenen Maßnahmen zur Prävention und
Therapie bei psychosozialer Überbeanspruchung. Dabei wurden die
folgenden Themen behandelt:
1. Medikamente gegen Stress (Beta-Blocker, Tranquilizer)
2. Entspannende Methoden (Autogenes Training, transzendentale
   Meditation, Bewegungstherapie)
3. Biofeedback
4. Verhaltenstherapieansatz
5. Methoden der Erfolgskontrolle
6. Prävention und Umwelt

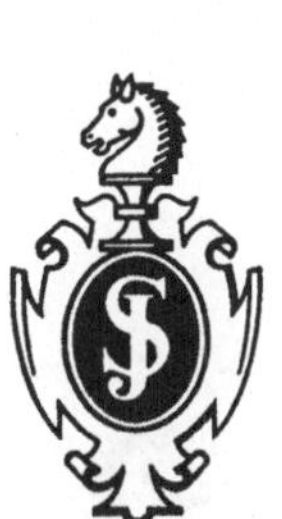

Springer-Verlag
Berlin
Heidelberg
New York